U0389377

科学出版社"十四五"普通高等教育本科规划教材

正常人体解剖学

主编 黎 晖 李新华

科学出版社

北京

内 容 简 介

本教材是科学出版社"十四五"普通高等教育本科规划教材之一，全书按照系统解剖学模式分九个系统来阐述人体器官的形态和结构。全书内容共十章，分为绪论、运动系统、消化系统、呼吸系统等。内容充实、难易得当、图片精美、文字精练、方便实用。在保证知识体系完整性的基础上，适当删减难点、突出重点，思考题部分加强对难点、重点知识的考查，强调难点、重点知识与临床问题、前沿方向的结合。以学习目标、学习小结、思考题及配套 PPT 等形式融会贯通知识点，方便学习使用。

本教材适用于中医药院校中医学、临床医学、中西医结合、中医养生学、护理学、康复治疗学等专业学生作为教材使用，也可供临床医生学习参考。

图书在版编目（CIP）数据

正常人体解剖学 / 黎晖，李新华主编. —北京：科学出版社，2023.8
科学出版社"十四五"普通高等教育本科规划教材
ISBN 978-7-03-075576-6

Ⅰ. ①正… Ⅱ. ①黎… ②李… Ⅲ. ①人体解剖学–高等学校–教材
Ⅳ. ①R322

中国国家版本馆CIP数据核字（2023）第089242号

责任编辑：郭海燕　丁晓魏 / 责任校对：刘　芳
责任印制：赵　博 / 封面设计：蓝正设计

科学出版社 出版
北京东黄城根北街16号
邮政编码：100717
http://www.sciencep.com
北京汇瑞嘉合文化发展有限公司印刷
科学出版社发行　各地新华书店经销
*
2023年8月第　一　版　开本：787×1092　1/16
2025年1月第四次印刷　印张：17 1/2
字数：470 000
定价：98.00 元
（如有印装质量问题，我社负责调换）

《正常人体解剖学》编写人员

主　审　李伊为

主　编　黎　晖　李新华

副主编（以姓氏笔画为序）

孙红梅　何　倩　欧阳厚淦　洪小平　郭文平　常加松　储开博　谢璐霜

编　委（以姓氏笔画为序）

马　莉（陕西中医药大学）　　　马欣宇（长春中医药大学）

马春媚（广州中医药大学）　　　王龙海（安徽中医药大学）

王怀福（河北中医药大学）　　　王怡杨（天津中医药大学）

田新红（河南中医药大学）　　　刘晓奕（广州中医药大学）

孙红梅（北京中医药大学）　　　李美丽（湖南中医药大学）

李新华（湖南中医药大学）　　　杨　光（山东中医药大学）

杨　畅（辽宁中医药大学）　　　何　倩（湖南中医药大学）

林海鸣（福建中医药大学）　　　欧阳厚淦（江西中医药大学）

赵　微（云南中医药大学）　　　胡新颖（黑龙江中医药大学）

洪小平（湖北中医药大学）　　　郭文平（广州中医药大学）

郭春霞（上海中医药大学）　　　唐中生（贵州中医药大学）

陶水良（浙江中医药大学）　　　黄继锋（甘肃中医药大学）

常加松（南京中医药大学）　　　蒋　葵（广西中医药大学）

储开博（山西中医药大学）　　　谢璐霜（成都中医药大学）

黎　晖（广州中医药大学）

秘　书　马春媚　李美丽

绘　图　张丽桃　刘晓奕　陈可越　容玥莹　朱文雅　陈　辉　丘　涛　朱嘉颖
　　　　　林艳清　陈江柳　黄亮晖

标　注　叶　森　丁文俊　钟　珺　许真源　邓穗晖　李思宴　路　梦　吴春林

前　言

本教材以习近平新时代中国特色社会主义思想为指导，贯彻"立德树人"根本任务，落实"四新"（新理念、新定位、新内涵、新医科）要求，充分体现"三基"（基本知识、基本理论、基本技能）"五性"（思想性、科学性、创新性、启发性、先进性）"三特定"（特定对象、特定要求、特定时限）的基本原则，为培养医德高尚、医术精湛、富有创新精神的高层次中医药人才筑牢坚实基础。本教材充分吸收全国中医药高等院校人体解剖学课程一线教师的意见，考虑"教"与"学"的实际问题，在"实"与"精"上下功夫，着力打造一本适合"学"与"教"的人体解剖学精品教材。

本教材主要特色是：

1. 内容充实、难易得当　本教材按照全国中医药院校各专业的教学需求，在保证知识体系完整的基础上，适当删减难点、突出重点，思考题部分加强对难点、重点知识的考查，强调难点、重点知识与临床问题、前沿方向的结合。

2. 文字精练、方便实用　本教材按照初学者的学习习惯，合理安排图片位置，文字、图片力求精练简洁，重难点知识通过学习目标、学习小结、思考题及配套PPT等融会贯通，方便学生使用。

3. 图片精美、一目了然　本教材参考了大量的标本和多种类的文献，在骨、关节、脑等章节多采用实物标本图，在骨骼肌、消化、呼吸、泌尿、生殖、循环、感觉器、内分泌、神经等系统各章节采用自绘彩图，以充分展现各器官结构的层次和细节。

另外，在每章后均有思考题，且思考题参考答案、章节PPT均以二维码形式链接在章末，读者用手机扫二维码可阅读。

由于编者水平与精力有限，可能有疏漏和不妥之处，恳请医学界同行和读者多提宝贵意见，以求再版时精益求精，不断完善。

编　者
2023年7月

目　录

第一章 绪 论

人体解剖学是医学重要的支柱学科之一，医学名词中有大量术语来源于人体解剖学。人体解剖学是学习医学各学科不可动摇的基石，是医学生必修的医学基础课程。医学生只有掌握人体各组织、器官的正常形态结构，才能准确判断人体的正常与异常，正确理解人体的生理现象和病理变化，从而对疾病采取精准的预防、诊断和治疗措施。学好人体解剖学，可为学习其他基础医学和临床医学知识奠定坚实的基础。

一、人体解剖学的定义及其分科

人体解剖学 human anatomy 是研究正常人体形态结构的科学，属于生物学中的形态学范畴。

广义的解剖学包括人体解剖学、组织学、细胞学与胚胎学。人体解剖学分科方法众多，根据研究方法和目的不同，可分为系统解剖学和局部解剖学。系统解剖学 systematic anatomy 是按照人体的器官功能、系统来阐述正常人体器官的形态结构、生理功能及其生长发育规律的科学；局部解剖学 topographic anatomy 则是描述人体各个局部的器官位置关系、层次结构及临床意义的科学。此外，根据临床各科及其他应用的需求，可以分为外科解剖学、神经解剖学、X 射线解剖学、断层解剖学、运动解剖学、艺术解剖学；根据中医经络学说进行研究，可分为经穴断层解剖学、经穴层次解剖学等。在科学技术快速发展的时代，解剖学的研究也随之进入分子和基因水平，会有一些新学科不断从解剖学科中分化出来，为人类的健康做出新的贡献。

二、人体的组成及系统的划分

人体是一个不可分割的有机整体，其结构和功能的基本单位是细胞。细胞之间存在一些非细胞物质，称细胞间质。细胞与细胞间质共同构成组织。人体的基本组织包括上皮组织、结缔组织、肌组织和神经组织。几种组织互相结合，成为具有一定形态和功能的结构，称为器官，如心、肝、脾、肺、肾、胃、大肠、小肠等。在结构和功能上密切相关的一系列器官联合起来，构成执行某种生理活动的系统。人体可分为运动、消化、呼吸、泌尿、生殖、循环、内分泌、感觉器及神经九大系统。各系统在神经系统的支配和调节下，既分工又合作，实现各种复杂的生命活动，使人体成为一个完整统一的有机体。

人体有头、颈、躯干和四肢等部位，从外形上可分成头部（包括颅、面部）、颈部（包括颈、项部）、背部、胸部、腹部、盆会阴部、左上肢、右上肢与左下肢、右下肢等10个局部，每个局部又可细分为若干个小部分。上肢包括上肢带和自由上肢两部，自由上肢又分为臂、前臂和手3个部分；下肢分为下肢带和自由下肢两部，自由下肢又分为大腿、小腿和足3个部分。

三、解剖学姿势、方位术语与人体的轴和面

解剖学术语anatomical term是医学基本语言之一。为了便于准确地描述人体各器官的形态结构和位置关系，人体解剖学规定了统一的解剖学姿势和描述用术语。这些概念和术语是人为规定、国际公认的学习解剖学必须遵循的基本规范，对于临床医生正确书写患者的检查记录和病历尤为重要。

（一）解剖学姿势

人体标准的解剖学姿势anatomical position（图1-1）是指身体直立，面向前，两眼向正前方平视，双上肢自然下垂于躯干两侧，手掌向前，两足并拢，足尖向前。无论被观察的客体、标本或模型处于何种体位，观察和描述人体任何结构时均应以此姿势为标准。

（二）方位术语

按照人体标准的解剖学姿势，为正确描述各器官或结构的方位及相互位置关系，又规定有统一的方位术语（图1-1）。

1. 上superior和下inferior　是描述器官和结构距颅顶或足底的相对距离关系的术语。近颅者为上，近足者为下。

2. 前anterior和后posterior　是指距身体前面或后面的相对距离关系的术语。距身体前面（腹侧面）近者为前，也称腹侧ventral；而距身体后面（背侧面）近者为后，也称背侧dorsal。

3. 内侧medial和外侧lateral　是描述人体结构与人体正中矢状面的相对距离关系的术语。近正中矢状面者为内侧，远离正中矢状面者为外侧。

4. 内internal和外external　是描述空腔器官相对位置关系的术语。近内腔者为内，远离内腔者为外。

5. 浅superficial和深profundal　是描

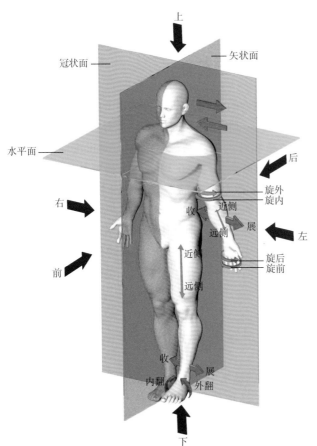

图1-1　解剖学姿势、方位和切面术语、关节运动方式

述与皮肤表面的相对距离关系的术语。近皮肤者为浅，远离皮肤者为深。

6. 近侧 proximal 和远侧 distal 在描述四肢各结构的方位时，以接近躯干的一端为近侧，远离躯干的一端为远侧。

在前臂，尺骨与桡骨分别位于内侧和外侧，故前臂的内侧又称尺侧 ulnar，前臂的外侧又称桡侧 radial。同样，在小腿，胫骨和腓骨分别位于内侧和外侧，所以小腿的内侧又称胫侧 tibial，小腿的外侧又称腓侧 fibular。

（三）人体的轴和面

1. 轴 按照解剖学姿势，人体可设定三种互相垂直的轴，即垂直轴、矢状轴和冠状轴。轴是描述关节运动时的常用术语。

（1）垂直轴 vertical axis：与身体长轴平行的轴，垂直于地平面。

（2）矢状轴 sagittal axis：呈前后方向，与身体的长轴和冠状轴垂直相交的轴。

（3）冠（额）状轴 coronal axis：呈左右方向，与地平面平行，并与另两个轴相垂直的轴。

2. 面 在描述和观察人体器官的形态结构时，常需要将其切成不同的断面（图1-1）。

（1）矢状面 sagittal plane：是指从前、后方向，将人体分为左、右两部分的纵切面。经过人体正中的矢状面，称正中矢状面。

（2）冠（额）状面 coronal plane：是指从左、右方向，将人体分为前、后两部分的纵切面，该切面与矢状面及水平面互相垂直。

（3）水平面 horizontal plane：也称横断面，是指与地平面平行，与矢状面和冠状面垂直，将人体分为上、下两部分的切面。

四、人体解剖学的发展简史

西方医学在古希腊时代，希波克拉底（Hippocrates，公元前460～公元前377年）和亚里士多德（Aristotle，公元前384～公元前322年）已进行过动物解剖，并有专著。古罗马的著名医生和解剖学家盖伦（Galen，公元130～201年），编写了解剖学论著《医经》。达·芬奇（da Vinci，公元1452～1519年）堪称欧洲文艺复兴时期的代表人物，他不仅以不朽的绘画流传后世，而且所绘的解剖学图谱精确细致，即使今日也令人叹为观止。安德烈斯·维萨里（Andress Vesalius，公元1514～1564年）著有《人体构造》一书，共7卷，纠正了盖伦等前人的许多错误，为医学发展开辟了新的道路，奠定了人体解剖学的科学基础，被认为是现代人体解剖学的创始人。2019年在第19届国际解剖学工作者学会联盟（IFAA）大会上，决定将维萨里去世的10月15日作为"世界解剖学日"。

英国学者威廉·哈维（William Harvey，公元1578～1657年）提出了"心血管系统是封闭的管道系统"的概念，创建了血流循环学说，将生理学从解剖学中分立了出来。显微镜发明之后，意大利人马尔皮吉（Malpighi，公元1628～1694年）观察了动、植物的微细构造，从而创建了组织学。18世纪末，研究个体发生的胚胎学开始起步。19世纪，意大利学者卡米洛·高尔基（Camello Golgi，公元1843～1926年）首创镀银浸染神经元技术，西班牙人圣地亚哥·拉蒙·卡哈尔（Santiago Ramón Y Cajal，公元1852～1934年）建立了镀银浸染神经原纤维法，从而成为神经解剖学公认的两位创始人。

人体解剖学随着现代技术的新应用和医学发展的新要求不断产生新的交叉学科。20世纪发明的电子显微镜，广泛应用于细胞的超微结构与三维构筑的研究，使形态科学研究达到细胞和亚细胞水平，并发展到分子水平，形成了宏观解剖学、微观解剖学和超微结构解剖学三个标志不同的阶段。随着心、胸、肝和脑外科等手术的开展，器官内血管和管道等解剖学的研究有了进一步发展；计算机断层扫描（computed tomography，CT）、磁共振CT（MRCT）、正电子CT和超声CT等先进技术的应用，促进了断层解剖学的进步；随着血管、神经缝合术的提高，建立了显微外科解剖学。当人类进入智能化、信息化和数字化时代时，又产生了虚拟解剖学、数字解剖学等新兴学科，不断推动着解剖学向前发展。

早在两千多年前的春秋战国时期，我国医学经典著作《黄帝内经》中即有关于人体解剖学知识的记载，"若夫八尺之士，皮肉在此，外可度量切循而得之，其死可解剖而视之"。书中对脏、腑、筋、骨、皮、脉等人体结构进行观察和度量，是已知的世界上最早的人体解剖学知识。《汉书·王莽传》记载，天凤三年（公元16年），王莽令太医解剖被处死刑者公孙庆的尸体，不仅度量五脏，而且"以竹筵导其脉，知所终始"。汉代华佗（约公元145～208年）使用麻沸散进行麻醉，为患者施行外科手术。宋代庆历（公元1041～1048年）间，有宜州推官吴简绘制的《欧希范五脏图》；宋代崇宁（公元1102～1106年）间，有杨介绘制的《存真图》。宋代宋慈（公元1186～1249年）著有《洗冤集录》，是世界上最早的法医学专著，详细记载了各部骨骼的名称、数目和形状，宋慈因此被认为是"世界法医学鼻祖"。清代王清任（公元1768～1831年）亲自解剖30余具尸体，著有《医林改错》一书，对古书中许多解剖学记载做了订正和补充，尤其对脑的描述独具创见。

19世纪，现代医学由西欧传入我国，建立了医学院校和医院，开始了解剖学的教学。中华人民共和国成立后，解剖学科迅速发展，编写了具有我国特点的解剖学教材、图谱和专著，出版了解剖学科的期刊。在应用解剖学、显微解剖学、断层解剖学、神经解剖学等方面的研究取得了丰硕的成果，为我国的医学教育事业做出了巨大贡献。我国中医药院校解剖工作者在针刺麻醉、经络腧穴等研究方面成就卓著，并在经穴断面解剖、经穴层次解剖、经穴CT扫描图像解剖、经穴立体构筑和经穴显微结构等方面开展了大量的工作，编写出版了有关针灸腧穴解剖学、中医应用推拿解剖学等具有中医院校特色的解剖学教材，为中医不同专业开设了相应的实用解剖学课程，为中医教育事业的飞速发展做出了重要贡献。

五、学习人体解剖学的基本观点和方法

人体解剖学与医学各科有着密切的联系，是一门重要的医学基础课程。医学名词中有1/3以上来源于解剖学。春秋战国时期名医扁鹊曾指出"解五脏为上工"，其意是说掌握认识了人体器官的形态结构，才能成为医术高超的医生。清代名医王清任说："著书不明脏腑，岂不是痴人说梦；治病不明脏腑，何异于盲子夜行。"我国历代名医都非常重视脏腑、气血、经络等形态结构，形成了具有中医特色的藏象学说、经络学说等人体形态学体系。

学习人体解剖学必须运用进化与发展相统一的观点、形态与功能相统一的观点、局部与整体相统一的观点、理论密切联系实际的观点去观察、分析和研究人体。人类的形态结构由低等动物经过不同的进化阶段，逐渐进化发展而来。人体的形态结构仍保留着与脊椎动物相似的基本特点，形态结构与功能是相互依存又相互影响的关系。人体虽然由许多各自执行不同功能的器官、系统构成，并可分为若干局部，但是作为一个完整的有机体，任何器官、系统都是有机体不可分割的组成部分。

人体解剖学的基本研究方法是用刀切割和用肉眼观察。人体结构复杂，直观性强，名词繁多，

描述性语言多，需要记忆的内容也多。假如死记硬背，则如同嚼蜡，索然无味。因此，学习解剖学时，应遵循理论密切联系实际和临床的原则，采用多种方式灵活学习，不断巩固知识。第一，多与图片相结合。充分利用图形记忆印象深刻的特点，养成多看图谱、插图和三维立体图的习惯，必要时可描图和绘图，还可以运用新媒体形式，拓宽学习视野。第二，多与实践相结合。标本实习是学习人体解剖学的重要方式。人体标本来源于大体老师，感恩大体老师的无私捐赠和奉献，是医学生的第一课。通过观察实物（人体标本及模型等）、活体对照等实践方法，加强标本实习和自我学习，加深理解和记忆。第三，多与临床问题相结合。要在学习的过程中，加强知识的归纳和总结，分析理解其形态特征，联系临床问题，增强对某些结构重要性的认识，学懂记牢才能灵活运用，不断增强分析问题和解决问题的能力。

学习人体解剖学要建立正确的生命观。生命的存在本身即具有内在价值，每个生命个体都应该受到尊重。敬畏他人生命，珍惜自己生命，提升生命质量，承担生命责任，是医学生"救死扶伤"的重要使命。感恩大体老师，爱护人体标本，严谨求实，是在学习人体解剖学课程中必须遵守的基本准则。

 学习小结

1. 解剖学姿势：身体直立眼向前；上肢下垂掌朝前；下肢靠拢足朝前。
2. 轴、面与方位。

 思考题

1. 内侧、外侧与内、外分别用于描述何种方位？有何异同？
2. 中医学具有独特的人体理论，请结合解剖学的发展历史深入思考中医学的解剖理论。
3. 为10月15日"世界解剖学日"创作一幅作品，题材、形式不限，以表达对大体老师的感恩之情。

（黎 晖）

第一章思考题参考答案

第一章PPT

第二章 运动系统

学习目标

1. 掌握 骨的基本形态结构、各部骨的特征性结构及重要的骨性标志；关节的基本结构和辅助结构，主要关节的组成、特点和运动；重要骨骼肌的位置、作用及主要的肌性标志。

2. 熟悉 胸廓、脊柱和骨盆的构成和运动。

3. 了解 斜角肌间隙、腋窝、肘窝、腕管、腘窝、腹直肌鞘和腹股沟管等局部结构。

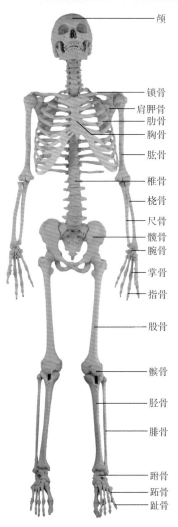

颅

锁骨
肩胛骨
肋骨
胸骨

肱骨

椎骨

桡骨

尺骨
髋骨
腕骨

掌骨

指骨

股骨

髌骨

胫骨

腓骨

跗骨
跖骨
趾骨

图2-1 全身骨骼

运动系统locomotor system由骨、骨连结和骨骼肌组成，约占成人体重的60%，执行人体的运动、支持和保护等功能。

骨是人体重要的造血器官之一，储存了体内大量的钙、磷等矿物质。骨与骨之间的连结装置，称为骨连结。附着于骨上的肌称为骨骼肌。全身各骨借骨连结组成骨骼，支持体重，保护内脏，维持体姿，与骨骼肌共同赋予人体基本形态，并构成颅腔、胸腔、腹腔和盆腔的壁，以保护脑、心、肺、肝、脾、肾和子宫等器官。在运动中，骨起杠杆作用，骨连结为运动的枢纽；骨骼肌是动力装置，在神经系统的支配下，牵拉其附着的骨，产生运动。

在体表能看到或摸到的骨性突起和凹陷、肌的轮廓及皮肤皱纹等，称为体表标志。应用这些体表标志，可以确定内部器官的位置、大小，以及体内重要血管和神经的走行，也作为临床检查、治疗和针灸腧穴定位的标志，故有实用意义。

第一节 骨 学

一、总 论

骨bone，成人一般有206块，按部位可分为颅骨、躯干骨、上肢骨和下肢骨（图2-1）。颅骨、躯干骨统称中轴骨。

（一）骨的形态

骨按其形态特点基本可分为下列四种（图2-2）。

1. 长骨 long bone 呈长管状，主要分布于四肢，如肱骨、股骨等。长骨特点为有一体两端，体又称骨干，内有容纳骨髓的骨髓腔。体表面有1～2个供血管出入的滋养孔。两端膨大为骺，骺的表面有关节软骨附着，形成关节面，与相邻关节面构成关节。骨干与骺相移行的部分称干骺端，幼年时保留一层软骨，称骺软骨，其内部的软骨细胞不断分裂繁殖和骨化，使骨不断生长。成年后，随着骺软骨的骨化，骨干与骺融为一体，其间遗留一线状痕迹，称为骺线。

2. 短骨 short bone　为短柱状或立方形骨块，多成群分布于连结牢固且较灵活的部位，如腕骨和跗骨。短骨能承受较大的压力，具有多个关节面并相互之间形成微动关节，辅以坚韧的韧带，构成适于支撑的弹性结构。

3. 扁骨 flat bone　呈板状，主要构成颅腔、胸腔和盆腔的壁，以保护内部的脏器，并为肌肉附着提供宽阔的骨面，如顶骨、肩胛骨、胸骨和肋骨等。

4. 不规则骨 irregular bone　形状不规则且功能多样，如椎骨。有些不规则骨内有腔洞，称含气骨，如位于鼻腔周围的上颌骨、筛骨和额骨等，发音时能起到共鸣作用，并可以减轻骨的重量。

此外，还有发生于某些肌腱内的扁圆形小骨，称籽骨 sesamoid bone，在运动中起减少摩擦和改变肌力牵引方向的作用，如髌骨和第1跖骨头下的籽骨。

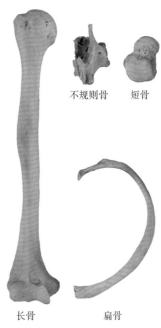

图2-2　骨的形态

（二）骨的构造

骨主要由骨质、骨膜和骨髓构成，此外还有血管、神经和淋巴管等分布（图2-3）。

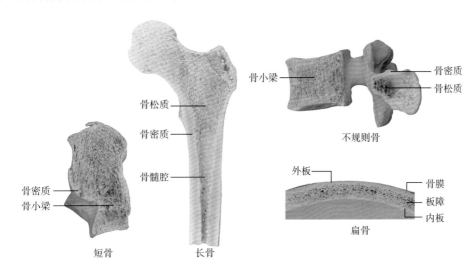

图2-3　骨的构造

1. 骨质 bone substance　是骨的主要成分，由骨组织构成，分骨密质和骨松质两种。骨密质质地坚实致密，耐压性强。主要分布于长骨骨干及短骨、扁骨、不规则骨的表面。骨松质呈海绵状，由相互交织的骨小梁排列而成，分布于骨的内部，骨小梁按照骨承受压力或张力的方向排列，虽质地疏松，仍能承受很大的重量。骨小梁之间的间隙在活体充满着骨髓。骨松质分布于长骨两端和短骨、扁骨、不规则骨的内部。颅盖骨表层的骨密质，分别称外板和内板，外板厚而坚韧，富有弹性，内板薄而脆，故颅骨的骨折多见于内板。内、外板之间的骨松质，称板障，有板障静脉经过。

2. 骨膜 periosteum 由致密结缔组织构成，分内、外两层，除关节面外，新鲜骨的表面均覆有骨膜。骨膜含有丰富的血管、神经和淋巴管，它们通过骨质的滋养孔分布于骨质和骨髓，对骨的发生、生长、改造、修复和再生有重要作用。骨髓腔和骨松质的网眼也衬着一层菲薄的结缔组织膜，称骨内膜。因为骨膜内含骨祖细胞，所以在骨手术中应尽量避免骨膜剥离太多或损伤过大，以免发生骨折愈合困难。

3. 骨髓 bone marrow 属于结缔组织，充填于骨髓腔和骨松质间隙内。在胎儿和幼儿，所有骨髓均有造血功能，由于含不同发育阶段的血细胞，肉眼观呈红色，故名红骨髓。从5～6岁起，长骨骨髓腔内的红骨髓逐渐被脂肪组织所代替，变为黄色并失去造血功能，称黄骨髓，所以，成人的红骨髓仅存于骨松质内。

（三）骨的化学成分和物理性质

骨由有机质和无机质组成。在成人，骨的10%～20%是水，剩余干重的30%～40%由有机质组成，60%～70%由无机质组成。有机质主要是胶原纤维束和黏多糖蛋白等，赋予骨以韧性和弹性。无机质主要是微晶羟基磷灰石形式的钙盐，赋予骨的硬性与刚性。将骨煅烧，去除其有机质，虽然仍可保持原形和硬度，但脆而易碎。如将骨置于强酸中浸泡，脱除其无机质（脱钙），该骨虽仍具原形，但柔软而有弹性，可以弯曲甚至打结，松开后仍可恢复原状。

有机质与无机质的比例随年龄增长而逐渐变化，成年人骨有机质和无机质的比例约为3∶7，因而骨具有很大硬度和一定的弹性，较坚韧。幼儿骨的有机质较多，柔韧性和弹性大，易变形，遇暴力打击时不易完全折断，常发生青枝样骨折。老年人骨的有机质渐减，胶原纤维老化，无机盐相对增多，但因激素水平下降，骨组织的总量减少，表现为骨质疏松症，因而骨质变脆，稍受暴力即发生骨折。

（四）骨的表面形态

骨表面常有肌肉附着、血管和神经通过，或与邻近器官接触，形成骨表面的特定形态或结构，这些形态和结构按照一定的规则给予命名。

1. 骨面突起 因肌腱或韧带的牵拉，骨表面形成程度不同的隆起，其中明显高起于骨面的称突 process；较尖锐的小突起称棘 spine；基底较广的突起称隆起 eminence；表面粗糙的隆起称粗隆 tuberosity 或结节 tubercle；线形的高隆起称嵴 crest；低而粗涩的嵴称线 line。

2. 骨面凹陷 因骨与邻位器官、结构相接触或肌肉附着而形成。大而浅的光滑凹陷称窝 fossa；略小的窝称凹 fovea 或小凹 foveola；长形的凹陷称沟 sulcus；浅的凹陷称压迹 impression。

3. 骨的空腔 为容纳空气或因某些结构穿行而成。骨内较大的腔洞称腔 cavity、窦 sinus 或房 antrum；小腔称小房 cellules；长形通道称管 canal 或道 meatus；腔或管的开口称口 aperture 或孔 foramen；边缘不整齐的孔称裂孔 hiatus。

4. 骨端的膨大 骨端圆形膨大称头 head 或小头 capitulum；头下略细的部分称颈 neck；椭圆形膨大称髁 condyle；髁的突出处称上髁 epicondyle。

5. 其他特征 平滑骨面称面 surface；骨的边缘称缘 border；边缘的缺口或凹陷称切迹 notch，

常为血管、神经或肌腱通过处。

（五）骨的发生和发育

骨发生于中胚层间充质，有膜化骨和软骨化骨两种形成类型。自胚胎第8周开始，间充质呈膜状分布并逐渐骨化，称膜化骨；间充质首先发育成软骨雏形，由软骨继续骨化，称软骨化骨。

1. 膜化骨　间充质膜内细胞分化为成骨细胞，产生骨胶原纤维和基质，基质内逐渐沉积钙，构成骨质。这种成骨方式多见于扁骨，颅顶骨和面颅骨的发生属于膜化骨。

2. 软骨化骨　间充质首先形成软骨雏形，软骨外周的间充质形成软骨膜，膜下的部分细胞分化为成骨细胞。围绕软骨体中部产生的骨质，称骨领。骨领处原有的软骨膜即成为骨膜。骨领生成的同时有血管侵入软骨体中央，间充质跟随进入，形成红骨髓。进入的间充质细胞分化为成骨细胞与破骨细胞，并启动造骨功能，此处为原发骨化点（初级骨化中心），中心区被破骨细胞破坏形成骨髓腔。婴儿在出生前后，长骨骺部出现继发骨化点（次级骨化中心），于骺部开始造骨。骨膜、原发骨化点和继发骨化点不断造骨，分别形成骨干和骺，两者之间有骺软骨。外周骨膜不断成骨，使骨干加粗，骺软骨的不断增长和骨化促使骨不断加长，骨髓腔的成骨、破骨与重建则使骨髓腔逐渐扩大。近成年时，骺软骨停止增长并全部骨化，骺则形成关节软骨，终身不骨化。四肢骨和颅底骨的发生属于软骨化骨。

二、各　论

（一）躯干骨

躯干骨包括椎骨、肋和胸骨，成人躯干骨由24块分离的椎骨、1块骶骨、1块尾骨、12对肋和1块胸骨组成，共计51块。

1. 椎骨 vertebra　幼儿时期，椎骨总数为32～33块，根据其所在部位，由上而下依次分为颈椎7块、胸椎12块、腰椎5块、骶椎5块和尾椎3～4块。至成年，5块骶椎融合成1块骶骨，3～4块尾椎融合成一块尾骨。因此，成人的椎骨总数一般为26块。

（1）椎骨的一般形态　椎骨一般由椎体、椎弓构成（图2-4）。

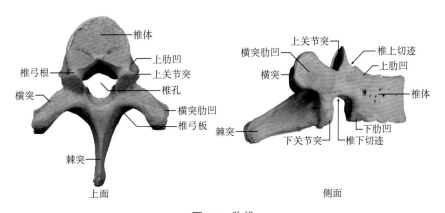

图2-4　胸椎

1）椎体vertebral body：位于椎骨前部，呈短圆柱状，表面为一层较薄的骨密质，内部为骨松质。椎体是支持体重的主要部分，能承受头部、上肢和躯干的重量。越向下位的椎体，其面积和体积越大。而从第3骶椎开始，由于重量转移到下肢，其面积和体积又逐渐变小。椎体在垂直暴力作用下，易发生压缩性骨折。

2）椎弓 vertebral arch：是附在椎体后方的弓形骨板。椎弓与椎体连结的部分较细，称椎弓根，其上、下缘各有一切迹，分别称椎上切迹和椎下切迹。椎骨叠连时，上位椎骨的椎下切迹和下位椎骨的椎上切迹围成一孔，称椎间孔，有脊神经及血管通过。两侧椎弓根向后内扩展为较宽阔的骨板，称椎弓板。椎弓与椎体围成一孔，称椎孔。全部椎骨的椎孔叠连相通，形成纵行的管道，称椎管，容纳脊髓和脊神经根等。每个椎弓伸出7个突起，即向两侧伸出一对横突，向上伸出一对上关节突，向下伸出一对下关节突，向后伸出单一的棘突。

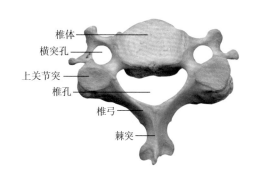

图2-5　颈椎（上面）

（2）各部椎骨的主要特征

1）颈椎 cervical vertebrae（图2-5）：共有7个。其主要特征是横突上有一孔，称横突孔，第1～6颈椎横突孔内有椎动、静脉通过。椎体小，椎孔较大，呈三角形。

第2～6颈椎的棘突较短，末端分叉，第7颈椎棘突最长，末端不分叉，上、下关节突的关节面基本上呈水平位。第3～6颈椎属一般颈椎，第1、第2、第7颈椎为特殊颈椎。

第1颈椎又称寰椎 atlas（图2-6），没有椎体、棘突和关节突，形似环形，由前弓、后弓及两个侧块构成。前弓的后面有关节凹，与第2颈椎的齿突相关节。侧块的上面有1对上关节凹，与颅底的枕髁相关节。下面有1对下关节面，与第2颈椎的上关节面相关节。

第2颈椎又称枢椎 axis（图2-7），其特点为椎体向上伸出一齿状突起，称齿突，与寰椎前弓后面的关节凹相关节。

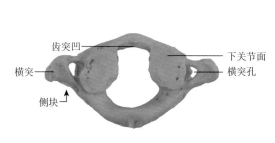

图2-6　寰椎（下面）

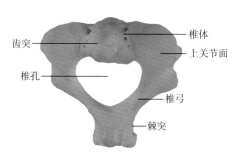

图2-7　枢椎（上面）

第7颈椎又称隆椎 prominent vertebra（图2-8），在我国古书上称大椎，它的棘突特别长，末端变厚且不分叉，第7颈椎棘突下凹陷处即"大椎穴"，是临床计数椎骨数目和针灸取穴的标志。

2）胸椎 thoracic vertebrae（图2-4）：共12个。在椎体侧面和横突尖端的前面，都有与肋骨相关节的肋凹，分别称椎体肋凹和横突肋凹。胸椎棘突较长，伸向后下方，互相掩盖，呈叠瓦状。胸椎上、下关节突的关节面基本上呈额状位。

3）腰椎 lumbar vertebrae（图2-9）：共5个。由于承受体重压力较大，故椎体肥厚。腰椎上、下关节突的关节面基本上呈矢状位。棘突呈板状，直伸向后，棘突间空隙较大，临床上常在此作腰椎穿刺。第2腰椎棘突下为"命门穴"，第4腰椎棘突下为"腰阳关穴"。

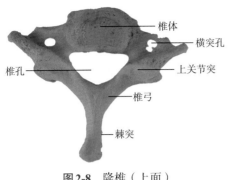

图2-8　隆椎（上面）

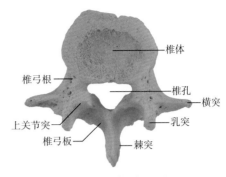

图2-9　腰椎（上面）

4）骶骨 sacrum（图2-10）：略呈三角形，其底向上、尖向下，由5个骶椎融合而成。骶骨底与第5腰椎体相接。底的前缘中份向前突出，称岬，为女性骨盆测量的重要标志。骶骨的两侧有耳状面，与髂骨构成关节。骶骨中央有一纵贯全长的管道，称骶管，其向上与椎管连续，向下开口形成骶管裂孔，是骶管麻醉穿刺的部位，相当于"腰俞穴"的部位。骶管裂孔两侧有向下突出的骶角。临床上常以骶角为标志，来确定骶管裂孔的位置。骶骨前面略凹而平滑，中部有上下并行的4条横线，是各骶椎体融合骨化的痕迹。横线的两侧有4对骶前孔与骶管相通，内有骶神经前支及血管通过；后面隆起粗糙，正中线上有由棘突愈着形成的骶正中嵴，后面也有4对骶后孔与骶管相通，内有骶神经后支及血管通过。4对骶后孔相当于"八髎穴"的位置，自上而下，分别称"上髎穴"、"次髎穴"、"中髎穴"、"下髎穴"。

5）尾骨 coccyx（图2-10）：由3～4块退化的尾椎融合而成，略呈三角形。底朝上，借软骨和韧带与骶骨相连，尖向下，下端游离。撞击或向下滑倒时易导致尾骨骨折。

2. 胸骨 sternum（图2-11）　是一块位于胸前部正中的扁骨，由上而下分为胸骨柄、胸骨体和剑突三部分。胸骨上部较宽，称胸骨柄，其上缘正中的切迹称颈静脉切迹，是针灸取"天突穴"的骨性标志。胸骨中部呈长方形，称胸骨体，其侧缘连接第2～7肋软骨。胸骨体与胸骨柄相接处形成突向前方的横行隆起，称胸骨角，可在体表触知，它平对第2肋软骨，为计数肋的重要标志。胸骨的下端为一形状不定的薄骨片，称剑突，幼年时为软骨，老年后才完全骨化。

3. 肋 ribs（图2-12）　共12对，由肋骨和肋软骨构成。

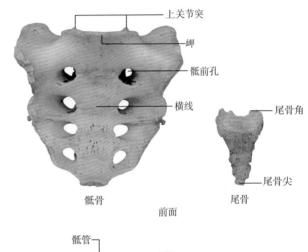

骶骨　　前面　　尾骨

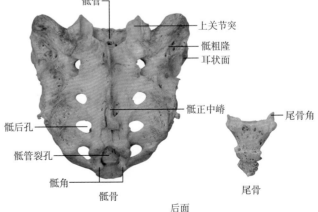

骶骨　　后面　　尾骨

图2-10　骶骨和尾骨

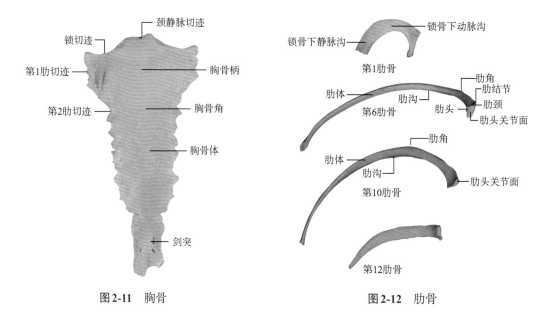

图 2-11　胸骨　　　　　　　　　　　图 2-12　肋骨

肋骨为细长弓状的扁骨,富有弹性。每一肋骨可分为中部的体及前、后两端。肋骨前端接肋软骨,后端膨大,称肋头,有关节面与胸椎体的肋凹相关节。肋头的外侧稍细部为肋颈,肋颈的外侧稍隆起部称肋结节,有关节面与胸椎横突的肋凹相关节。肋结节外侧有一弯曲较明显的地方,称肋角。肋体有内、外两面及上、下两缘。内面近下缘处有肋沟,肋间血管和神经沿此沟走行。肋软骨位于肋骨的前端,由透明软骨构成,终生不骨化。

第1肋骨扁宽而短,无肋角和肋沟,分为上、下两面,内、外两缘和前、后两端,与胸骨柄间为软骨结合。第1～7对肋前端直接与胸骨相连,称真肋。第8～10对肋前端借助肋软骨与上位肋软骨相连,形成肋弓,不直接与胸骨相连,称假肋。第11、12肋骨无肋结节、肋颈及肋角,肋前端游离于腹壁肌层中,称浮肋。

(二)上肢骨

上肢骨包括上肢带骨和自由上肢骨,自由上肢骨借上肢带骨连于躯干骨。两侧共计64块。

1. 上肢带骨　包括锁骨和肩胛骨。

(1)锁骨 clavicle(图 2-13)　位于胸廓前上部两侧,呈"～"形弯曲。全长于皮下均可摸到,是重要的骨性标志。

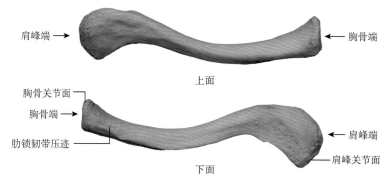

图 2-13　锁骨

锁骨内侧2/3凸向前，外侧1/3凸向后；上面平滑，下面粗糙，有肌和韧带附着；内侧端粗大为胸骨端，与胸骨柄相关节；外侧端扁平为肩峰端，与肩胛骨的肩峰相关节。锁骨是唯一直接与躯干相连的上肢骨，可支撑肩胛骨，使肩胛骨离开胸廓，有利于上肢的灵活运动。锁骨中、外1/3交界处较脆弱，易发生骨折。

（2）肩胛骨scapula（图2-14） 位于背部外上方，介于第2~7肋骨之间，是三角形的扁骨，有三缘、三角和两面。

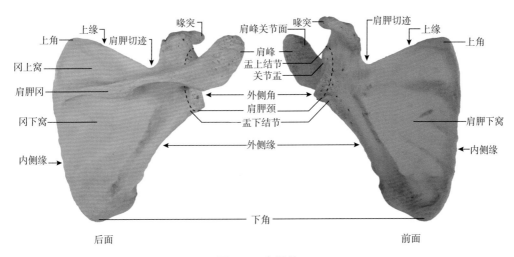

图2-14 肩胛骨

上缘薄而短，其外侧部有一弯曲的指状突起，称喙突。内侧缘薄而长，靠近脊柱，又称脊柱缘。外侧缘稍肥厚，邻近腋窝，又称腋缘。

上角和下角分别为内侧缘的上端和下端，分别对向第2肋和第7肋，可作体表标志。外侧角最肥厚，有梨形关节面，称关节盂，与肱骨头相关节。

前面为一大的浅窝，朝向胸廓，称肩胛下窝，后面被一横列的肩胛冈分成上方的冈上窝和下方的冈下窝。肩胛冈的外侧端，向前外伸展，高耸在关节盂上方的，称肩峰。肩峰内侧缘有平坦的小关节面，与锁骨相关节。

肩胛骨骨折多见于直接暴力损伤，包括体部骨折、肩胛颈骨折、肩胛冈骨折、喙突骨折和肩峰骨折等，以肩胛骨体部骨折最为常见。

2. 自由上肢骨 包括肱骨、桡骨、尺骨和手骨。除手骨的腕骨外，其他都属长骨。

（1）肱骨humerus（图2-15） 位于臂部，分为一体和两端。上端有半球形的肱

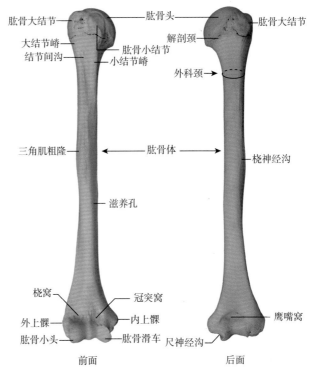

图2-15 肱骨

骨头，与肩胛骨的关节盂相关节。肱骨头的外侧有一个较大的隆起，称肱骨大结节，其前内下方的隆起，称肱骨小结节，肱骨大、小结节之间的纵行浅沟称结节间沟，内有肱二头肌长头腱通过。两结节向下延长的骨嵴，分别称大结节嵴和小结节嵴。肱骨大、小结节和肱骨头之间的环状沟，称解剖颈，有肩关节关节囊附着。肱骨上端与体交界处稍细，称外科颈，是骨折的易发部位。

肱骨体的中部外侧面有呈"V"形的粗糙面，称三角肌粗隆，是三角肌的附着处。体的后面有由内上斜向外下呈螺旋状的浅沟，称桡神经沟，有桡神经和肱深血管通过。肱骨干中部骨折时易损伤桡神经。

肱骨下端前后扁平且向前卷曲，外侧份有半球形的肱骨小头，与桡骨头相关节；内侧份有形如滑车的肱骨滑车，与尺骨相关节。在滑车的前上方，有冠突窝，屈肘时可容纳尺骨冠突；在滑车的后上方有一深窝，称鹰嘴窝，伸肘时可容纳尺骨鹰嘴。肱骨小头的外上侧和肱骨滑车的内上侧各有一个突起，分别称外上髁和内上髁，是肘部重要的骨性标志。内上髁的后下方有一浅沟，称尺神经沟，有尺神经通过，内上髁骨折时，有可能伤及尺神经。

（2）桡骨radius（图2-16）　位于前臂外侧部，分为一体和两端。上端细小，下端粗大。上端有稍为膨大的桡骨头，头的上面有关节凹与肱骨小头相关节。头的周缘有环状关节面与尺骨的桡切迹相关节。头下方缩细的部分称桡骨颈，颈的内下方有一粗糙隆起，称桡骨粗隆。桡骨体呈三棱柱形。桡骨下端的内侧面有关节面，称尺切迹，与尺骨头相关节。下端的外侧份向下突出，称桡骨茎突，易在体表触及，为中医脉诊和针灸取穴的重要骨性标志。下端的下面为腕关节面，与腕骨相关节。

（3）尺骨ulna（图2-17）　位于前臂内侧部，分为一体和两端。上端较为粗大，前面有一个大的、凹陷的关节面称滑车切迹，与肱骨滑车相关节。在切迹的上、下方各有一突起，分别称鹰嘴和冠突，在冠突外侧面的关节面是桡切迹，与桡骨头相关节。冠突前下方的粗糙隆起，称尺骨粗隆。尺骨体呈三棱柱形。尺骨下端称尺骨头，其前、外、后有环状关节面与桡骨的尺切迹相关节，下面光滑，通过三角形的关节盘与腕骨分隔。尺骨头的后内侧有向下的突起，称尺骨茎突。

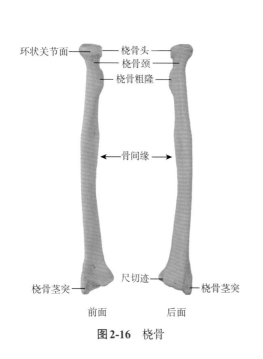

图2-16　桡骨

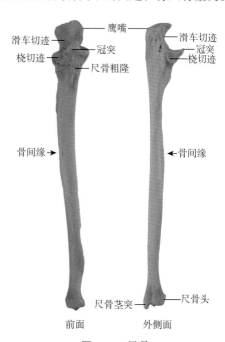

图2-17　尺骨

（4）手骨 bones of hand（图2-18） 分为腕骨、掌骨和指骨。

1）腕骨 carpal bones：属于短骨，共8块。分为近、远侧两列，每列各4块，均以其形状命名。近侧列由桡侧向尺侧依次是手舟骨 scaphoid bone、月骨 lunate bone、三角骨 triquetral bone和豌豆骨 pisiform bone；远侧列是大多角骨 trapezium bone、小多角骨 trapezoid bone、头状骨 capitate bone和钩骨 hamate bone。近侧列腕骨（除豌豆骨外）的近侧面共同形成一椭圆形的关节面，与桡骨下端的腕关节面及尺骨头下方的关节盘共同构成桡腕关节。

2）掌骨 metacarpal bones：属于长骨，共5块。由桡侧向尺侧依次为第1～5掌骨。掌骨近端为底，接腕骨，远端为头，接指骨，中间部为体。其中第1掌骨底关节面呈鞍状，与大多角骨相关节。

3）指骨 phalanges of fingers：属于长骨，共14块。拇指有2节，分别为近节指骨和远节指骨，其余各指为3节，分别为近节指骨、中节指骨和远节指骨。每节指骨的近端为底，中间部为体，远端为滑车。远节指骨远端掌面粗糙，称远节指骨粗隆。

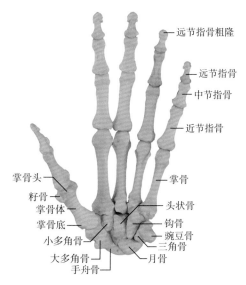

图2-18 手骨（前面）

（三）下肢骨

下肢骨包括下肢带骨和自由下肢骨，自由下肢骨借下肢带骨连于躯干骨。两侧共计62块。

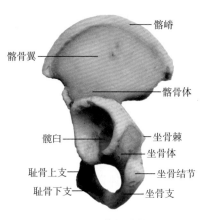

图2-19 幼儿髋骨

1. 下肢带骨 髋骨 hip bone为不规则的扁骨，16岁左右时由髂骨、坐骨、耻骨的骨体融合构成（图2-19、图2-20）。上部扁阔，中部窄厚，有朝向外下方的深窝，称髋臼，与股骨头相关节，下部有一大孔，称闭孔。

（1）髂骨 ilium 构成髋骨的后上部，可分为髂骨体和髂骨翼两部。髂骨体肥厚，构成髋臼的上部。髂骨翼是髋臼上方扁阔部分，其上缘增厚称髂嵴，两侧髂嵴最高点的连线，约平第4腰椎棘突，可作为腰椎穿刺的定位标志。髂嵴前、后端分别称髂前上棘和髂后上棘，两者的下方各有一突起，分别称髂前下棘和髂后下棘。髂前上棘后方5～7cm处，髂嵴向外侧的突起，称髂结节。髂骨翼内面的大浅窝，称髂窝，髂窝下界的圆钝骨嵴称弓状线。髂窝的后方有耳状面与骶骨相关节。

（2）坐骨 ischium 构成髋骨的后下部，可分为坐骨体和坐骨支。坐骨体构成髋臼的后下部，较肥厚，下份转折向前面而成坐骨支。体与支汇合处较肥厚粗糙，称坐骨结节，为坐骨最低处，可在体表扪到。坐骨结节的上后方有一锐棘，称坐骨棘，棘的上方为属于髂骨的坐骨大切迹，下方为属于坐骨的坐骨小切迹。

（3）耻骨 pubis 构成髋骨前下部，可分为耻骨体和耻骨上、下支。耻骨体构成髋臼的前下部，较肥厚。体向前内侧伸出耻骨上支，此支向下弯曲，移行于耻骨下支。耻骨上支上面有一条锐嵴称耻骨梳，向后移行于弓状线。耻骨下支与坐骨支连接，围成闭孔。耻骨上、下支移行部的内侧面有长圆形粗糙面，称耻骨联合面，其外上方有呈圆形突起的耻骨结节，是重要的骨性标志。

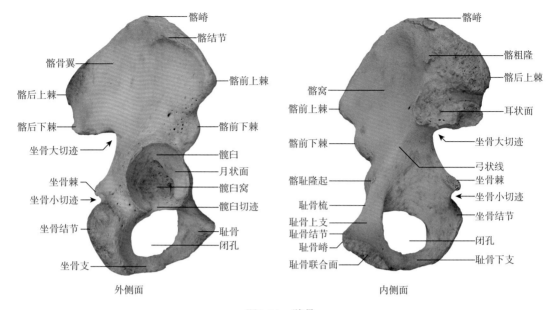

图 2-20 髋骨

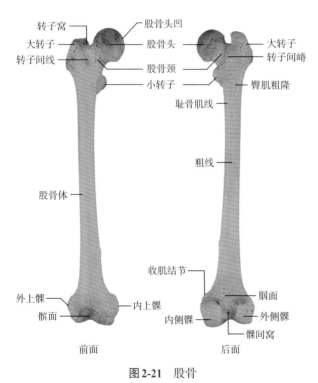

图 2-21 股骨

2. 自由下肢骨 包括股骨、髌骨、胫骨、腓骨和足骨。除髌骨和足骨的跗骨外，其他都属于长骨。

（1）股骨 femur（图 2-21） 位于大腿部，为人体最长的骨，其长度约占身高的1/4，分为一体和两端。

上端有球形的股骨头，与髋臼相关节。头中央部位凹陷，称股骨头凹，是股骨头韧带的附着部位。头下外侧的狭细部分称股骨颈。颈与体交界处有两个隆起，上外侧的方形隆起为大转子，下内侧的为小转子，大、小转子之间，前面由转子间线相连，后面由转子间嵴相接。颈与体以约130°角相交，称颈干角。

股骨体略弓向前，上段呈圆柱形，中段呈三棱柱形，下段前后略扁。体的后面有纵行的骨嵴，称粗线，向上外延续为臀肌粗隆。

股骨下端有两个膨大，分别称内侧髁和外侧髁。髁的前面、下面和后面都是光滑的关节面，分别与髌骨和胫骨相关节。两髁之间的深窝称髁间窝。内、外侧髁侧面最突起处分别称内上髁和外上髁，均为重要的骨性标志。内上髁上方的小突起，称收肌结节。

（2）髌骨 patella（图 2-22） 是全身最大的籽骨，位于股四头肌腱内，可在体表扪到。髌骨上宽下尖，前面粗糙，后面有光滑的关节面与股骨两髁前方的髌面相关节。髌骨的位置浅表，可因外力直接打击而出现骨折。

（3）**胫骨 tibia**（图2-23）　位于小腿内侧部，是小腿主要负重的骨，故较粗壮，可分为一体和两端。上端有两个膨大，分别称**内侧髁**和**外侧髁**。两髁上面有关节面，与股骨两髁相关节。两髁上面之间的粗糙隆起，称**髁间隆起**。在外侧髁的后下有一腓关节面，与腓骨头相关节。在胫骨上端与体移行处的前面，有一**胫骨粗隆**。胫骨体呈三棱柱形，其前缘和内侧面紧贴皮下。胫骨下端内侧面凸

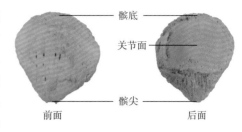

图2-22　髌骨

隆，称**内踝**，外侧面有一个呈三角形的**腓切迹**，与腓骨相连结。下端的下面为一个略呈四方形的关节面，与距骨相关节。

（4）**腓骨 fibula**（图2-23）　位于小腿外侧部，可分为一体和两端。腓骨为细长的长骨，常作为骨移植的取材部位。上端略膨大，称**腓骨头**，其内上面为关节面，与胫骨相连结。头下方变细，称**腓骨颈**。腓骨头浅居皮下，在腓骨头前下方凹陷处为"阳陵泉穴"的位置。腓骨下端膨大为**外踝**，其内侧的关节面，与距骨形成关节。外踝比内踝稍低。

（5）**足骨 bone of foot**（图2-24）　可分为跗骨、跖骨及趾骨。

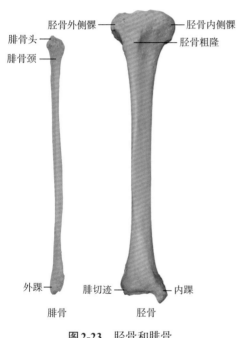

图2-23　胫骨和腓骨

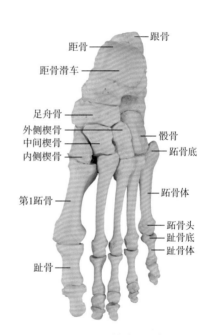

图2-24　足骨（上面）

1）**跗骨 tarsal bone**：属于短骨，共7块，即距骨、跟骨、骰骨、足舟骨及3块楔骨（内侧楔骨、中间楔骨和外侧楔骨）。跟骨在后下方，其后端隆突称**跟骨结节**。距骨在跟骨的上方，跟骨前方接骰骨，距骨前方接足舟骨，足舟骨的前方为3块楔骨。各跗骨的相邻面都有关节面相关节。距骨上方的距骨滑车与胫、腓骨的下端相关节。

2）**跖骨 metatarsal bone**：属于长骨，相当于手的掌骨，共5块，从内侧向外侧依次称第1～5跖骨。每块跖骨也可分为**跖骨底、跖骨体和跖骨头**三部。第1～3跖骨底与楔骨相关节，第4、第5跖骨底与骰骨相关节。跖骨头与趾骨相关节。第5跖骨底向外侧的突起，称第5跖骨粗隆。

3）**趾骨 phalanges of toe**：属于长骨，共14块，相当于手的指骨，比手指骨短小，其数目和命

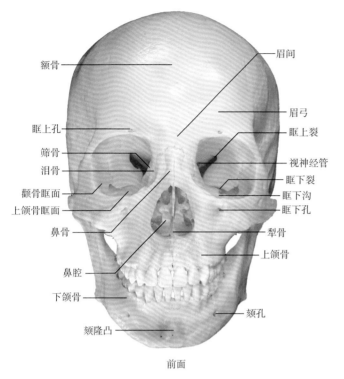

前面

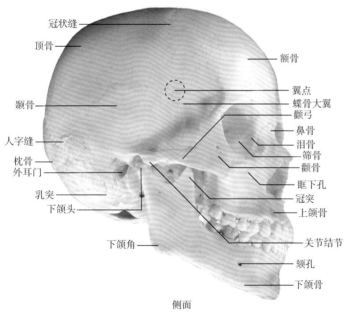

侧面

图2-25 颅的前面观和侧面观

名与指骨相同。拇趾为2节，其余各趾均为3节。

（四）颅骨

颅分为脑颅和面颅两部分。脑颅位于颅的后上部，略呈卵圆形，围成颅腔容纳脑。面颅为颅的前下部，形成颜面的基本轮廓，参与构成口腔、鼻腔和眶。

颅骨 cranial bone共29块，由23块脑颅骨、面颅骨和6块听小骨组成。听小骨因与听觉有关，故列入前庭蜗器章节内介绍。脑颅骨与面颅骨中，除下颌骨和舌骨外，都借缝或软骨牢固地结合在一起，彼此间不能活动。

1. 脑颅骨 bone of cerebral cranium（图2-25）共8块，计有额骨、枕骨、蝶骨和筛骨各1块，顶骨和颞骨各2块，参与构成颅腔。颅腔的顶形成穹隆形的颅盖，由额骨、顶骨和枕骨构成。颅腔的底由前方的额骨和筛骨、中部的蝶骨、后方的枕骨和两侧的颞骨构成。筛骨只有一小部分参与构成脑颅，其余构成面颅。

（1）额骨 frontal bone　位于颅的前上部，骨内含有空腔，称额窦。

（2）顶骨 parietal bone　位于颅盖部中线的两侧，介于额骨和枕骨之间。

（3）枕骨 occipital bone　位于颅的后下部，呈勺状，前下部有枕骨大孔。

（4）蝶骨 sphenoid bone（图2-26）位于颅底中部、枕骨的前方，形似蝴蝶，分为蝶骨体、大翼、小翼和翼突四部。蝶骨体为中间部的立方形骨块，内有含气空腔，称蝶窦。

（5）筛骨 ethmoid bone（图2-27）位于颅底，在蝶骨的前方和左、右两眶之间，分为筛板、垂直板和两侧的筛骨迷路三部分。筛板为多孔的水平骨板，构成鼻腔的顶；垂直板为正中矢状位，构成骨鼻中隔上部；筛骨迷路位于垂直板两侧，内有若干含气的空腔，称筛小房，又称筛窦。迷路内侧壁有两个卷曲的骨片，称为上鼻甲和中鼻甲。

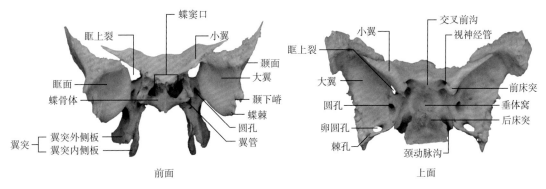

图 2-26　蝶骨

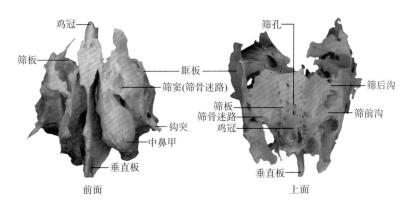

图 2-27　筛骨

（6）颞骨temporal bone（图2-28）　位于颅的两侧，参与构成颅底和颅腔侧壁。它参与构成颅底的部分，称颞骨岩部，其内有前庭蜗器。

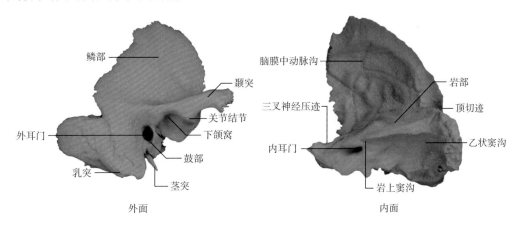

图 2-28　颞骨

2. 面颅骨bone of facial cranium（图2-25）　共15块，有犁骨、下颌骨和舌骨各1块，上颌骨、鼻骨、颧骨、泪骨、下鼻甲及腭骨各2块。上颌骨和下颌骨是面颅的主要部分，其他都较小。除舌骨游离外，其余均与上颌骨相邻接。

（1）上颌骨maxilla　位于面颅中央。骨内有一大的含气腔，称上颌窦。上颌骨下缘游离，有容纳上颌牙根的牙槽。

（2）鼻骨 nasal bone　在额骨的下方，是构成外鼻的骨性基础。

（3）颧骨 zygomatic bone　位于上颌骨的外上方，形成面颊部的骨性隆突，参与颧弓的组成。

（4）泪骨 lacrimal bone　位于眶内侧壁的前部，为一小而薄的骨片，参与构成泪囊窝。

（5）下鼻甲 inferior nasal concha　位于鼻腔的外侧壁，薄而卷曲，贴附于上颌骨的内侧面。

（6）腭骨 palatine bone　位于上颌骨的后方，参与构成骨腭的后部。

（7）犁骨 vomer　为矢状位呈斜方形的骨板，构成骨性鼻中隔的后下部。

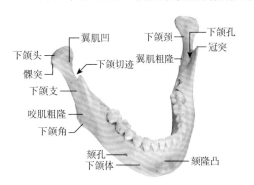

图 2-29　下颌骨

（8）下颌骨 mandible（图 2-29）　位于上颌骨的下方，可分为一体和两支。下颌体居中央，呈马蹄铁形，其上缘有容纳下颌牙根的牙槽，体的外侧面约对第二前磨牙根处有一孔，称颏孔，为神经和血管穿出处。下颌支为由下颌体后端向上伸出的长方形骨板，其上缘有两个突起，前突称冠突，后突称髁突，髁突的上端膨大称下颌头，与颞骨的下颌窝相关节，下颌头下方较细处为下颌颈。两突之间的凹陷，称下颌切迹，为"下关穴"的位置。下颌支内面中央有一孔，称下颌孔，由此孔通入下颌管，开口于颏孔，管内有分布于下颌牙的神经和血管通过。下颌体和下颌支汇合处形成下颌角，其外侧面为一粗糙骨面，称为咬肌粗隆，有咬肌附着。

（9）舌骨 hyoid bone（图 2-30）　呈"U"形，位于下颌骨的下后方，其与颅骨之间仅借韧带与肌相连。舌骨中央为舌骨体，自体向后外方伸出一对大角，体和大角结合处向上伸出一对小角。

3. 颅的整体观

（1）颅盖 calvaria　呈卵圆形，前窄后宽，光滑隆凸。在额骨与顶骨之间有冠状缝，左、右顶骨之间有矢状缝，顶骨和枕骨之间有人字缝。在眶上缘上方有弓形隆起，称眉弓。

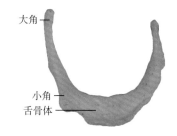

图 2-30　舌骨

（2）颅底 base of skull　可分为内面与外面。

1）颅底内面 internal surface of base of skull（图 2-31）：承托脑。由前向后呈阶梯状排列着 3 个窝，分别称颅前窝、颅中窝和颅后窝。各窝内有许多孔、裂和管，它们大多通向颅外。

①颅前窝 anterior cranial fossa：位置最高，由额骨眶部、筛骨筛板和蝶骨小翼构成。中央低凹部分是筛骨的筛板，板上有许多筛孔，有嗅神经通过。两侧筛板之间向上的突起称为鸡冠。

②颅中窝 middle cranial fossa：由蝶骨体、蝶骨大翼和颞骨岩部等构成。中央是蝶骨体，体上面中央的凹陷为垂体窝，窝前外侧有视神经管，管的外侧有眶上裂，它们都通入眶。蝶骨体的两侧，从前内向后外有圆孔、卵圆孔和棘孔，分别有上颌神经、下颌神经和脑膜中动脉穿过。自棘孔起有脑膜中动脉沟行向外上方，很快分为前支和后支。颞骨岩部尖端前面的浅窝，称为三叉神经压迹。

③颅后窝 posterior cranial fossa：位置最深，中央有枕骨大孔。枕骨大孔前有斜坡，承托脑干。枕骨大孔前外缘有舌下神经管，孔的后上方有枕内隆起。枕内隆起的两侧有横窦沟，横窦沟折向前下内为乙状窦沟，终于颈静脉孔。颞骨岩部后面有内耳门，向前内通入内耳道（内耳道不与外耳道相通）。

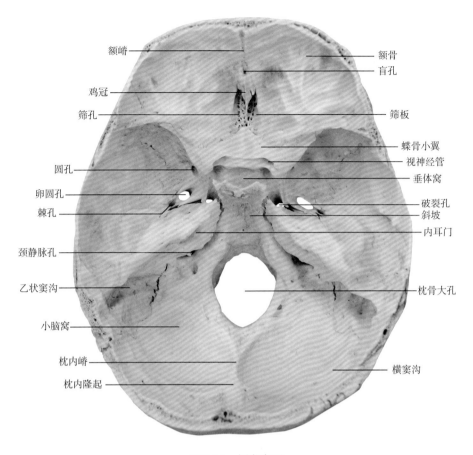

图2-31 颅底内面

2）颅底外面 external surface of base of skull（图2-32）：前部有上颌骨的牙槽和硬腭的骨板，骨板后缘的上方有被犁骨分开的两个鼻后孔。颅底后部的中央有枕骨大孔，它两侧的椭圆形隆起，称枕髁，与寰椎形成寰枕关节。枕髁根部有一向前外开口的舌下神经管外口。枕髁的外侧，枕骨与颞骨岩部交界处有不规则的颈静脉孔，孔的前方有颈动脉管外口。颈动脉管外口的后外方有细长骨突，称茎突，茎突的后外方有颞骨的乳突。茎突和乳突之间的孔称茎乳孔。茎乳孔前方大而深的凹陷为下颌窝，与下颌头相关节。下颌窝前方的横行隆起，称关节结节。枕骨大孔的后上方有枕外隆凸，后者下方为"风府穴"的位置。

上述颅底的孔、管都有血管或神经通过，颅底骨折时往往沿这些孔、管断裂，引起严重的血管或神经损伤。

（3）颅的前面 anterior surface of skull（图2-25） 由大部分面颅和部分脑颅构成，并共同围成眶、骨性鼻腔和骨性口腔。

1）眶 orbit（图2-33）：容纳眼球及其附属结构，呈四面锥体形，可分为尖、底和四壁。尖朝向后内方，经视神经管通入颅腔。底朝向前外，它的上、下缘分别称眶上缘和眶下缘。眶上缘的中、内1/3交界处有眶上切迹（或为眶上孔）。眶下缘中点的下方有眶下孔（正对"四白穴"）。

眶的上壁由额骨眶部及蝶骨小翼构成，薄而光滑，是颅前窝的底，前外侧的深窝，容纳泪腺，称泪腺窝。眶的下壁主要由上颌骨构成，是上颌窦的顶，骨面上有眶下沟，向前移行为眶下管，

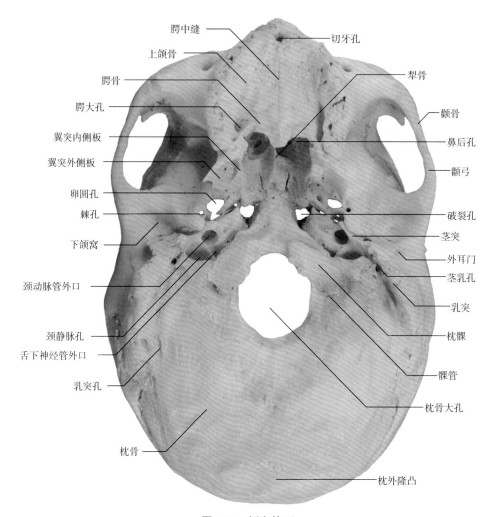

腭中缝
切牙孔
上颌骨
犁骨
腭骨
颧骨
腭大孔
鼻后孔
翼突内侧板
颧弓
翼突外侧板
卵圆孔
破裂孔
棘孔
茎突
下颌窝
外耳门
茎乳孔
颈动脉管外口
乳突
枕髁
颈静脉孔
髁管
舌下神经管外口
乳突孔
枕骨大孔
枕骨
枕外隆凸

图 2-32 颅底外面

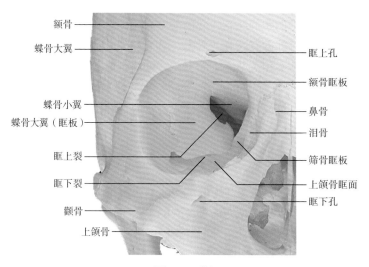

额骨
眶上孔
蝶骨大翼
额骨眶板
蝶骨小翼
鼻骨
蝶骨大翼（眶板）
泪骨
眶上裂
筛骨眶板
眶下裂
上颌骨眶面
颧骨
眶下孔
上颌骨

图 2-33 眶

通眶下孔。眶的内侧壁很薄，由前向后由上颌骨额突、泪骨、筛骨眶板和蝶骨体构成，邻接筛窦和鼻腔，该壁近前缘处有泪囊窝，向下延伸为鼻泪管，通鼻腔。眶外侧壁较厚，由颧骨和蝶骨大翼构成，其后半的上、下方各有眶上裂和眶下裂。

2）骨性鼻腔 bony nasal cavity（图2-34～图2-36）：位于面颅的中央，介于两眶和上颌骨之间，被由犁骨和筛骨垂直板构成的骨鼻中隔分为左、右两半。上方以筛板与颅腔相隔，有筛孔通颅前窝。下方以由上颌骨腭突和腭骨水平板组成的硬腭骨板与口腔分界，两侧邻接筛窦、眶和上颌窦。

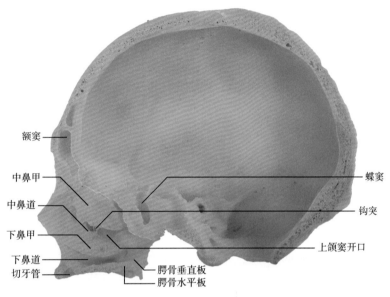

图2-34 鼻腔外侧壁

鼻腔外侧壁由上颌骨、泪骨、下鼻甲、筛骨迷路、腭骨垂直板及蝶骨翼突构成，自上而下有3个卷曲的骨片，分别称上鼻甲、中鼻甲（图2-34）和下鼻甲。下鼻甲为独立骨块，上、中鼻甲都属于筛骨的一部分。每个鼻甲下方的空间，相应地称上鼻道、中鼻道和下鼻道。鼻腔前方开口称梨状孔，后方开口称鼻后孔，通咽腔。

3）鼻旁窦 paranasal sinuses：鼻腔周围的颅骨，有些含气的空腔，与鼻腔相通，称鼻旁窦。共4对，包括额窦、上颌窦、筛窦和蝶窦（图2-34～图2-36）。额窦位于额骨内，开口于中鼻道。上颌窦最大，位于鼻腔两侧的上颌骨内，开口于中鼻道，由于窦口高于窦底部，故在直立位时不易引

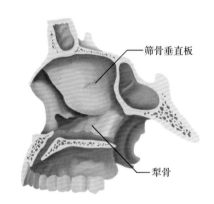

图2-35 鼻腔内侧壁

流。筛窦（筛小房）位于筛骨内，由筛骨迷路内许多蜂窝状小房组成，按其所在部位可分前、中、后3群筛小房。前、中筛小房开口于中鼻道，后筛小房开口于上鼻道。蝶窦位于蝶骨体内，开口于上鼻道后上方的蝶筛隐窝。鼻旁窦开口位置见第四章。

4）骨性口腔 bony oral cavity：由上颌骨、腭骨及下颌骨构成。顶即硬腭骨板，其前方正中有切牙孔，后方两侧有腭大孔和腭小孔。前壁及外侧壁由上、下颌骨的牙槽部及牙围成，向后通咽，底缺如，由软组织封闭。

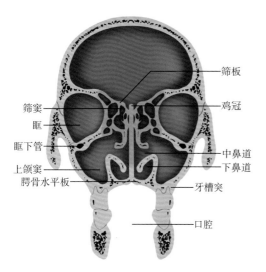

图2-36　颅的冠状切面（通过第三磨牙）

筛板
鸡冠
筛窦
眶
眶下管
中鼻道
上颌窦
下鼻道
腭骨水平板
牙槽突
口腔

（4）颅的侧面 lateral surface of skull（图2-25）
由额骨、蝶骨、顶骨、颞骨及枕骨构成，还可见颧骨和上、下颌骨。在乳突的前方有外耳门，向内入外耳道。外耳门前方，有一弓状的骨梁，称颧弓。颧弓上方的凹陷，称颞窝，容纳颞肌。在颞窝区内，额、顶、颞、蝶4骨的汇合处，称翼点（相当于"太阳穴"的位置）。翼点的骨质比较薄弱，其内面有脑膜中动脉的前支经过，翼点处骨折时，容易损伤该动脉，引起颅内血肿。

4. 新生儿颅骨（图2-37）　新生儿时期，由于脑及感觉器官发育早，而咀嚼和呼吸器官，尤其是颅的上、下颌骨和鼻旁窦尚不发达，因此，脑颅远大于面颅。从颅顶观察，新生儿颅呈五角形。颅顶各骨之间留有间隙，由结缔组织膜所封闭，称颅囟。最大的囟在矢状缝和冠状缝相交处，呈菱形，称前囟（额囟），在一岁半左右逐渐骨化闭合。在矢状缝和人字缝相交处，有三角形的后囟（枕囟），在生后3个月左右即闭合。前囟在临床上常作为婴儿发育和颅内压变化的检查部位之一。

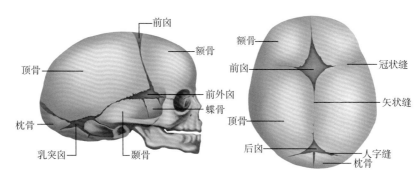

前囟
额骨
顶骨
枕骨
乳突囟
前外囟
蝶骨
颞骨
额骨
前囟
冠状缝
矢状缝
顶骨
后囟
人字缝
枕骨

图2-37　新生儿颅（示囟）

（唐中生）

第二节　关 节 学

一、总　论

骨与骨之间的连结装置称骨连结。按照不同方式，骨连结可分为直接连结和间接连结两种。直接连结多见于颅骨及躯干骨；间接连结多见于四肢骨，以适应人体的活动。

（一）直接连结

两骨间借纤维结缔组织、软骨或骨直接连结，较牢固，其间无间隙，不能活动或仅有少许活动。这种连结可分为纤维连结、软骨连结和骨性结合三类（图2-38）。

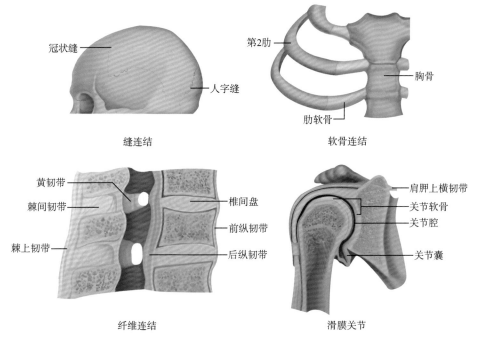

图2-38 骨连结的分类

1. 纤维连结 fibrous joint 是骨与骨之间借纤维结缔组织相连。如颅骨的缝连结、椎骨棘突间的韧带连结和前臂骨间膜等。

2. 软骨连结 cartilaginous joint 是两骨之间借软骨相连。软骨具有弹性和韧性，有缓冲震荡的作用，如椎骨间的椎间盘和耻骨之间的耻骨联合等。

3. 骨性结合 synostosis 是两骨间以骨组织连结，常由纤维连结或有些软骨连结骨化而成，如骶椎之间的骨性结合及髂骨、耻骨、坐骨之间在髋臼处的骨性结合。骨性结合较坚固，骨化后原相邻两骨连成一体，无间隙，不能活动。

（二）间接连结

间接连结又称关节 articulation or joint 或滑膜关节 synovial joint，其特点是两骨之间借膜性囊连结，其间具有腔隙，充以滑液，有较大的活动性。关节的结构可分为基本结构（图2-39）和辅助结构两部分。

1. 关节的基本结构

（1）关节面 articular surface 是参与组成关节的各相关骨的接触面，每个关节至少包括两个关节面，一般为一凸一凹，凸者称关节头，凹者称关节窝。关节面均覆盖有关节软骨，多数为透明软骨，少数为纤维软骨，其厚薄因不同的关节和年龄而异。关节软骨很光滑，可减少运动时的摩擦，同时软骨富有弹性，能承受负荷和吸收震荡。

（2）关节囊 articular capsule 是由纤维结

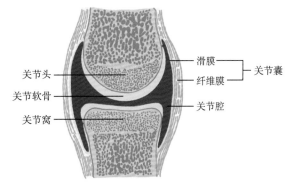

图2-39 关节的基本结构

缔组织构成的囊，附着于关节的周围，并与骨膜融合续连，它包围关节，封闭关节腔，在结构上可分为内、外两层。

1）纤维膜fibrous membrane：为外层，由致密结缔组织构成，厚而坚韧，含有丰富的血管和神经。纤维膜的厚薄通常与关节的功能有关，如下肢关节的负重较大，相对稳固，其关节囊的纤维膜则坚韧而紧张；而上肢关节运动灵活，则纤维膜薄而松弛。纤维膜有些部分还可明显增厚，形成韧带，以增加关节的稳固性，限制其过度运动。

2）滑膜synovial membrane：为内层，薄而光滑，由疏松结缔组织构成，衬贴于纤维膜内面及关节软骨周缘。滑膜表面光滑，具有丰富的血管网，可产生滑液，能润滑关节软骨，以减少运动时关节软骨间的摩擦，并营养关节软骨。

（3）关节腔articular cavity：为关节软骨和关节囊滑膜层共同围成的密闭腔隙，腔内含少量滑液，关节腔呈负压，对维持关节的稳固性有一定作用。

2. 关节的辅助结构　关节除上述基本结构外，某些关节为适应其功能，还需要一些辅助结构，包括韧带、关节盘、关节半月板和关节唇等。这些辅助结构对于增加关节的灵活性或稳固性具有重要作用。

（1）韧带ligament　连于相邻两骨之间的致密纤维结缔组织束，具有加强关节稳固性或限制关节过度运动的作用。位于关节囊外的称囊外韧带，如膝关节的胫侧副韧带；位于关节囊内的称囊内韧带，如膝关节囊内的交叉韧带。

（2）关节盘articular disc和关节半月板articular meniscus　是关节内两种不同形态的纤维软骨。关节盘位于两骨关节面之间，其周缘附着于关节囊，多呈圆形，中间稍薄，周缘略厚，把关节腔分为两部分。有的关节盘呈半月形，称关节半月板。关节盘和关节半月板使两关节面更为适配，减少外力对关节的冲击和震荡。此外，分隔而成的两个腔可增加关节的运动形式和范围。

（3）关节唇articular labrum　为附着于关节窝周缘的纤维软骨环，具有加深关节窝、扩大关节面的作用，增加关节的稳固性，如肩关节的盂唇和髋关节的髋臼唇。

3. 关节的运动　一般关节都是围绕一定的轴做运动（见图1-1），关节的运动与关节面的形态有密切关系，其运动的形式基本上可依照关节的三种轴而分为三组拮抗性的动作。

（1）屈flexion和伸extension　指关节绕冠状轴进行的运动。运动时，两骨靠近，之间的角度变小为屈；反之两骨远离，之间的角度增大为伸。在髋关节以上，前折为屈，反之为伸；膝关节以下，后折为屈，反之为伸。在足部，足尖上提，足背靠向小腿前面为踝关节的伸，亦称背屈；足尖下垂为踝关节的屈，亦称跖屈。

（2）收adduction和展abduction　指关节绕矢状轴进行的运动。运动时，靠向正中矢状面，称收或内收；远离正中矢状面，称展或外展。但手指的收、展是指靠向或远离中指；足趾的收、展是指靠向或远离第2趾。

（3）旋内medial rotation和旋外lateral rotation　指关节绕垂直轴进行的运动，总称为旋转。骨向前内侧旋转，称旋内；向后外侧旋转，称旋外。在前臂，桡骨是围绕通过桡骨头和尺骨头的轴线旋转的，其"旋内"即将手掌向内侧转，手背向前方转，使桡、尺骨交叉的运动，又称旋前；其"旋外"即将手掌恢复到向前，而手背转向后方，又称旋后。

凡二轴或三轴关节皆可做环转运动，如肩关节、髋关节、桡腕关节等，即关节头原位转动，骨的远端可做圆周运动，运动时全骨描绘出一圆锥形的轨迹。环转运动实为依次进行的屈、展、伸和收的连续运动。

4. 关节的分类　按关节运动轴的数目和关节面的形态可分为以下三类（图2-40）。

（1）单轴关节 关节只能绕一个运动轴做一组运动，包括两种形式。

1）屈戌关节 hinge joint 又名滑车关节。一骨关节头呈滑车状，另一骨有相应的关节窝。通常只能绕冠状轴做屈伸运动，如指骨间关节。

2）车轴关节 trochoid joint or pivot joint 由圆柱状的关节头与凹面状的关节窝构成，关节窝常由骨和韧带连成环。可沿垂直轴做旋转运动，如桡尺近侧关节。

（2）双轴关节 关节能绕两个互相垂直的运动轴进行两组运动，也可进行环转运动，包括两种形式。

1）椭圆关节 ellipsoidal joint 关节头呈椭圆形凸面，关节窝呈相应椭圆形凹面，可做屈、伸、收、展和环转运动，如桡腕关节。

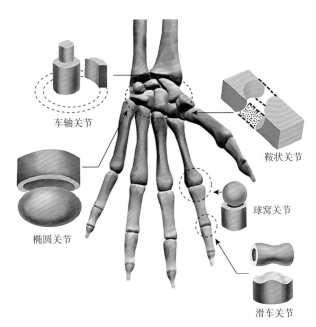

图2-40 滑膜关节的分类

2）鞍状关节 sellar joint or saddle joint 两骨的关节面均呈鞍状，互为关节头和关节窝。鞍状关节有两个运动轴，可沿两轴做屈、伸、收、展和环转运动如拇指腕掌关节。

（3）多轴关节 关节具有两个以上的运动轴，可做多方向的运动，包括两种形式。

1）球窝关节 ball and socket joint 关节头呈球形，关节窝浅或深，如肩关节、髋关节，可做屈、伸、收、展、旋内、旋外和环转运动。掌指关节亦属球窝关节，因其侧副韧带较强，旋转运动受限。

2）平面关节 plane joint 两骨的关节面均较平坦而光滑，但仍有一定的弯曲或弧度，也可列入多轴关节，可做多轴性的滑动或转动，如腕骨间关节。

二、各 论

（一）躯干骨的连结

1. 椎骨间的连结 相邻椎骨间借椎间盘、韧带和关节相连结。

（1）椎间盘 intervertebral disc（图2-41） 是连结相邻两椎体的纤维软骨盘。成人的椎间盘除第1、2颈椎之间缺如外，共有23块，最上一块在第2、3颈椎体之间，最末一块在第5腰椎与骶骨底之间。椎间盘由两部分构成，中央部为髓核，是柔软而富有弹性的胶状物质，为胚胎时脊索的残留物；周围部为纤维环，由多层纤维软骨环按同心圆排列组成，纤维环前厚后薄，牢固连结各椎体上、下面，保护髓核并限制髓核向周围膨出。

椎间盘坚韧而富有弹性，承受压力时被压缩，除去压力后又复原，具有"弹性垫"的作用，可缓冲外力对脊柱的震动，也可增加脊柱的运动幅度。23块椎间盘的厚薄不同，中胸部最薄，颈部较厚，而腰部最厚，所以颈、腰椎活动度较大。椎间盘后部较薄弱，但椎体正后方有后纵韧带加固，椎间盘的后外侧部无韧带加固而较薄弱，当成年人由于椎间盘的退行性改变，在过度劳损、体位骤变、猛力动作或暴力撞击下，纤维环破裂，髓核多向后外侧脱出，常压迫脊神经根，形成椎间盘突出症。由于腰椎的活动较多，故此病多发生于腰部。

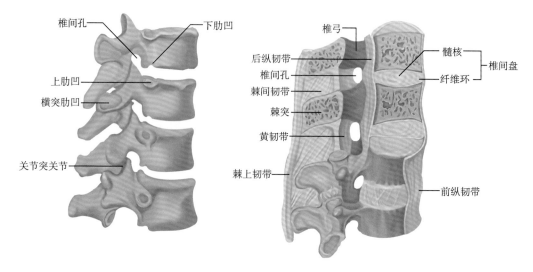

图 2-41　椎间盘和关节突关节

（2）韧带

1）前纵韧带 anterior longitudinal ligament：为全身最长的韧带，位于椎体前面，宽而坚韧，上起枕骨大孔前缘，下达第1或第2骶椎体，有防止脊柱过度后伸和椎间盘向前突出的作用（图 2-41、图 2-42）。

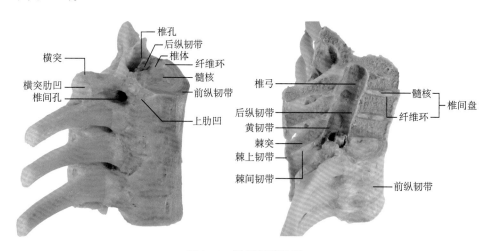

图 2-42　椎骨间的连结

2）后纵韧带 posterior longitudinal ligament：位于各椎体后面（椎管前壁），较前纵韧带狭窄，起自枢椎，下达骶骨，有限制脊柱过度前屈和椎间盘向后脱出的作用。

3）黄韧带 ligamenta flava：又称弓间韧带，为连结相邻两椎弓板间的韧带，由黄色的弹性纤维构成。黄韧带协助围成椎管，并有限制脊柱过度前屈的作用（图 2-41、图 2-42）。

4）棘间韧带 interspinal ligament：为连于相邻棘突间的薄层纤维，向前与黄韧带、向后与棘上韧带相移行。

5）棘上韧带 supraspinal ligament：连结胸、腰、骶椎各棘突尖之间的纵行韧带，前方与棘间韧带相融合，有限制脊柱前屈的作用。在颈部，棘上韧带从颈椎棘突尖向后呈板状，称项韧带（图 2-43），向上附着于枕外隆凸，向下附着于第7颈椎棘突并续于棘上韧带，供肌肉附着。

（3）关节

1）关节突关节 zygapophysial joint：由相邻椎骨的上、下关节突的关节面构成，属微动关节。

2）腰骶关节 lumbosacral joint：由第5腰椎的下关节突与骶骨的上关节突构成。

3）寰枕关节 atlantooccipital joint：由枕髁与寰椎的上关节凹构成，可使头做前俯、后仰和侧屈运动。

4）寰枢关节 atlantoaxial joint：包括3个关节，两侧由寰椎的下关节面和枢椎的上关节面构成寰枢外侧关节，左、右各一，相当于其他椎骨间的关节突关节。中间是由枢椎的齿突与寰椎前弓后面的齿突凹和寰椎横韧带构成的寰枢正中关节，可使头旋转。此外，齿突后方坚韧的寰椎横韧带，有限制齿突向后方移动的作用。

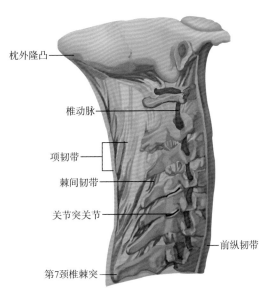

枕外隆凸

椎动脉

项韧带

棘间韧带

关节突关节

前纵韧带

第7颈椎棘突

图2-43　项韧带

2. 脊柱

（1）脊柱的组成　脊柱 vertebral column 由24块椎骨、1块骶骨和1块尾骨借骨连结形成，构成人体的中轴，上承颅骨，下连髋骨，中附肋骨，参与构成胸腔、腹腔和盆腔的后壁。脊柱中央有椎管，容纳脊髓及其被膜和脊神经根。

（2）脊柱的整体观　成年男性脊柱长约70cm，女性及老年人略短。脊柱的长度可因姿势不同而略有差异，静卧比站立时可长出2～3cm，这是站立时椎间盘被压缩所致。

1）脊柱前面观　从前面观察脊柱，自第2颈椎至第2骶椎的椎体宽度，自上而下随负载增加而逐渐加宽，第2骶椎为最宽。由于重量经髂骨传到下肢骨，承重骤减，故耳状面以下骶骨和尾骨体积逐渐缩小。

2）脊柱后面观　从后面观察脊柱，棘突在背部正中形成纵嵴，其两侧有纵行的背侧沟，容纳背部的深肌。颈椎棘突短而分叉，近水平位。胸椎棘突向后下方倾斜，呈叠瓦状排列。腰椎棘突呈板状，水平伸向后。

3）脊柱侧面观　从侧面观察脊柱，成人脊柱有颈曲、胸曲、腰曲、骶曲4个生理性弯曲（图2-44）。其中颈曲和腰曲凸向前，胸曲和骶曲凸向后。脊柱的这些弯曲增加了脊柱的弹性，对维持人体的重心稳定和减轻震荡有重要意义。胸曲和骶曲在胚胎时已形成，扩大了胸腔和盆腔的容积，容纳相应脏器；颈曲和腰曲是后天形成的，当婴儿开始抬头时，出现了颈曲；婴儿开始坐起和站立时，出现腰曲。

（3）脊柱的功能　脊柱除有支持体重，保护脊髓、脊神经和内脏的作用外，还有运动的功能。虽然相邻两椎骨之间的活动很小，但就整个脊柱而言，运动幅度很大，可做屈、伸、侧屈、旋转和环转运动。跳跃时，由于脊柱曲度的增减变化而产生弹拨运动。脊柱的胸部活动范围较小，而颈、腰部运动较灵活，故损伤也较多见。

3. 胸廓

（1）胸廓的组成　胸廓 thorax 由12块胸椎、12对肋、1块胸骨连结而成。12对肋头的关节面与12个胸椎的椎体肋凹构成肋头关节；肋结节与相应的横突肋凹构成肋横突关节。第2～7对肋软骨与胸骨侧缘构成胸肋关节；第8～10对肋软骨依次连于上位肋软骨，形成一对肋弓（图2-45）。

（2）胸廓的形态　成人胸廓近似圆锥形。其前后径短，而横径长，上部狭窄，下部宽阔。胸廓有上、下两口，上口较小，由胸骨柄上缘、第1肋和第1胸椎体围成，是胸腔与颈部之间的通道；

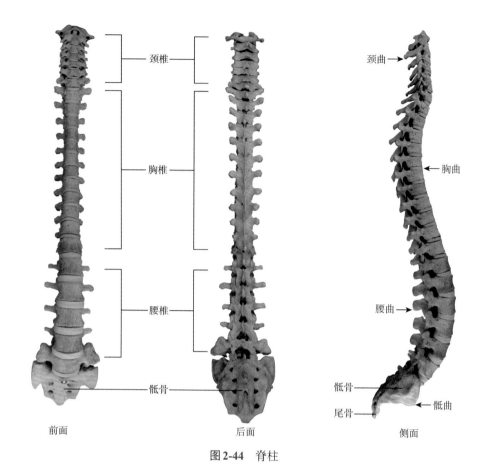

颈椎

胸椎

腰椎

骶骨

颈曲

胸曲

腰曲

骶骨

尾骨

骶曲

前面   后面   侧面

图 2-44   脊柱

下口宽阔而不整齐，由剑突、肋弓、第11肋前端、第12对肋及第12胸椎围成，被膈封闭。相邻两肋之间的间隙，称肋间隙，均由肌和韧带封闭。两侧肋弓在中线构成向下开放的胸骨下角。一侧肋弓与剑突之间的锐角，称剑肋角（图2-46）。

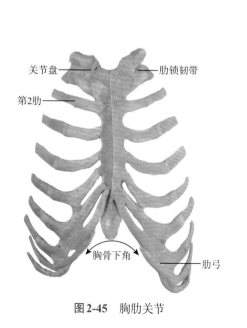

关节盘

肋锁韧带

第2肋

胸骨下角

肋弓

图 2-45   胸肋关节

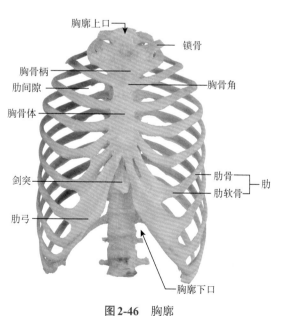

胸廓上口

锁骨

胸骨柄

胸骨角

肋间隙

胸骨体

剑突

肋骨

肋

肋软骨

肋弓

胸廓下口

图 2-46   胸廓

胸廓的形状和大小与年龄、性别、健康状况和从事的职业等因素有关。新生儿的胸廓呈圆锥形，横径与前后径近似。其后随年龄的增长和呼吸运动的增强，横径逐渐增大，至13~15岁时，外形与成人相似，开始出现性差。女性各径均较小，且短而圆，容积较男性小。老年人胸廓因肋软骨钙化，弹性减小，运动减弱，胸廓下塌且变扁变长。

佝偻病儿童因缺乏钙盐而骨组织疏松，易变形，致胸廓前后径增大，胸骨明显突出，形成"鸡胸"。肺气肿患者因长期咳嗽，胸廓各径增大而成"桶状胸"。

（3）胸廓的功能 胸廓除具有保护、支持功能外，主要还参与呼吸运动。吸气时，在肌的作用下，肋的前部抬高，伴以胸骨上升，增加胸廓的前后径；肋上提时，肋体向外扩展，增加胸廓横径，使胸腔容积增大。呼气时，在重力和肌的作用下，胸廓做相反的运动，使胸腔容积减少。胸腔容积的改变，促成了肺呼吸。

（二）上肢骨的连结

上肢骨的连结包括上肢带骨连结和自由上肢骨连结。

1. 上肢带骨连结

（1）胸锁关节 sternoclavicular joint（图2-45） 是上肢骨与躯干骨间连结的唯一关节。由锁骨的胸骨端与胸骨柄的锁切迹及第1肋软骨的上面构成。关节囊坚韧，周围有韧带加强。关节囊内有纤维软骨构成的关节盘（图2-45），将关节腔分为外上和内下两部分。该关节可绕垂直轴做前、后运动，绕矢状轴做上、下运动，绕冠状轴做旋转运动，还可做环转运动。运动时，肩部随锁骨同时活动。胸锁关节的活动度虽小，但以此为支点扩大了上肢的活动范围。

（2）肩锁关节 acromioclavicular joint 是由肩胛骨肩峰的关节面与锁骨肩峰端的关节面构成的微动关节。

2. 自由上肢骨连结

（1）肩关节 shoulder joint（图2-47）

1）组成：由肱骨头与肩胛骨的关节盂构成，也称盂肱关节，是典型的球窝关节。

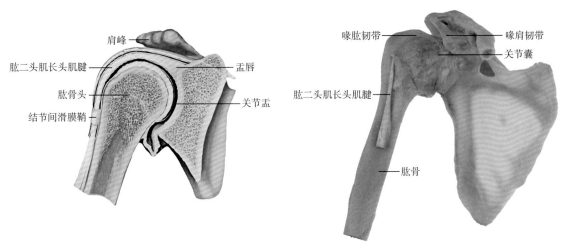

图2-47 肩关节（前面）

2）特点

①构成肩关节的肱骨头大，关节盂浅而小，虽然关节盂周缘有纤维软骨构成的盂唇加深关

窝，但仍仅容纳肱骨头关节面的1/4～1/3。因此，肩关节可做各种较大幅度的运动。

②关节囊薄而松弛，附着于关节盂周缘和肱骨解剖颈。囊内有肱二头肌长头肌腱经过，经结节间沟出现于关节囊外。囊的上壁、前壁和后壁有肌和肌腱纤维跨越，并且这些肌腱的腱纤维和关节囊的纤维层紧密交织，从而加强了关节囊。关节囊的前下部缺乏肌和肌腱的加强而较薄弱，因此临床见到的肩关节脱位，肱骨头常从前下滑出，发生前下方脱位，此时肱骨头移至喙突的下方。

③关节囊上方有喙肩韧带在肩胛骨喙突与肩峰之间，构成"喙肩弓"，有从上方保护肩关节和防止其向上脱位的作用。

3）运动：肩关节为全身最灵活的关节，可做三轴运动，即绕冠状轴的屈和伸，屈大于伸；绕矢状轴的外展和内收，外展大于内收；绕垂直轴的旋内和旋外，旋内大于旋外；也可做环转运动。若加上肩锁关节、胸锁关节的运动和肩胛骨的旋转，则上肢的运动范围将明显增加。

（2）肘关节 elbow joint（图2-48）

1）组成：由肱骨下端和桡、尺骨上端构成，包括下列三个关节。

①肱尺关节 humeroulnar joint　由肱骨滑车和尺骨滑车切迹构成。

②肱桡关节 humeroradial joint　由肱骨小头和桡骨头的关节凹构成。

③桡尺近侧关节 proximal radioulnar joint　由桡骨环状关节面和尺骨桡切迹构成。

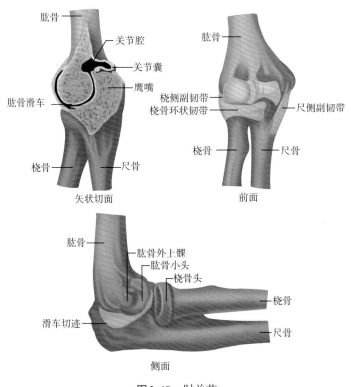

图2-48　肘关节

2）特点

①上述3个关节包在一个关节囊内，有一个共同的关节腔。关节囊前、后壁薄而松弛，两侧壁厚而紧张，并有桡侧副韧带和尺侧副韧带加强。

②关节囊纤维层的环形纤维于桡骨头处较发达，形成一坚固的桡骨环状韧带，位于桡骨环状

关节面的周围，两端附着于尺骨桡切迹的前、后缘，与尺骨桡切迹共同构成一个上口大、下口小的骨纤维环容纳桡骨头，防止桡骨头脱出。幼儿4岁以前，桡骨头仍处于发育中，环状韧带松弛，在肘关节伸直位前臂被猛力牵拉时，桡骨头易被环状韧带卡住，从而发生桡骨头半脱位。

肱骨内、外上髁和尺骨鹰嘴都易在体表扪到，是肘部重要的骨性标志。正常状态下，当肘关节伸直时，此三点连成一条直线；当肘关节屈至90°时，三点连成一等腰三角形，称肘后三角。在肘关节发生后脱位时，鹰嘴向后上移位，三点位置关系即发生改变；而肱骨髁上骨折时，此三点位置关系不变。

3）运动：肘关节的运动以肱尺关节为主，主要绕冠状轴做屈伸运动。当伸肘时，臂和前臂之间形成一开向外侧的钝角，称提携角，一般为163°左右。肘关节的提携角使关节处于伸位时，前臂远离正中线，增大了运动幅度；关节处于屈位时，前臂贴近正中线，有利于生活和劳动的操作。肘外翻时，此角度变小。肱桡关节与桡尺近侧关节、桡尺远侧关节同时参与前臂旋前、旋后运动。

（3）前臂骨间的连结　包括前臂骨间膜、桡尺近侧关节和桡尺远侧关节。

1）前臂骨间膜 interosseous membrane of forearm：为连结于尺骨和桡骨的骨间缘之间的坚韧纤维膜。纤维方向是从桡骨向下内达尺骨。当前臂处于旋前或旋后位时，骨间膜松弛；前臂处于半旋前位时，骨间膜最紧张。故前臂骨折时，常将其固定于半旋前或半旋后位，防止骨间膜挛缩而影响前臂愈后的旋转功能。

2）桡尺近侧关节：见肘关节。

3）桡尺远侧关节 distal radioulnar joint：由桡骨的尺切迹与尺骨头环状关节面连同尺骨头下方的关节盘共同构成。桡尺近侧关节和桡尺远侧关节是联合关节，前臂可做旋转运动，其旋转轴为通过桡骨头中心至尺骨头中心的连线。运动时，桡骨头在原位自转，而桡骨下端连同关节盘围绕尺骨头旋转。当桡骨转至尺骨前方并与之相交叉时，手背向前，称为旋前；与此相反的运动，即桡骨转回到尺骨外侧，称为旋后。

（4）手关节 joint of hand　包括桡腕关节、腕骨间关节、腕掌关节、掌骨间关节、掌指关节和指骨间关节（图2-49）。

1）桡腕关节 radiocarpal joint　又称腕关节 wrist joint。

①组成：由桡骨下端的关节面、尺骨头下方的关节盘作为关节窝，近侧列3块腕骨（手舟骨、月骨和三角骨）近侧关节面作为关节头构成。

②特点：在尺骨头下方有一关节盘，呈三角形，位于桡骨的尺切迹下端和尺骨茎突之间，它使桡尺远侧关节腔与桡腕关节腔分隔。因此，尺骨下端不参与桡腕关节的构成。关节囊松弛，关节前、后和两侧均有韧带加强，其中掌侧韧带最

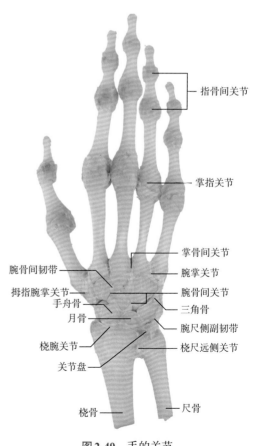

指骨间关节
掌指关节
掌骨间关节
腕掌关节
腕骨间韧带
拇指腕掌关节
手舟骨
月骨
三角骨
腕尺侧副韧带
桡腕关节
桡尺远侧关节
关节盘
桡骨
尺骨

图2-49　手的关节

为坚韧，所以腕的后伸运动受限。

③运动：桡腕关节可做屈、伸、收、展和环转运动。

2）腕骨间关节 intercarpal joint：为腕骨相互构成的关节，运动幅度微小。包括近侧列腕骨间关节、远侧列腕骨间关节和两列腕骨之间的腕中关节。

3）腕掌关节 carpometacarpal joint：由远侧列腕骨与5个掌骨底构成。第2～5腕掌关节的运动范围极小，仅能做轻微的滑动，而大多角骨与第1掌骨底构成的拇指腕掌关节活动性较大，可做屈、伸、收、展、环转及对掌运动。当拇指尖与其余指末节的掌面相接触时，称对掌运动。

4）掌骨间关节 intermetacarpal joint：是第2～5掌骨底相互之间的平面关节，其关节腔与腕掌关节腔交通。

5）掌指关节 metacarpophalangeal joint：共5个，由各掌骨头与近节指骨底构成。在冠状轴上能做屈、伸运动；在矢状轴上，向中指靠拢为收，远离中指为展。在关节伸直时，还可做环转运动。

6）指骨间关节 interphalangeal joint of hand：共9个，由各指相邻两节指骨的底与滑车构成，关节囊松弛，两侧有韧带加强。只能做屈、伸运动。

（三）下肢骨的连结

下肢的主要功能是支持体重和运动，以维持身体的直立姿势。下肢关节在结构上的牢固是通过关节面的形态，关节囊韧带的粗细、数量及关节周围肌肉的大小和强度来获得的。下肢骨的连结包括下肢带骨连结和自由下肢骨连结。

1. 下肢带骨连结

（1）髋骨与骶骨的连结

1）骶髂关节 sacroiliac joint：由骶骨和髂骨的耳状面构成，关节面凹凸不平，彼此结合十分紧密，关节囊紧张，周围有坚固的韧带进一步加强，活动性极小，主要是支持体重和缓冲从下肢或骨盆传来的冲击和震动。妊娠后期活动度可稍大，以适应分娩功能。

2）骶结节韧带 sacrotuberous ligament：位于骨盆后方，起自骶、尾骨的侧缘，止于坐骨结节，是强韧宽阔的韧带。

3）骶棘韧带 sacrospinous ligament：位于骶结节韧带的前方，起自骶、尾骨侧缘，止于坐骨棘（图2-50）。

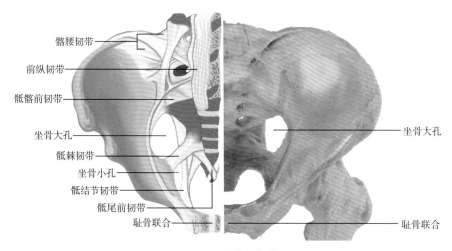

图2-50　骨盆的韧带

上述两种韧带与坐骨大、小切迹分别围成坐骨大孔和坐骨小孔，孔内有神经、血管和肌通过。

（2）髋骨间的连结　即耻骨联合 pubic symphysis，由两侧耻骨联合面借耻骨间盘连结构成。耻骨间盘中常有一矢状位的裂隙，女性较男性的厚，裂隙也较大，孕妇和经产妇较为显著。耻骨联合的活动极微，但在分娩过程中，可有轻度分离，以利胎儿娩出。两侧坐骨支与耻骨下支相连形成骨性弓，称耻骨弓，它们之间的夹角称为耻骨下角。

（3）骨盆 pelvis　由左、右髋骨和骶、尾骨及相应骨连结构成。其主要功能是支持体重，保护盆腔脏器，在女性中还是胎儿娩出时必经的骨性产道。骨盆由骶骨岬向两侧经弓状线、耻骨梳、耻骨结节至耻骨联合上缘构成的环形线称界线，骨盆以界线为界，分为上方的大骨盆和下方的小骨盆。大骨盆较宽大，向前开放。小骨盆有上、下两口：上口即界线，下口由尾骨尖、骶结节韧带、坐骨结节和耻骨弓围成。两口之间的空腔，称骨盆腔。

1）骨盆的位置：可因人体姿势不同而变动，人体直立时，骨盆向前倾斜，两侧髂前上棘与两侧耻骨结节在同一冠状面，尾骨尖与耻骨联合上缘在同一水平面。骨盆的倾斜度（骨盆上口平面与水平面形成的角度），男性为50°～55°，女性为55°～60°。骨盆倾斜度的增减将影响脊柱的弯曲，如倾斜度增大，则重心前移，必然导致腰曲前凸增大；反之则腰曲减小。

2）骨盆的性差：由于女性骨盆要适应孕育胎儿和分娩功能，在人全身骨骼中，男女骨盆的性别差异最为显著。女性骨盆外形短而宽，骨盆上口较大，近似椭圆形，骨盆腔的形态呈圆桶状，耻骨下角的角度为90°～100°；男性骨盆外形窄而长，骨盆上口较小，近似桃形，骨盆腔的形态似漏斗，耻骨下角的角度为70°～75°（图2-51）。

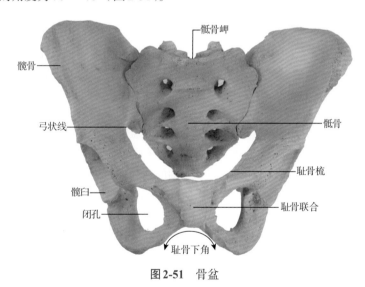

图 2-51　骨盆

2. 自由下肢骨连结

（1）髋关节 hip joint

1）组成：由髋臼与股骨头构成（图2-52、图2-53）。

2）特点

①髋臼周缘附有纤维软骨构成的髋臼唇，以加深髋臼的深度，并缩小其口径，可容纳股骨头的2/3，从而抱紧股骨头，增加关节的稳固性。

②关节囊紧张而坚韧，向上附着于髋臼周缘及髋臼横韧带，向下前面达转子间线，后面附于股骨颈的外、中1/3交界处。股骨颈前面全部在囊内，而后面仅内侧2/3在囊内，外侧1/3在囊外。故股骨颈

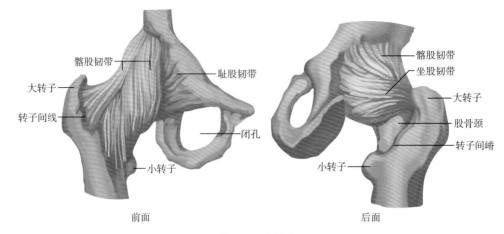

髂股韧带 耻股韧带 大转子 转子间线 闭孔 小转子

髂股韧带 坐股韧带 大转子 股骨颈 转子间嵴 小转子

前面　　　　　　　　　　　　　　后面

图 2-52　髋关节

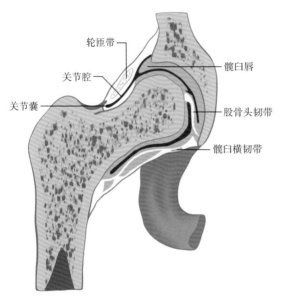

轮匝带 关节腔 关节囊 髋臼唇 股骨头韧带 髋臼横韧带

图 2-53　髋关节（冠状切面）

骨折有囊内、囊外及混合骨折之分。

③关节囊周围有韧带加强，其中最大的是位于前方的髂股韧带，它上端附着于髂前下棘，呈"人"字形，纤维向下分成两束，分别附着于转子间线。此韧带可限制大腿过伸，对维持人体直立姿势有很大作用。此外，还有位于前下位的耻股韧带和位于后上位的坐股韧带。关节囊的后下部缺乏韧带加强，较薄弱，故股骨头易向后下方脱位。

④关节囊内有股骨头韧带，连结于股骨头凹和髋臼横韧带之间，为滑膜所包被，内含营养股骨头的血管。

3）运动：髋关节可做三轴运动，即绕冠状轴的屈和伸；绕矢状轴的内收和外展；绕垂直轴的旋内和旋外；也可做环转运动。因受髋臼限制，髋关节的运动范围较肩关节小，不如肩关节灵活，但其稳固性强，以适应支持负重和行走的功能。

（2）膝关节 knee joint　是人体最大、最复杂的关节（图 2-54、图 2-55）。

1）组成：由股骨下端、胫骨上端和髌骨构成。

2）特点

①关节囊薄而松弛，附着于各关节面的周缘，周围有韧带加强，以增加关节的稳固性。前方为髌韧带，自髌骨向下止于胫骨粗隆，是股四头肌腱的延续，临床上检查膝跳反射，即叩击此韧带。关节囊两侧分别为腓侧副韧带和胫侧副韧带，两侧的副韧带在伸膝时紧张，屈膝时松弛。

②关节囊内有连结股骨和胫骨的前交叉韧带和后交叉韧带（图 2-55），两者相互交叉排列。前交叉韧带起自胫骨髁间隆起的前方，斜向后上方外侧，止于股骨外侧髁的内侧面；后交叉韧带起自胫骨髁间隆起的后方，斜向前上内侧，止于股骨内侧髁的外侧面。前交叉韧带在伸膝时最紧张，防止胫骨前移；后交叉韧带在屈膝时最紧张，防止胫骨后移（图 2-55）。如果前交叉韧带损伤，胫

骨可被动前移；后交叉韧带损伤，胫骨可被动后移，这种现象即临床所谓的"抽屉现象"。

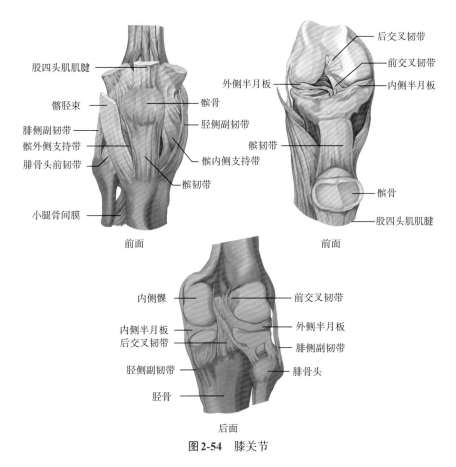

图 2-54 膝关节

③在股骨内、外侧髁与胫骨内、外侧髁的关节面之间，有纤维软骨性的内侧半月板和外侧半月板，半月板下面平坦，上面凹陷，周缘厚而内缘薄。内侧半月板较大，呈"C"形，外侧半月板较小，近似"O"形（图 2-55）。半月板使关节面更为适应，也能缓冲压力，吸收震荡，起"弹性垫"的作用；半月板还增加了关节窝的深度，增加了膝关节的稳固性。

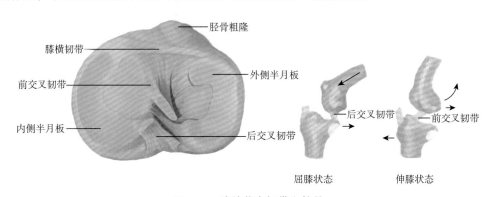

图 2-55 膝关节内韧带和软骨

④膝关节囊的滑膜层是全身关节中最宽阔最复杂的，附着于关节软骨的周缘。滑膜在髌骨上缘的上方，向上突起形成长 5cm 左右的髌上囊于股四头肌腱和股骨体下部之间，可减少肌腱运动

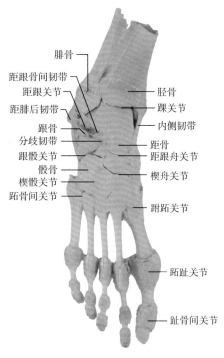

腓骨
距跟骨间韧带
距跟关节
距腓后韧带
跟骨
分歧韧带
跟骰关节
骰骨
楔骰关节
跖骨间关节
胫骨
踝关节
内侧韧带
距骨
距跟舟关节
楔舟关节
跗跖关节
跖趾关节
趾骨间关节

图 2-56　足关节（水平切面）

时与骨面的摩擦。滑膜囊常因外伤而发生滑膜囊炎或囊肿。在髌骨下方中线的两旁，部分滑膜层突向关节腔内，形成一对翼状襞，襞内含有脂肪组织，充填关节腔内的空隙。

3）运动：膝关节的运动主要是绕冠状轴做屈、伸运动；在屈膝状态下，还可绕垂直轴做轻微的旋内、旋外运动。

（3）小腿骨的连结　胫、腓两骨之间的连结紧密，其上端由胫骨外侧髁与腓骨头构成微动的胫腓关节，两骨干之间由坚韧的小腿骨间膜相连，下端借胫腓前、后韧带构成胫腓连结。所以小腿两骨之间活动度甚小。

（4）足关节 joint of foot　包括距小腿关节、跗骨间关节、跗跖关节、跖骨间关节、跖趾关节和趾骨间关节（图2-56）。

1）距小腿关节 talocrural joint：即踝关节 ankle joint。

①组成：由胫、腓骨下端与距骨滑车构成。

②特点：关节囊前、后壁薄而松弛，两侧有韧带加强。内侧为内侧韧带（又名三角韧带），该韧带自内踝开始，呈扇形向下展开，附着于足舟骨、距骨和跟骨，此韧带坚韧。外侧有3条独立的韧带，即前面的距腓前韧带、后面的距腓后韧带和外侧的跟腓韧带，3条韧带均起自外踝，分别向前内侧、后内侧及下后方形成弓束，前两者止于距骨，后者止于跟骨（图2-57）。外侧韧带相对较薄弱，常因猛力使足内翻过度而损伤，造成韧带扭伤。

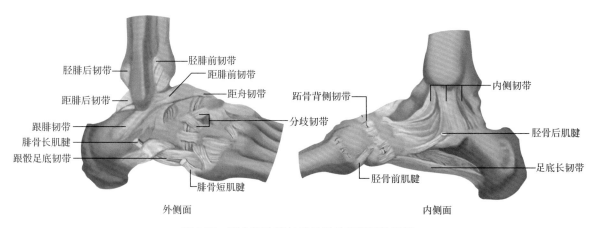

胫腓前韧带
胫腓后韧带
距腓前韧带
距腓后韧带
距舟韧带
跟腓韧带
分歧韧带
腓骨长肌腱
跟骰足底韧带
腓骨短肌腱
跖骨背侧韧带
内侧韧带
胫骨后肌腱
胫骨前肌腱
足底长韧带

外侧面　　　　　　内侧面

图 2-57　距小腿关节与跗骨间关节周围的韧带

③运动：踝关节可做背屈（伸）和跖屈（屈）运动。距骨滑车前宽后窄，当背屈时，较宽的滑车前部嵌入关节窝内，关节较稳固；但跖屈时，较窄的滑车后部进入关节窝内，足可做轻微的侧方运动，此时关节的稳固性差，故踝关节扭伤多发生在跖屈时。

2）跗骨间关节 intertarsal joint：为跗骨诸骨之间的关节，以距跟关节（也称距下关节）、距跟舟关节和跟骰关节较为重要。

距跟关节和距跟舟关节在功能上是联合关节，运动时，跟骨与足舟骨连同其余的足骨一起对距骨做内翻或外翻运动。足的内侧缘提起，足底转向内侧称内翻；足的外侧缘提起，足底转向外侧称外翻。内、外翻常与踝关节协同运动，即内翻伴以足的跖屈，外翻常伴以足的背屈。

3）跗跖关节 tarsometatarsal joint：由3块楔骨和骰骨的前端与5块跖骨底构成，可做轻微滑动及屈、伸运动。

4）跖骨间关节：第2～5跖骨底部相互形成跖骨间关节。跖骨间关节的韧带非常强韧，保护关节的稳定性。

5）跖趾关节 metatarsophalangeal joint：由跖骨头与近节趾骨底构成，可做轻微的屈、伸、收、展运动。

6）趾骨间关节 interphalangeal joint：由各趾相邻的两节趾骨的底与滑车构成，可做屈、伸运动。

7）足弓 arch of foot：为跗骨和跖骨借韧带和肌的牵拉，形成一个凸向上的弓，称足弓。足弓可分为前后方向的足纵弓和内外侧方向的足横弓。足纵弓较明显，纵弓又可分为内侧和外侧两个弓（图2-58）。当站立时，足骨仅以跟骨结节和第1、5跖骨头着地。足弓增加了足的弹性，使足成为具有弹性的"三脚架"，可在跳跃和行走时缓冲震荡，同时还具有保护足底血管、神经免受压迫的作用。维持足弓的韧带虽然十分坚韧，但缺乏主动收缩力，一旦被拉长或受损，足弓便有可能塌陷，成为扁平足。

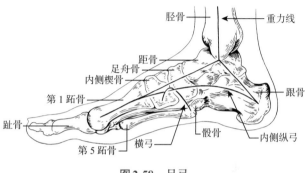

图2-58 足弓

（四）颅骨的连结

各颅骨之间，大多是借缝或软骨相互连结，彼此结合得很牢固。舌骨借韧带和肌与颅底相连，只有颞骨与下颌骨之间构成颞下颌关节。

颞下颌关节 temporomandibular joint 又称下颌关节（图2-59）。

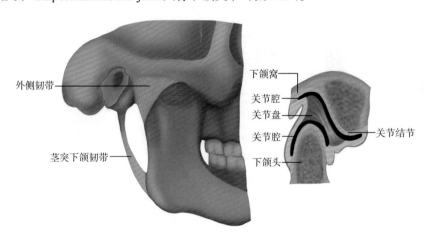

图2-59 颞下颌关节

（1）组成　由下颌骨的下颌头与颞骨的下颌窝和关节结节构成。

（2）特点　其关节面表面覆盖的是纤维软骨。关节囊松弛，向上附着于下颌窝和关节结节周围，向下附着于下颌颈，囊外有外侧韧带加强。关节腔内有纤维软骨构成的关节盘，呈椭圆形，前凹后凸，与下颌窝和关节结节的形状相适应。盘的周缘与关节囊相连，将关节腔分成上、下两部。关节囊的前份较薄弱，颞下颌关节易向前脱位。

（3）运动　颞下颌关节属联合关节。下颌骨可做上提、下降、前进、后退以及侧方运动。其中，下颌骨的上提和下降运动发生在下关节腔，前进和后退运动发生在上关节腔，侧方运动是一侧的下颌头对关节盘做旋转运动，而对侧的下颌头和关节盘一起对关节窝做前进运动。当张口时，下颌头和关节盘一起滑到关节结节的下方；闭口时，下颌头和关节盘一起滑回关节窝。倘若张口过大、过猛，关节囊又松弛，下颌头和关节盘向前滑到关节结节的前方而不能退回关节窝，则形成颞下颌关节前脱位。

（王龙海）

第三节　骨　骼　肌

一、总　　论

　　人体的肌muscle按结构和功能的不同可分为平滑肌、心肌和骨骼肌。平滑肌主要分布于内脏的中空性器官和血管壁，具有收缩缓慢、持久、不易疲劳等特点；心肌是构成心壁的主要部分；平滑肌和心肌均不受人的意志直接支配，故称不随意肌。骨骼肌多数附着于骨骼上，主要分布于躯干和四肢，其收缩迅速、有力、容易疲劳，可随人的意志而收缩，故称随意肌。

　　本节主要叙述骨骼肌。骨骼肌在人体内分布广泛，有600余块，约占体重的40%。每块骨骼肌无论大小如何，都具有一定的位置、形态、结构和辅助装置，并有丰富的血管、淋巴管和神经分布，因此，每块骨骼肌都可看作一个器官。骨骼肌是运动系统的动力部分，在神经系统的支配下，骨骼肌收缩，牵引骨活动而产生运动。

（一）肌的形态和构造

　　肌的形态多种多样，按其外形分为长肌、短肌、阔肌和轮匝肌4种基本形态（图2-60）。

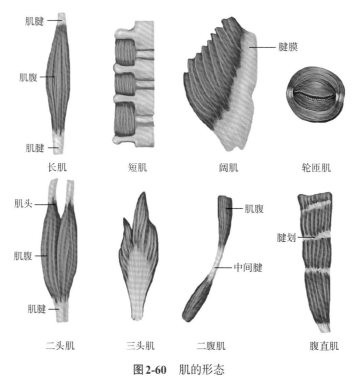

图2-60　肌的形态

长肌多位于四肢，收缩时肌显著缩短而引起大幅度的运动，有的长肌有 2 个以上的起始头，依其头数的多少称为二头肌、三头肌和四头肌；短肌多分布于躯干的深层，具有明显的节段性，收缩时运动幅度较小；阔肌扁而薄，又称扁肌，多分布于胸、腹壁，收缩时除运动躯干外，还对内脏起保护和支持作用；轮匝肌呈环形，位于孔、裂的周围，收缩时使孔裂关闭。

每块骨骼肌都包括肌腹和肌腱两部分。

1. 肌腹 muscle belly 主要由大量的横纹肌纤维（即肌细胞）构成，色红、柔软并具有收缩能力。肌腹的外面被薄层结缔组织构成的肌外膜所包裹。

2. 肌腱 tendon 主要由胶原纤维束构成，色白、坚韧并无收缩能力，多数位于肌腹的两端而附着于骨骼，能抵抗很大的牵引力。长肌的肌腹呈梭形，两端的肌腱呈条索状。有的肌腱在两个肌腹之间，称中间腱，这种肌称二腹肌。有的肌有数个肌腱，将肌腹分割成多个肌腹，这种腱称腱划，如腹直肌。阔肌腱性部分呈薄膜状，故称腱膜，如腹外斜肌腱膜。

（二）肌的起止和作用

肌一般跨过一个或几个关节，以两端附着于不同骨的表面。当肌收缩时，牵动骨骼，产生运动，通常一骨的位置相对固定，而另一骨相对移动。通常把肌在固定骨上的附着点称起点或定点，在移动骨上的附着点称止点或动点（图 2-61）。一般把靠近身体正中线或四肢近侧端的附着点称起点，反之为止点。但定点和动点是相对的，在一定条件下两者可以互换，即当移动骨被固定时，在肌的收缩力牵引下，固定骨则变成移动骨，如此，原来的动点变成了定点，而定点则变成了动点。

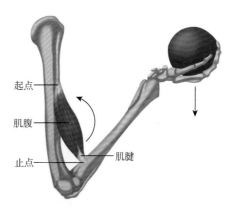

图 2-61 肌的起、止点

（三）肌的辅助装置

肌的辅助装置位于肌的周围，具有保护和辅助肌活动的作用，主要包括筋膜、滑膜囊和腱鞘等。

1. 筋膜 fascia 遍布全身各处，分为浅筋膜和深筋膜两种（图 2-62）。

（1）浅筋膜 superficial fascia 又称皮下筋膜，位于皮下，由疏松结缔组织构成，内含脂肪（皮下脂肪）、浅静脉、皮神经、浅淋巴结和淋巴管等，有些局部还有乳腺和皮肌。皮下脂肪的多少因个体、性别、身体部位及营养状况而不同。浅筋膜有维持体温和保护深部结构的作用。临床上进行的皮下注射，即将药液注入浅筋膜内。

（2）深筋膜 deep fascia 又称固有筋膜，位于浅筋膜深面，由致密结缔组织构成，遍布全身且互相连续。深筋膜包被每块肌，并深入各肌层之间，形成各肌的筋膜鞘和筋膜间隙，当肌收缩时能

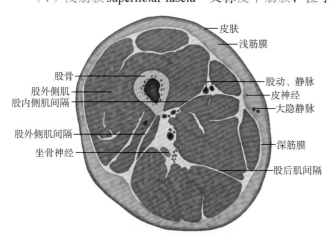

图 2-62 右侧大腿中部横切面（示筋膜）

在各肌和各肌群之间起分隔、缓冲和润滑的作用，减少摩擦。四肢的深筋膜伸入各肌群之间与长骨的骨膜相连，形成肌间隔，分隔肌群，利于肌群的活动。在腕部和踝部，深筋膜显著增厚，形成支持带，对深面的肌腱起支持和约束作用。深筋膜还可被血管和神经形成血管神经鞘，有利于鞘内血管的收缩与舒张。当某个局部的筋膜间隙有炎症时，深筋膜可以限制炎性脓液扩散流动。因此，熟知深筋膜分布状况，还可推测脓液扩展蔓延的去向。

2. 滑膜囊 synovial bursa　为一封闭的结缔组织扁囊，内有少量滑液。多位于肌腱与骨面之间，可减少两者之间的摩擦。在关节附近的滑膜囊可与关节腔相通。滑膜囊在慢性损伤和感染时，形成滑膜囊炎，影响肢体局部的运动功能。

3. 腱鞘 tendinous sheath（图2-63）　为套在长肌腱周围的鞘管，多位于活动性较大部位，如腕部、踝部、手指掌侧和足趾跖侧等处。腱鞘分为两层，外层为纤维层（腱纤维鞘），为增厚的深筋膜形成的骨纤维性管道，呈管状并附着于骨面，容纳肌腱并对其有约束作用。内层为滑膜层（腱滑膜鞘），由滑膜构成，位于腱纤维鞘内，呈双层圆筒状，分为脏、壁两层，脏层（内层）紧包于肌腱表面，壁层（外层）紧贴于腱纤维鞘的内面。脏、壁两层相互移行，形成腔隙，内含有少量滑液，使肌腱在鞘内自由滑动。这两层在肌腱与骨面之间相互移行的部分，称腱系膜，内有血管和神经通过。腱鞘可起约束肌腱的作用，并可减少运动时肌腱与骨面的摩擦。不当运动可导致腱鞘损伤，产生疼痛并影响肌腱的滑动，称为腱鞘炎。

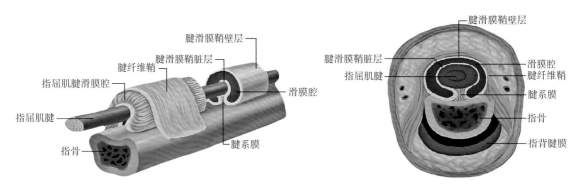

图2-63　腱鞘示意图

二、各　论

全身的骨骼肌，根据所在部位的不同，可分为躯干肌、头颈肌、上肢肌和下肢肌。

（一）躯干肌

躯干肌可分为背肌、胸肌、膈、腹肌。

1. 背肌 muscles of back（图2-64）　位于躯干后面的肌群，可分为浅、深两层。浅层主要有斜方肌、背阔肌，深层主要有竖脊肌。

（1）斜方肌 trapezius　位于项部及背上部浅层，为三角形的阔肌，左右两侧相合成斜方形。该肌起自枕外隆凸、项韧带和全部胸椎棘突，上部肌束斜向外下方，中部肌束平行向外，下部肌束斜向外上方，止于锁骨外1/3、肩峰和肩胛冈。该肌上部肌束收缩可上提肩胛骨，下部肌束收缩可牵拉肩胛骨向下，全肌收缩使肩胛骨向脊柱靠拢。该肌瘫痪时，产生"塌肩"。

（2）背阔肌 latissimus dorsi 位于背的下部和胸的后外侧，为全身最大的阔肌，呈三角形。该肌起自下6个胸椎和全部腰椎的棘突、骶正中嵴及髂嵴后部，肌束向外上方集中，以扁腱止于肱骨小结节嵴。背阔肌收缩时可使肩关节内收、旋内和后伸；当上肢上举被固定时，该肌可上提躯干（如引体向上）。

（3）竖脊肌 erector spinae 又称骶棘肌，纵列于脊柱两侧，居斜方肌和背阔肌的深部。起自骶骨背面及髂嵴的后部，向上分出许多肌束，沿途陆续止于椎骨和肋骨，上达颞骨乳突。该肌可使脊柱后伸和仰头，是强有力的伸肌，对保持人体直立姿势有重要作用。临床上腰痛的患者主要是该肌位于腰部的肌束劳损所致。

（4）背部筋膜 分浅筋膜和深筋膜。背部的浅筋膜较薄弱，斜方肌和背阔肌表面的深筋膜也较薄弱。被覆于背部深层肌的深筋膜较发达，称为胸腰筋膜 thoracolumbar fascia，在腰部明显增厚，可分为浅、中、深三层，包裹在竖脊肌和腰方肌的周围。浅层位于竖脊肌的后面；中层分隔竖脊肌与腰方肌，位于第12肋与髂嵴之间；深层位于腰方肌的前面。浅、中两层筋膜在竖脊肌外侧缘愈着而构成竖脊肌鞘，并于腰方肌外侧缘与深层筋膜汇合，成为腹内斜肌和腹横肌的起始处。胸腰筋膜在腰部剧烈运动中常可扭伤，为腰背劳损病因之一。

2. 胸肌 muscles of thorax 分为胸上肢肌和胸固有肌。

（1）胸上肢肌 均起自胸廓外面，止于上肢带骨或肱骨，主要有胸大肌、胸小肌、前锯肌（图2-65）。

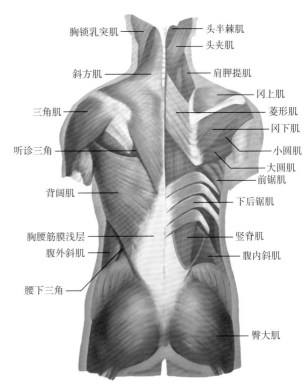

图 2-64 背肌（右侧斜方肌、背阔肌已切除）

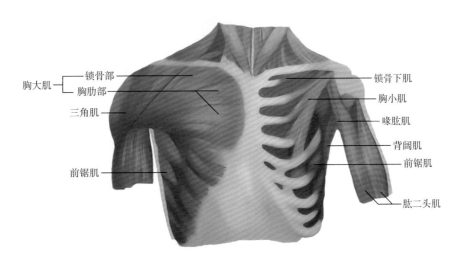

图 2-65 胸肌

1）胸大肌pectoralis major：位置表浅，覆盖胸廓前壁的大部，呈扇形，宽而厚。起自锁骨内侧半、胸骨和第1～6肋软骨前面，各部肌束集合向外侧，以扁腱止于肱骨大结节嵴。该肌收缩时可使肩关节内收和旋内。当上肢上举固定时，可上提躯干；也可上提肋，协助吸气。

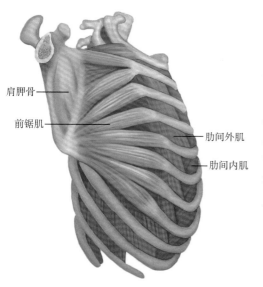

图2-66　前锯肌和肋间肌

2）胸小肌pectoralis minor：位于胸大肌的深面，呈三角形。起自第3～5肋，止于肩胛骨喙突。该肌收缩时牵拉肩胛骨向前下方。如肩胛骨固定，可上提第3～5肋，协助吸气。

3）前锯肌serratus anterior：位于胸廓侧壁，以肌齿起自上8或9个肋骨外面，肌束向后内行，经肩胛骨前面，止于肩胛骨内侧缘。该肌收缩时拉肩胛骨向前并紧贴胸廓；如肩胛骨固定，则可提肋，助深吸气。前锯肌瘫痪时，肩胛骨内侧缘及下角离开胸廓而突起于皮下，称"翼状肩"。

（2）胸固有肌　参与构成胸壁，在肋间隙内，主要有肋间外肌和肋间内肌（图2-66）。

1）肋间外肌intercostales externi：位于各肋间隙的浅层，起自上一肋骨下缘，肌束斜向前下，止于下一肋骨的上缘。在肋软骨间隙处，无肋间外肌，由结缔组织形成的肋间外膜代替。该肌收缩时可提肋，助吸气。

2）肋间内肌intercostales interni：位于肋间外肌的深面，肌束方向斜向前上与肋间外肌交叉。起自下位肋骨的上缘，止于上位肋骨的下缘，后部肌束只到肋角，自此向后内由结缔组织形成的肋间内膜代替。该肌收缩时可降肋，助呼气。

（3）胸部筋膜　包括浅筋膜、深筋膜和胸内筋膜。浅筋膜与皮肤结合疏松，内有乳腺。深筋膜分为浅、深两层，浅层覆盖在胸大肌表面；称胸肌筋膜；深层位于胸大肌深面，包裹锁骨下肌和胸小肌，向上附于锁骨，其中在喙突、锁骨下肌与胸小肌上缘之间增厚的部分称锁胸筋膜，有血管和神经穿过。在胸壁内面和膈的上面衬有胸内筋膜。

3. 膈diaphragm　位于胸、腹腔之间，封闭胸廓下口，为膨隆向上呈穹隆状的扁薄阔肌。膈的周边部分为肌性部，起自胸廓下口内面及腰椎前面，分为胸骨部、肋部和腰部3个部分，各部肌束向中央集中移行于腱性部，称中心腱（图2-67）。

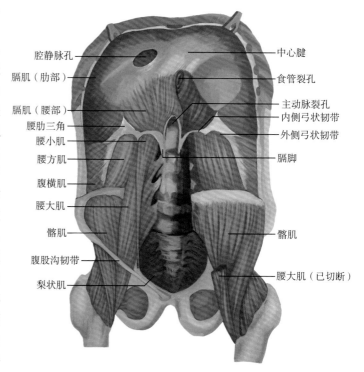

图2-67　膈和腹后壁肌

膈上有3个裂孔：①腔静脉孔，位于食管裂孔右前上方的中心腱内，位置最高，约平第8胸椎，有下腔静脉通过。②食管裂孔，位于主动脉裂孔的左前上方，约平第10胸椎，有食管和左、右迷走神经通过。③主动脉裂孔，在膈与脊柱之间，位于第12胸椎前方，有主动脉及胸导管通过。

膈为主要的呼吸肌。收缩时，膈穹隆下降，胸腔容积扩大，助吸气；舒张时，膈穹隆上升恢复原位，胸腔容积减小，助呼气。膈与腹肌同时收缩，能增加腹压，协助排便、呕吐、咳嗽及分娩等活动。

膈的3个起始部之间无肌纤维，常留有三角形的小间隙。位于胸骨部与肋部起点之间的间隙称胸肋三角，有腹壁上血管和来自腹壁及肝上面的淋巴管通过；位于腰部与肋部起点之间，形成的尖向上的三角形区域，称腰肋三角。腹部脏器若经上述的三角区突入胸腔，则形成膈疝。

4. 腹肌 muscles of abdomen 位于胸廓和骨盆之间，参与腹壁的组成，可分为前外侧群和后群。

（1）腹前外侧群 构成腹腔的前外侧壁，包括腹直肌、腹外斜肌、腹内斜肌和腹横肌等（图2-68、图2-69）。

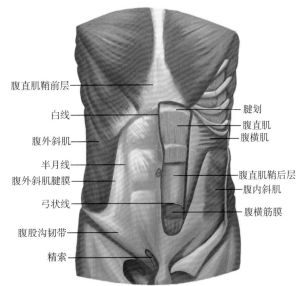

图2-68 腹前外侧壁肌

1）腹直肌 rectus abdominis：位于腹前壁正中线两旁，居腹直肌鞘中，为上宽下窄的带形肌，起自耻骨联合和耻骨结节之间，肌束向上止于胸骨剑突及第5～7肋软骨的前面。肌的全长被3～4条横行的腱划分成多个肌腹，腱划由结缔组织构成，与腹直肌鞘的前层紧密结合。

2）腹外斜肌 obliquus externus abdo-minis：位于腹前外侧壁浅层，为一宽扁阔肌，起自下8肋外面，肌束由后外上方斜向前内下方，一部分肌束止于髂嵴前部，而大部分肌束在腹直肌外侧缘处移行为腹外斜肌腱膜。腱膜向内侧参与腹直肌鞘前层的构成，至腹正中线止于腹白线。腹外斜肌腱膜的下缘卷曲增厚连于髂前上棘与耻骨结节之间，形成腹股沟韧带。在耻骨结节外上方，腱膜上有一小的三角形裂隙，称腹股沟管浅环（又称腹股沟管皮下环），有精索（男性）或子宫圆韧带（女性）穿出。

3）腹内斜肌 obliquus internus abdominis：位于腹外斜肌深面，起自胸腰筋膜、髂嵴和腹股沟韧带外侧半，大部分肌束行向内上方，小部分肌束行向内下方。肌束在腹直肌外侧缘移行为腹内斜肌腱膜，腱膜向内侧分为前、后两层并包裹腹直肌，参与腹直肌鞘前、后两层的构成。腹内斜肌下部的肌束游离呈弓状，越过精索或子宫圆韧带后移行为腱膜。其腱膜的下内侧部与腹横肌腱膜形成腹股沟

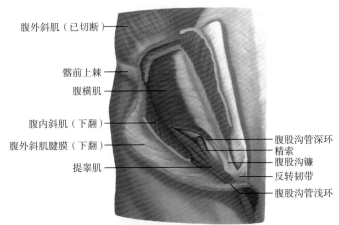

图2-69 腹前外侧壁肌（下部）

镰（又称联合腱），止于耻骨。男性腹内斜肌最下部发出一些细散肌束，与腹横肌最下部肌束一起包绕精索和睾丸，形成提睾肌，收缩时可上提睾丸。

4）腹横肌transversus abdominis：位于腹内斜肌深面，起自下6肋内面、胸腰筋膜、髂嵴和腹股沟韧带外侧部，肌束向前内侧横行，在腹直肌外侧缘移行为腹横肌腱膜，参与构成腹直肌鞘后层。腹横肌的最下部肌束及其腱膜下内侧部分，分别参与提睾肌和腹股沟镰的构成。

腹前外侧肌群共同保护和支持腹腔脏器，可维持和增加腹内压，以协助呼气、排便、呕吐、咳嗽及分娩等活动。该肌群还可使脊柱前屈、侧屈及旋转。

（2）腹后群　有腰大肌和腰方肌（图2-67）。腰大肌将在下肢肌中叙述。

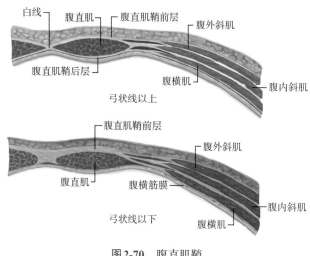

图2-70　腹直肌鞘

腰方肌quadratus lumborum位于腹后壁、腰椎两侧，呈长方形，其后方有竖脊肌，起自髂嵴，向上止于第12肋和第1～4腰椎横突。该肌收缩时可降第12肋，并使脊柱侧屈。

（3）腹直肌鞘sheath of rectus abdominis包裹腹直肌，分为前、后两层（图2-70）。前层由腹外斜肌腱膜和腹内斜肌腱膜的前层愈着而成；后层由腹内斜肌腱膜的后层和腹横肌腱膜愈着而成。在脐下4～5cm及以下，腹直肌鞘的后层全部转至腹直肌前面参与构成鞘的前层。因此，鞘的后层自此以下缺如，呈凸向上的弓形分界线，称弓状线（又称半环线），此线以下的腹直肌后面直接与腹横筋膜相贴。

（4）腹部筋膜　包括浅筋膜、深筋膜和腹内筋膜。

1）浅筋膜　在腹上部为一层，在脐以下分浅、深两层。浅层含有脂肪，称脂肪层（Camper筋膜），向下与股部浅筋膜、会阴浅筋膜及阴囊肉膜相续；深层内有弹性纤维，称膜性层（Scarpa筋膜），向下与股部阔筋膜愈着。

2）深筋膜　可分数层，分别覆盖在前外侧群各肌的表面和深面。

3）腹内筋膜　贴附在腹腔与盆腔各壁的内面，各部筋膜的名称大多与所覆盖的肌相同，如膈筋膜、腹横筋膜、髂腰筋膜、盆筋膜等。其中腹横筋膜范围较大，贴附于腹横肌、腹直肌鞘及半环线以下腹直肌的后面。

（5）白线linea alba　位于腹前壁正中线上，左、右腹直肌之间，由腹壁两侧的三层阔肌腱膜的纤维在正中线交织而成。白线上部较宽，下部较窄，其上方起自剑突，下方止于耻骨联合。约在白线中部有一脐环，胎儿时期此环有脐血管通过，此处也是腹壁薄弱处，腹腔内容物由此膨出可引起脐疝。

（6）腹股沟管inguinal canal　为男性精索或女性子宫圆韧带所通过的一条裂隙，位于腹前外侧壁下部，在腹股沟韧带内侧半的上方，由外上斜向内下方，长约4.5cm。管的内口称腹股沟管深环（腹环），在腹股沟韧带中点上方约1.5cm处，为腹横筋膜随精索或子宫圆韧带向外穿过而形成的卵圆形孔；管的外口即腹股沟管浅环。

腹股沟管有4个壁。前壁是腹外斜肌腱膜和部分腹内斜肌，后壁是腹横筋膜和腹股沟镰，上壁是腹内斜肌和腹横肌的弓状下缘，下壁是腹股沟韧带。在病理状态下，腹腔内容物若经腹股沟管深环进入腹股沟管，再经浅环突出，男性可下降到阴囊，形成腹股沟斜疝。如不经过深环而经腹股沟管后壁直接从浅环突出者，则称腹股沟直疝。

（二）头颈肌

头颈肌包括头肌和颈肌。

1. 头肌 muscles of head 可分为面肌和咀嚼肌（图2-71、图2-72）。

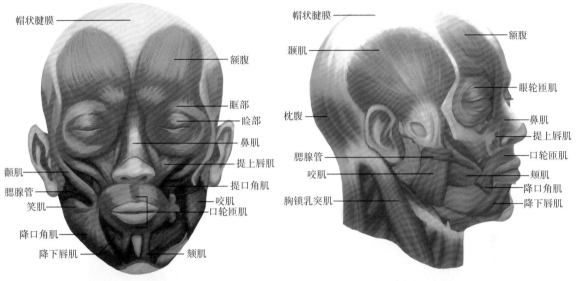

图2-71 头肌（前面）　　　　　　图2-72 头肌（侧面）

（1）面肌 facial muscles 又称表情肌，为扁薄的皮肌，位置表浅，大多起自颅骨的不同部位，止于面部皮肤，分布于口裂、睑裂和鼻孔的周围，可分为环形肌和辐射肌两种，有开大或闭合上述孔裂的作用，同时牵动面部皮肤呈现喜、怒、哀、乐等各种表情。

1）枕额肌 occipitofrontalis：覆盖于颅盖外面，阔而薄，由成对的枕腹和额腹及中间的帽状腱膜组成。枕腹（枕肌）起自枕骨，止于帽状腱膜，可向下牵拉腱膜；额腹（额肌）起自帽状腱膜，止于额部皮肤，收缩时可扬眉、皱额。帽状腱膜坚韧，以纤维束垂直穿经浅筋膜与浅层的皮肤相连，三者紧密结合构成头皮。帽状腱膜与深部的骨膜则隔以疏松结缔组织，故头皮可在颅骨表面滑动。头皮外伤时，常在帽状腱膜深面形成血肿或撕脱。

2）眼轮匝肌 orbicularis oculi：呈扁椭圆形，肌束环绕于眼裂周围。收缩时使眼裂闭合。

3）口轮匝肌 orbicularis oris：肌束环绕于口裂周围。收缩时使口裂闭合。

4）颊肌 buccinator：位于口角两侧面颊深部，紧贴于口腔侧壁的黏膜外面。收缩时可使唇、颊紧贴牙齿，帮助咀嚼和吸吮。

（2）咀嚼肌 masticatory muscles 这些肌的作用均与咀嚼动作有关，可上提下颌骨，使上、下颌牙咬合。主要有咬肌、颞肌等。

1）咬肌 masseter：呈长方形，起自颧弓，向后下止于下颌角的咬肌粗隆。

2）颞肌 temporalis：呈扇形，起自颞窝骨面，肌束向下会聚，通过颧弓的深面，止于下颌骨的冠突。

（3）头部筋膜 颅顶部筋膜参与构成头皮。颅顶部浅筋膜坚韧、致密，与浅层皮肤及深层枕额肌结合紧密。深筋膜仅在三个部位比较明显，分别为颞筋膜、腮腺咬肌筋膜和颊筋膜，其他肌表面无深筋膜。浅表肌腱膜系统（superficial musculoaponeurotic system，SMAS）是面部一个单独的组织层，位于皮下脂肪组织深面，不直接附着于骨，对面部整形手术具有重要作用。

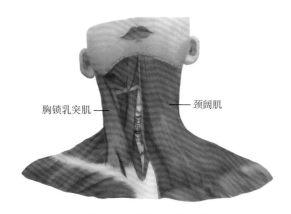

图 2-73　颈浅肌（前面）

2. 颈肌 muscles of neck　按其位置可分为颈浅肌群、颈中肌群和颈深肌群。颈浅肌群主要有颈阔肌、胸锁乳突肌等（图 2-73），颈中肌群主要是舌骨上、下肌群，颈深肌群主要有前斜角肌、中斜角肌、后斜角肌等（图 2-74、图 2-75）。

（1）胸锁乳突肌 sternocleidomastoid 斜列于颈部两侧，为一对强有力的肌，起自胸骨柄前面和锁骨的胸骨端，肌束斜向后上方，止于颞骨的乳突。两侧同时收缩，头向后仰；单侧收缩，使头屈向同侧，面转向对侧。单侧胸锁乳突肌可因胎儿产伤等造成肌挛缩，导致小儿斜颈。

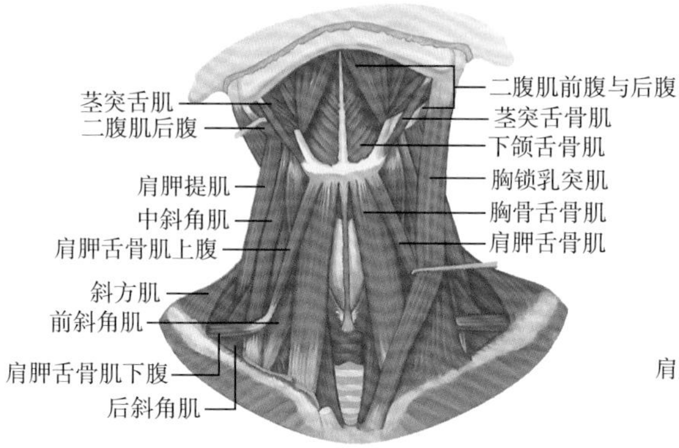

图 2-74　颈肌（前面）

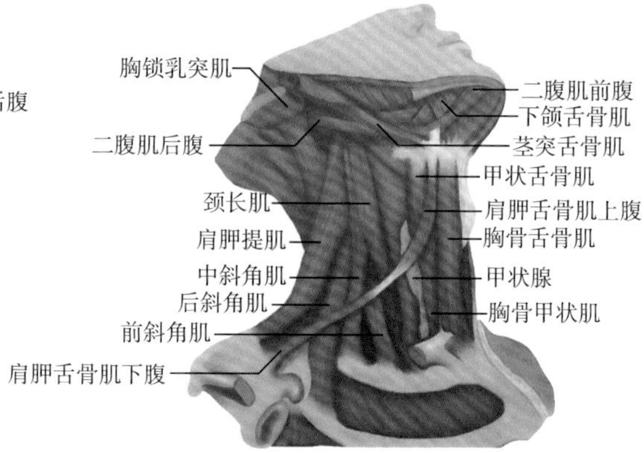

图 2-75　颈肌（侧面）

（2）前斜角肌 scalenus anterior 和中斜角肌 scalenus medius　位于颈部两侧，两肌均起自颈椎横突，肌束向下止于第 1 肋上面；在前、中斜角肌和第 1 肋之间，形成一个三角形的裂隙，称斜角肌间隙，有臂丛神经和锁骨下动脉通过。胸廓固定时，一侧收缩可使颈向同侧屈，两侧同时收缩可使颈前屈；颈部固定时，两侧同时收缩可上提第 1 肋，助吸气。

（三）上肢肌

上肢肌按其所在部位分为肩肌、臂肌、前臂肌和手肌。

1. 肩肌　分布于肩关节周围，均起自上肢带骨，跨越肩关节，止于肱骨上端，有稳定和运动肩关节的作用。主要有三角肌、冈上肌、冈下肌、小圆肌、大圆肌和肩胛下肌（图 2-76、图 2-77）。

（1）三角肌 deltoid　位于肩部，呈三角形。起自锁骨的外侧段、肩峰和肩胛冈，肌束逐渐向外下方集中，止于肱骨体中份外侧的三角肌粗隆。肱骨上端由于三角肌的覆盖，使肩部呈圆隆状。如肩关节向下脱位或三角肌瘫痪萎缩，肩部塌陷则可形成 "方形肩" 体征。三角肌是肌内注射的部位之一。该肌收缩时可使肩关节外展，其前部肌纤维收缩可使肩关节前屈并略旋内；后部肌纤维收缩可使肩关节后伸并略旋外。

（2）冈上肌 supraspinatus　位于斜方肌的深面。起自冈上窝，肌束向外侧经肩峰和喙肩韧带深方，跨过肩关节上方，止于肱骨大结节上部。该肌收缩时可使肩关节外展。

（3）冈下肌 infraspinatus　位于冈下窝内。起自冈下窝，肌束向外侧经肩关节后方，止于肱骨

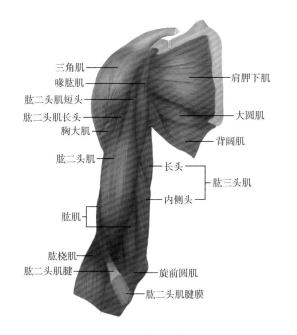

图 2-76 上肢带肌和臂肌前群

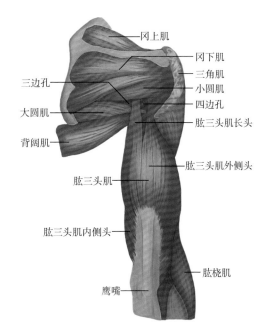

图 2-77 上肢带肌和臂肌后群

大结节中部。该肌收缩时可使肩关节旋外。

（4）小圆肌 teres minor 位于冈下肌的下方。起自肩胛骨外侧缘后面，肌束向外上经肩关节后方，止于肱骨大结节下部。该肌收缩时可使肩关节旋外。

（5）大圆肌 teres major 位于小圆肌的下方。起自肩胛骨下角后面，肌束向上外止于肱骨小结节嵴。该肌收缩时可使肩关节后伸、内收和旋内。

（6）肩胛下肌 subscapularis 位于肩胛骨前面。起自肩胛下窝，肌束向上外经肩关节前方，止于肱骨小结节。该肌收缩时可使肩关节内收和旋内。

肩胛下肌、冈上肌、冈下肌和小圆肌的肌腱经过肩关节的前方、上方和后方，与肩关节囊紧贴并有许多腱纤维编入关节囊内，形成肌腱袖，对维持肩关节的稳定具有重要作用。

2. 臂肌 位于肱骨周围，可分为前群和后群。前群为屈肌，后群为伸肌。

（1）前群 位于肱骨前方，包括肱二头肌、喙肱肌和肱肌（图 2-76）。

1）肱二头肌 biceps brachii：位于臂前面的浅层，呈梭形。起端有长、短两头，长头以长肌腱起自肩胛骨关节盂的上方，穿经肩关节囊，沿结节间沟下降，短头在内侧，起自肩胛骨喙突。两头在臂中部合成一肌腹，向下延续为肌腱，经肘关节前方，止于桡骨粗隆。该肌收缩时可屈肘关节，并使已旋前的前臂做旋后运动，长头协助屈肩关节。

2）喙肱肌 coracobrachialis：位于肱二头肌短头内后方，起自肩胛骨喙突，止于肱骨中部内侧。该肌收缩时可屈和内收肩关节。

3）肱肌 brachialis：位于肱二头肌深面，起自肱骨体下半部前面，止于尺骨粗隆。该肌收缩时可屈肘关节。

（2）后群 位于肱骨后方，主要为肱三头肌（图 2-77）。

肱三头肌 triceps brachii 位于臂的后面。起端有三个头，长头起自肩胛骨关节盂的下方，外侧头起自肱骨后面桡神经沟的外上方，内侧头起自桡神经沟的内下方，三头合为一个肌腹，以肌腱止于尺骨鹰嘴。该肌收缩时可伸肘关节，长头还可后伸肩关节。

3. 前臂肌 位于尺、桡骨周围，分为前、后两群，每群又分为浅、深两层，共19块肌。各层肌近侧为肌腹，远侧为细长的肌腱，主要运动肘关节、腕关节和手关节。

（1）前群 位于前臂的前面，共9块肌，分浅、深两层，主要为屈肘、屈腕、屈指和使前臂旋前的肌，为屈肌群。

1）浅层：有6块肌，自桡侧向尺侧依次为肱桡肌、旋前圆肌、桡侧腕屈肌、掌长肌、指浅屈肌和尺侧腕屈肌（图2-78）。除肱桡肌外，均起自肱骨内上髁。

①肱桡肌brachioradialis：起自肱骨外上髁上方，止于桡骨茎突。该肌收缩时可屈肘关节。

②旋前圆肌pronator teres：起自肱骨内上髁，止于桡骨体中部外侧面。该肌收缩时可使前臂旋前并屈肘。

③桡侧腕屈肌flexor carpi radialis：起自肱骨内上髁，止于第2掌骨底前面。该肌收缩时可屈肘、屈腕和外展桡腕关节。

④掌长肌palmaris longus：起自肱骨内上髁，向下以长肌腱止于掌腱膜。该肌收缩时可屈桡腕关节，紧张掌腱膜。

⑤指浅屈肌flexor digitorum superficialis：位于上述浅层肌的深面。起自肱骨内上髁及桡、尺骨上部前面，肌束向下移行为4条肌腱，经屈肌支持带深面（即腕管）入手掌，至手指后每腱分为两束，分别止于第2～5指中节指骨底两侧。该肌收缩时可屈桡腕关节、掌指关节及第2～5指近侧指骨间关节。

⑥尺侧腕屈肌flexor carpi ulnaris：起自肱骨内上髁，止于豌豆骨。该肌收缩时可屈腕和内收桡腕关节。

2）深层：有3块肌，桡侧有拇长屈肌，尺侧有指深屈肌，桡、尺骨远侧端的前面有旋前方肌（图2-79）。

①拇长屈肌flexor pollicis longus：起自桡骨近侧端前面，以长肌腱经腕管止于拇指远节指骨底。该肌收缩时可屈拇指指骨间关节和掌指关节。

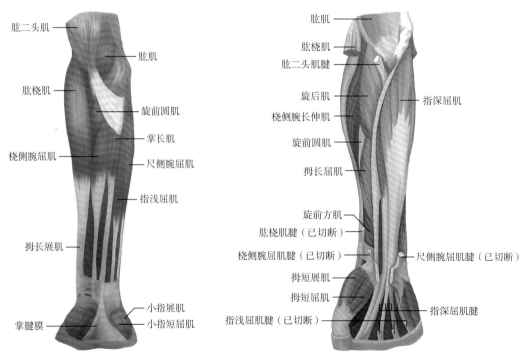

图2-78 前臂前群肌（浅层）　　　　　图2-79 前臂前群肌（深层）

②指深屈肌flexor digitorum profundus：起自尺骨及前臂骨间膜上部，肌束向下移行为4条肌腱，经腕管入手掌，穿经指浅屈肌腱两束之间，分别止于第2～5指远节指骨底前面。该肌收缩时可屈第2～5指指骨间关节、掌指关节和桡腕关节。

③旋前方肌pronator quadrates：紧贴桡、尺骨远侧端前面，起自尺骨，止于桡骨。该肌收缩时可使前臂旋前。

（2）后群　位于前臂的后面，共10块肌，分浅、深两层，主要为伸腕、伸指和使前臂旋后的肌，称为伸肌群。

1）浅层：有5块肌，由桡侧向尺侧依次为桡侧腕长伸肌、桡侧腕短伸肌、指伸肌、小指伸肌和尺侧腕伸肌（图2-80），均起自肱骨外上髁。

①桡侧腕长伸肌extensor carpi radialis longus：起自肱骨外上髁，止于第2掌骨底。该肌收缩时可伸、外展桡腕关节。

②桡侧腕短伸肌extensor carpi radialis brevis：起自肱骨外上髁，止于第3掌骨底。该肌收缩时可伸、外展桡腕关节。

③指伸肌extensor digitorum：起自肱骨外上髁，肌束向下分为4条肌腱，经手背分别止于第2～5指中节和远节指骨底。该肌收缩时可伸第2～5指和伸桡腕关节。

④小指伸肌extensor digiti minimi：起自肱骨外上髁，其肌腱通常分成2条，止于小指指背腱膜。该肌收缩时可伸小指。

⑤尺侧腕伸肌extensor carpi ulnaris：起自肱骨外上髁，止于第5掌骨底。该肌收缩时可伸和内收桡腕关节。

2）深层：有5块肌，由上外向下内依次为旋后肌、拇长展肌、拇短伸肌、拇长伸肌和示指伸肌（图2-81）。

①旋后肌supinator：起自肱骨外上髁和尺骨上端，止于桡骨近端。该肌收缩时使前臂旋后。

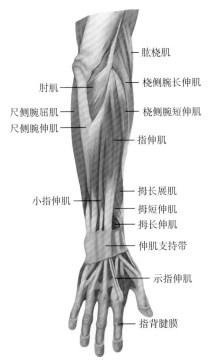

图2-80　前臂后群肌（浅层）

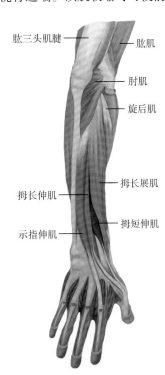

图2-81　前臂后群肌（深层）

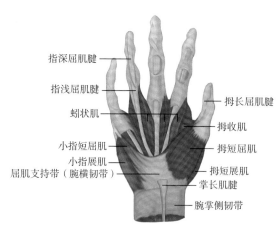

指深屈肌腱
指浅屈肌腱
蚓状肌
小指短屈肌
小指展肌
屈肌支持带（腕横韧带）

拇长屈肌腱
拇收肌
拇短屈肌
拇短展肌
掌长肌腱
腕掌侧韧带

图2-82　手肌（前面）

②拇长展肌abductor pollicis longus：起自桡骨和尺骨上部，止于第1掌骨底。该肌收缩时可外展拇指。

③拇短伸肌extensor pollicis brevis：起自桡骨后面，止于拇指近节指骨底。该肌收缩时可伸拇指。

④拇长伸肌extensor pollicis longus：起自尺骨后面，止于拇指远节指骨底。该肌收缩时可伸拇指。

⑤示指伸肌extensor indicis：起自尺骨后面，止于示指指背腱膜。该肌收缩时可伸示指。

4. 手肌　位于手的掌侧，作用为运动手指，分为外侧群、中间群和内侧群（图2-82）。

（1）外侧群　在手掌的拇指侧构成一隆起，称鱼际（大鱼际），有4块肌，分浅、深两层。浅层外侧为拇短展肌，内侧为拇短屈肌；深层外侧为拇对掌肌，内侧为拇收肌。各肌作用与其名称一致，分别使拇指外展、前屈、对掌和内收。

（2）内侧群　在手掌的小指侧，构成小鱼际，有3块肌，分浅、深两层。浅层内侧为小指展肌，外侧为小指短屈肌；深层为小指对掌肌。各肌作用与其名称一致，分别使小指外展、前屈和对掌。

（3）中间群　位于大、小鱼际之间，共11块肌，包括4块蚓状肌、3块骨间掌侧肌和4块骨间背侧肌。蚓状肌可屈第2~5掌指关节，伸手指指骨间关节。骨间掌侧肌可使第2、4、5指内收（向中指靠拢）。骨间背侧肌可使第2、4指外展（离开中指）和第3指左右倾斜。

（四）下肢肌

下肢肌根据所在部位分为髋肌、大腿肌、小腿肌和足肌。下肢肌比上肢肌粗壮强大，这与维持人体直立姿势、支持体重和行走有关。

1. 髋肌　主要起自骨盆的内面或外面，跨过髋关节，止于股骨上部，能运动髋关节。按其所在部位和作用，分为前、后两群。

（1）前群　有髂腰肌和阔筋膜张肌（图2-83）。

1）髂腰肌iliopsoas：由腰大肌psoas major和髂肌iliacus组成。腰大肌起自腰椎体侧面和横突，髂肌起自髂窝；两肌向下汇合，经腹股沟韧带深面和髋关节的前内侧，止于股骨小转子。腰大肌被一筋膜鞘包裹，当患腰椎结核并有积脓时，脓液可沿此鞘流入髂窝或大腿根部。该肌收缩时可使髋关节屈曲和旋外；下肢固定时，可使躯干和骨盆前屈，如仰卧起坐。

2）阔筋膜张肌tensor fasciae latae：位于大腿的前外侧，起自髂前上棘，肌腹被阔筋膜（大腿深筋膜）包裹，向下移行为髂胫束，止于胫骨外侧髁。该肌收缩时可屈髋关节并紧张阔筋膜。

（2）后群　主要位于臀部，包括臀大肌、臀中肌和臀小肌、梨状肌等（图2-84）。

1）臀大肌gluteus maximus：位于臀部皮下，人类由于直立姿势的影响，此肌大而肥厚，形成特有的臀部膨隆。臀大肌起自髂骨外面和骶、尾骨的后面，肌束斜向下外，止于股骨的臀肌粗隆和髂胫束。臀大肌肥厚，其外上1/4部深面无较大的血管和神经，常作为肌内注射的部位。该肌收缩时可使髋关节伸展和旋外。下肢固定时，能伸直躯干，防止躯干前倾，是维持人体直立的重要肌肉。

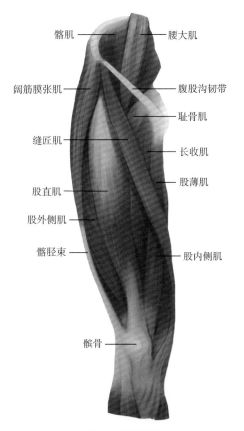

图 2-83 髋肌和大腿肌前群、内侧群

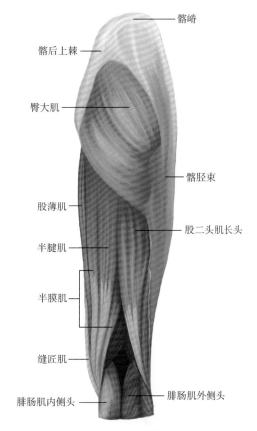

图 2-84 髋肌和大腿后群肌

2）臀中肌 gluteus medius 和臀小肌 gluteus minimus：两肌呈扇形，均起自髂骨外面，臀中肌掩盖臀小肌，两肌肌束向下集中成扁腱，止于股骨大转子。两肌收缩时均可使髋关节外展。

3）梨状肌 piriformis：位于臀中肌的下方，起自骶骨前面，向外经坐骨大孔出骨盆腔，止于股骨大转子（图 2-85）。在坐骨大孔处，梨状肌的上、下缘与坐骨大孔之间的间隙，分别称为梨状肌上孔和梨状肌下孔，皆有血管和神经通过。该肌收缩时可使髋关节外展和旋外。

2. 大腿肌　位于股骨周围，可分为前群、内侧群和后群。

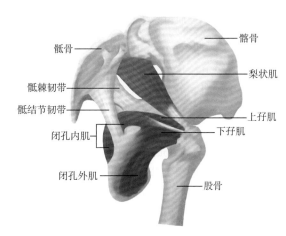

图 2-85 梨状肌（后面观）

（1）前群　主要有缝匠肌和股四头肌（图 2-83）。

1）缝匠肌 sartorius：是全身最长的肌，呈扁带状。起自髂前上棘，经大腿前面，转向内下，止于胫骨上端的内侧面。该肌收缩时可屈髋关节和膝关节，并使已屈的膝关节旋内。

2）股四头肌 quadriceps femoris：是全身最大的肌，起端有 4 个头，即股直肌、股内侧肌、股外侧肌和股中间肌。股直肌位于大腿前面，起自髂前下棘；股内侧肌和股外侧肌分别位于股直肌的内、外侧，起自股骨粗线的内、外侧唇；股中间肌位于股直肌的深面，在股内、外侧肌之间，

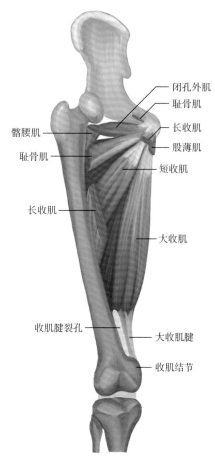

闭孔外肌
耻骨肌
长收肌
髂腰肌
股薄肌
耻骨肌
短收肌
长收肌
大收肌
收肌腱裂孔
大收肌腱
收肌结节

图 2-86　大腿肌内侧群（深层）

起自股骨体前面。4个头向下形成一个腱，包绕髌骨的前面和两侧缘，并向下延续为髌韧带，止于胫骨粗隆。该肌收缩时可伸膝关节，其中股直肌还可屈髋关节。

（2）内侧群　也称内收肌群，位于大腿内侧，有5块肌，即耻骨肌、长收肌、短收肌、大收肌和股薄肌（图2-83、图2-86）。在浅层，自外侧向内侧依次为耻骨肌、长收肌和股薄肌；中层有位于长收肌深面的短收肌；深层有大收肌。上述肌均起自闭孔周围骨面和坐骨结节的前面，除股薄肌止于胫骨上端的内侧面外，其他各肌都止于股骨粗线。大收肌还有一个腱止于股骨内上髁上方的收肌结节，此腱与股骨之间形成一裂孔，称为收肌腱裂孔 adductor tendinous opening，为收肌管下口，向下通腘窝，有股血管通过。该肌群收缩时可使髋关节内收和旋外。

（3）后群　位于大腿的后面，有股二头肌、半腱肌和半膜肌（图2-84）。该肌群可屈膝关节和伸髋关节。屈膝时，股二头肌还可使小腿旋外，半腱肌和半膜肌还可使小腿旋内。

1）股二头肌 biceps femoris：位于股后部外侧，有长、短两头。长头起自坐骨结节，短头起自股骨粗线，两头合并，止于腓骨头。

2）半腱肌 semitendinosus：位于股后部内侧，肌腱圆而细长，约占肌长度的一半。起自坐骨结节，止于胫骨上端的内侧。

3）半膜肌 semimembranosus：位于半腱肌的深面，上部是扁薄的腱膜，约占肌长度的一半。起自坐骨结节，止于胫骨内侧髁的后面。

3. 小腿肌　分为前群、外侧群和后群。

（1）前群　位于小腿骨前方，有3块肌，自胫侧向腓侧依次为胫骨前肌、拇长伸肌和趾长伸肌（图2-87）。

1）胫骨前肌 tibialis anterior：起自胫骨体外侧面和小腿骨间膜，止于内侧楔骨和第1跖骨底。该肌收缩时可伸踝关节（背屈）和使足内翻。

2）拇长伸肌 extensor hallulis longus：位于胫骨前肌与趾长伸肌之间。起自腓骨体和小腿骨间膜，止于拇趾远节趾骨底。该肌收缩时可伸拇趾和伸踝关节（背屈）。

3）趾长伸肌 extensor digitorum longus：位于胫骨前肌和拇长伸肌的外侧。起自腓骨前面，向下分为4个腱，分别止于第2～5趾中节、远节趾骨底。该肌收缩时可伸第2～5趾和伸踝关节（背屈）。

（2）外侧群　位于腓骨的外侧，有腓骨长肌和腓骨短肌（图2-87）。两肌使足外翻和屈踝关节（跖屈）。

1）腓骨长肌 peroneus longus：起自腓骨外侧面，其肌腱经外踝后方，斜向前内越过足底，止于内侧楔骨和第1跖骨底。

2）腓骨短肌 peroneus brevis：起自腓骨外侧面，位于腓骨长肌的深面，其肌腱经外踝后方，止于第5跖骨底。

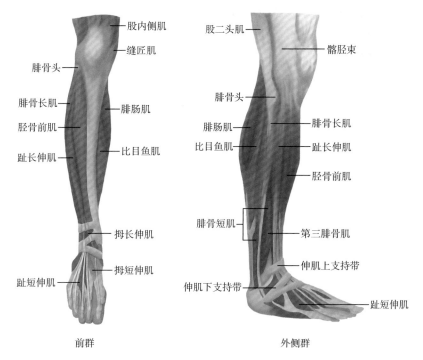

前群　　　　　　　　　　外侧群

图2-87　小腿肌前群和外侧群

（3）后群　位于小腿骨后方，可分为浅、深两层（图2-88）。

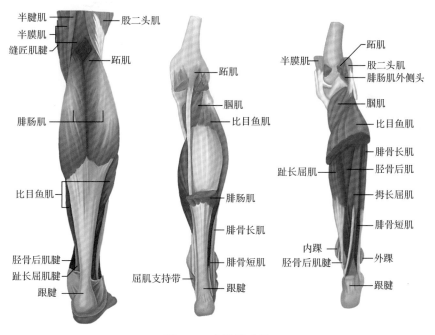

图2-88　小腿肌后群

1）浅层：为强大的小腿三头肌 triceps surae，由腓肠肌和比目鱼肌构成。腓肠肌 gastrocnemius 位于浅层，有内、外侧2个头，分别起自股骨内、外侧髁后面。比目鱼肌 soleus 位于腓肠肌的深面，起自胫、腓骨上端后面。3个头汇合向下移行为一个粗大的跟腱 tendo calcaneus，止于跟骨结节。该肌收缩时可屈膝关节和屈踝关节（跖屈）。在站立时，能固定膝关节和踝关节，防止身体向前倾斜。

2）深层：位于小腿三头肌的深层，主要有4块肌，腘肌在上方，另3块肌在下方，自胫侧向腓侧依次为趾长屈肌、胫骨后肌和拇长屈肌。

①趾长屈肌flexor digitorum longus：位于胫侧，起自胫骨后面，肌腱经内踝后方至足底，在足底分为4条腱，止于第2～5趾的远节趾骨底。该肌收缩时可屈第2～5趾和屈踝关节（跖屈）。

②胫骨后肌tibialis posterior：位于趾长屈肌和拇长屈肌之间，起自胫骨、腓骨和小腿骨间膜的后面，肌腱经内踝后方至足底内侧，止于足舟骨及三块楔骨。该肌收缩时可屈踝关节（跖屈）和使足内翻。

③拇长屈肌flexor hallucis longus：位于腓侧，起自腓骨和小腿骨间膜的后面，肌腱经内踝后方至足底，与趾长屈肌腱交叉后，止于拇趾远节趾骨底。该肌收缩时可屈拇趾和屈踝关节（跖屈）。

4. 足肌　可分足背肌和足底肌（图2-89）。

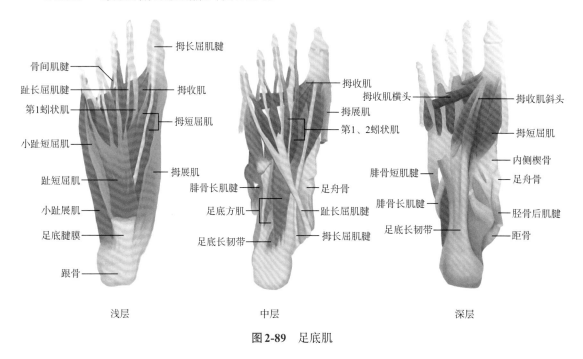

图2-89　足底肌

（1）足背肌　位于足背，有2块肌，即内侧的拇短伸肌和外侧的趾短伸肌。收缩时可分别伸拇趾和伸第2～4趾。

（2）足底肌　足底肌的分布情况和作用与手掌肌相似，亦可分为内侧群、中间群和外侧群。

1）内侧群：相当于手的外侧群，因足趾不能对跖，故只有3块肌，即浅层内侧的拇展肌和外侧的拇短屈肌，两者深层为拇收肌。收缩时可分别外展拇趾、屈拇趾及内收拇趾。

2）外侧群：有3块肌，即外侧的小趾展肌和内侧的小趾短屈肌，其深面有小趾对跖肌。收缩时可分别外展小趾、屈小趾及使小趾对跖。

3）中间群：共13块肌，分3层。浅层为趾短屈肌，其表面有致密坚韧的足底腱膜；中层后方有足底方肌，前方有4条蚓状肌；深层有3块骨间足底肌及4块骨间背侧肌。收缩时可屈、内收和外展足趾，足趾的内收和外展以第2趾为中轴。

附 上、下肢局部记载

（一）上肢的局部记载

1. 腋窝 腋窝 axillary fossa 为位于臂上部内侧和胸外侧壁之间的锥体形腔隙，分为顶、底及前、后、内侧、外侧四个壁。前壁为胸大、小肌；后壁为肩胛下肌、大圆肌、背阔肌和肩胛骨；内侧壁为上部胸壁和前锯肌；外侧壁为喙肱肌、肱二头肌短头和肱骨。顶即上口，是由锁骨、肩胛骨上缘和第1肋围成的三角形间隙，由颈部通向上肢的腋动、静脉和臂丛等即经此口进入腋窝；底由腋筋膜、浅筋膜和皮肤构成。此外，窝内还有大量的脂肪及淋巴结、淋巴管等。

2. 三角肌胸大肌间沟 三角肌胸大肌间沟 deltopectoral groove 在三角肌和胸大肌的锁骨部之间，为一狭窄的裂隙，有头静脉穿过。

3. 三边孔和四边孔 三边孔（三边间隙）trilateral foramen 和四边孔（四边间隙）quadrilateral foramen：肱三头肌长头经大圆肌后方和小圆肌前方穿过，与肱骨上端一起在腋窝后壁形成两个肌间隙，内侧者为三边孔，有旋肩胛血管通过；外侧者为四边孔，有旋肱后血管及腋神经通过。

4. 肘窝 肘窝 cubital fossa 位于肘关节前面，为三角形凹窝。外侧界为肱桡肌；内侧界为旋前圆肌；上界为肱骨内、外上髁之间的连线。窝内主要结构自外侧向内侧有肱二头肌腱、肱动脉及其分支和正中神经。

5. 腕管 腕管 carpal canal 位于腕掌侧，由屈肌支持带（腕前深筋膜增厚形成）和腕骨沟共同围成。管内有指浅屈肌腱、指深屈肌腱、拇长屈肌腱和正中神经通过。

（二）下肢的局部记载

1. 梨状肌上孔和梨状肌下孔 梨状肌上孔 suprapiriformis foramen 和梨状肌下孔 infrapiriformis foramen 位于臀大肌的深面，梨状肌上、下两缘和坐骨大孔之间。梨状肌上孔的上缘为骨性的坐骨大切迹上部，下缘为梨状肌，有臀上血管和神经穿过；梨状肌下孔的上缘为梨状肌，下缘为坐骨棘和骶棘韧带，有坐骨神经、股后皮神经、臀下血管和神经、阴部内血管和阴部神经等穿过。

2. 股三角 股三角 femoral triangle 位于股前内侧上部。上界为腹股沟韧带；外侧界为缝匠肌；内侧界为长收肌内侧缘；尖向下与收肌管延续；前壁为阔筋膜；后壁为髂腰肌、耻骨肌和长收肌构成的向下凹陷的肌槽。股三角内由外侧向内侧有股神经、股动脉、股静脉和淋巴结等。

3. 收肌管 收肌管 adductor canal 为位于大腿中1/3内侧份的一个肌性间隙，呈三棱形，长约15cm。外侧壁为股内侧肌；后壁是长收肌和大收肌；前壁是缝匠肌和股内侧肌同长收肌及大收肌之间的一层腱膜；上口通股三角；下口经收肌腱裂孔通向腘窝。管内有股动脉、股静脉和隐神经通过。

4. 腘窝 腘窝 popliteal fossa 在膝关节的后方，呈菱形。窝的上外侧界为股二头肌；上内侧界为半腱肌和半膜肌；下外侧界和下内侧界分别为腓肠肌的外侧头和内侧头；底为膝关节囊。窝内有腘血管、胫神经、腓总神经、脂肪和淋巴结等。

 学习小结

1. 各部椎骨的数量与结构特点

名称	数量与结构特点
颈椎	7个。特征结构：有横突孔，第2～6颈椎的棘突较短，末端分叉。特殊颈椎：寰椎，枢椎，隆椎
胸椎	12个。有椎体肋凹和横突肋凹。棘突长，伸向后下方
腰椎	5个。椎体大、肥厚。棘突呈板状、水平后伸，棘突间隙较大
骶骨	1块。由5个骶椎融合而成。主要结构有4对骶前孔和骶后孔，骶管，骶管裂孔，骶角，骶正中嵴，耳状面
尾骨	1块。由3～4块尾椎融合而成

2. 鼻旁窦的名称、位置及开口部位

名称	位置	开口部位
额窦	额骨内	中鼻道
上颌窦	最大，上颌骨内	中鼻道
筛窦	筛骨内	前、中筛小房开口于中鼻道，后筛小房开口于上鼻道
蝶窦	蝶骨体内	蝶筛隐窝

3. 全身主要关节的构成、结构特点及运动形式

关节	构成	结构特点	运动形式
肩关节	肱骨头与肩胛骨关节盂	①肱骨头大，关节盂浅而小，盂唇加深关节窝，容纳肱骨头的1/4～1/3。②关节囊薄而松弛，囊内有肱二头肌长头肌腱经过。囊的上壁、前壁和后壁有肌纤维跨越，加强关节囊。关节囊的前下部薄弱，易发生前下方脱位。③关节囊上构成喙肩弓，可防止向上脱位	屈、伸、收、展、旋转、环转
肘关节	肱骨下端和桡、尺骨上端	①三个关节（肱尺、肱桡、桡尺近侧关节）共同包在一个关节囊内；②有三种韧带（桡侧副韧带、尺侧副韧带、桡骨环状韧带）；③鹰嘴、肱骨内外上髁位置关系：伸直时3点一线，屈肘90°，此三点成等腰三角形	屈、伸、旋前、旋后
髋关节	股骨头与髋臼	①股骨头大、髋臼深，有髋臼唇；②韧带多（囊外韧带、囊内韧带）；③关节囊后方仅包裹股骨颈内侧2/3；④关节囊厚而坚韧；关节的后下部相对较薄弱，脱位时，股骨头易向后下方脱位	屈、伸、收、展、旋转、环转，运动幅度较肩关节小
膝关节	股骨下端、胫骨上端和髌骨	①是人体最大最复杂的关节；②关节囊薄而松弛；③囊外有韧带加固，前方髌韧带、后方腘斜韧带、内侧胫侧副韧带、外侧腓侧副韧带；④关节囊内有前、后交叉韧带，半月板	主要做屈、伸运动，在半屈位时可做旋转运动

4. 背肌小结

肌群	名称	起点	止点	作用	支配神经
浅层肌	斜方肌	枕外隆凸、项韧带和全部胸椎棘突	锁骨外1/3、肩峰和肩胛冈	上提、下降、内收肩胛骨	副神经
	背阔肌	下6个胸椎和全部腰椎棘突、骶正中嵴及髂嵴后部	肱骨小结节嵴	肩关节内收、旋内和后伸	胸背神经
深层肌	竖脊肌	骶骨背面、髂嵴后面	椎骨、肋骨和颞骨乳突	后伸脊柱、仰头	脊神经后支

5. 胸肌小结

肌群	名称	起点	止点	作用	支配神经
胸上肢肌	胸大肌	锁骨内侧半、胸骨和第1～6肋软骨	肱骨大结节嵴	肩关节内收、旋内	胸内侧神经、胸外侧神经
	胸小肌	第3～5肋	肩胛骨喙突	上提第3～5肋	胸内侧神经
	前锯肌	上8或9个肋骨外面	肩胛骨内侧缘	拉肩胛骨向前	胸长神经
胸固有肌	肋间外肌	上位肋的下缘	下位肋的上缘	提肋，助吸气	肋间神经
	肋间内肌	下位肋的上缘	上位肋的下缘	降肋，助呼气	

6. 腹肌小结

肌群	名称	起点	止点	作用	支配神经
腹前外侧群	腹直肌	耻骨联合和耻骨结节之间	剑突及第5～7肋软骨前面	维持和增加腹压,使脊柱前屈、侧屈及旋转	第5～11对肋间神经、肋下神经、髂腹下神经、髂腹股沟神经
	腹外斜肌	下8肋外面	腹白线、髂嵴、腹股沟韧带		
	腹内斜肌	胸腰筋膜、髂嵴和腹股沟韧带外侧半	腹白线		
	腹横肌	下6肋内面、胸腰筋膜、髂嵴和腹股沟韧带			
后群	腰方肌	髂嵴	第12肋、第1～4腰椎横突	降第12肋、脊柱侧屈	腰神经前支

7. 头肌小结

肌群	名称	起点	止点	作用	支配神经
面肌	枕额肌	额腹:帽状腱膜 枕腹:枕骨	额部皮肤 帽状腱膜	提眉、皱额、后牵头皮	面神经
	眼轮匝肌	环绕眼裂周围		闭合眼裂	
	口轮匝肌	环绕口裂周围		闭合口裂	
	颊肌	面颊深部		使唇、颊紧贴牙齿	
咀嚼肌	咬肌	颧弓	下颌角外面	上提下颌骨(闭口)	三叉神经
	颞肌	颞窝	下颌骨冠突		

8. 颈肌小结

名称	起点	止点	作用	支配神经
胸锁乳突肌	胸骨柄前面、锁骨的胸骨端	颞骨乳突	两侧同时收缩:头向后仰 单侧收缩:使头屈向同侧,面转向对侧	副神经
前、中斜角肌	颈椎横突	第1肋	上提第1肋,助吸气	C_2～C_4颈神经前支

9. 肩肌小结

名称	起点	止点	作用	支配神经
三角肌	锁骨外1/3、肩峰和肩胛冈	肱骨三角肌粗隆	肩关节外展	腋神经
冈上肌	肩胛骨冈上窝	肱骨大结节上部	肩关节外展	肩胛上神经
冈下肌	肩胛骨冈下窝	肱骨大结节中部	肩关节旋外	肩胛上神经
小圆肌	肩胛骨外侧缘后面	肱骨大结节下部	肩关节旋外	腋神经
大圆肌	肩胛骨下角后面	肱骨小结节嵴	肩关节内收、旋内和后伸	肩胛下神经
肩胛下肌	肩胛下窝	肱骨小结节	肩关节内收、旋内	肩胛下神经

10. 臂肌小结

肌群	名称	起点	止点	作用	支配神经
前群	肱二头肌	长头：肩胛骨关节盂的上方 短头：肩胛骨喙突	桡骨粗隆	屈肘、屈肩，使前臂旋后	肌皮神经
前群	喙肱肌	肩胛骨喙突	肱骨中部	肩关节屈和内收	肌皮神经
前群	肱肌	肱骨体下半部前面	尺骨粗隆	屈肘	肌皮神经
后群	肱三头肌	长头：肩胛骨关节盂的下方 外侧头：桡神经沟的外上方 内侧头：桡神经沟的内下方	尺骨鹰嘴	伸肘、伸肩	桡神经

11. 前臂肌小结

肌群		名称	起点	止点	作用	支配神经
前群	浅层	肱桡肌	肱骨外上髁上方	桡骨茎突	屈肘	桡神经
前群	浅层	旋前圆肌	肱骨内上髁	桡骨体中部	前臂旋前、屈肘	正中神经
前群	浅层	桡侧腕屈肌	肱骨内上髁	第2掌骨底	屈肘、屈腕和外展腕	正中神经
前群	浅层	掌长肌	肱骨内上髁	掌腱膜	屈腕、紧张掌腱膜	正中神经
前群	浅层	尺侧腕屈肌	肱骨内上髁	豌豆骨	屈和内收腕	尺神经
前群	浅层	指浅屈肌	肱骨内上髁及桡、尺骨上部	第2～5指中节指骨底	屈掌指关节及第2～5指近侧指间关节；屈腕	正中神经
前群	深层	指深屈肌	尺骨及前臂骨间膜上部	第2～5指远节指骨底	屈第2～5指指骨间关节及掌指关节；屈腕	正中神经和尺神经
前群	深层	拇长屈肌	桡骨近侧端前面	拇指远节指骨底	屈拇指	正中神经
前群	深层	旋前方肌	尺骨	桡骨	前臂旋前	正中神经
后群	浅层	桡侧腕长伸肌	肱骨外上髁	第2掌骨底	伸腕和外展腕	桡神经
后群	浅层	桡侧腕短伸肌	肱骨外上髁	第3掌骨底	伸腕和外展腕	桡神经
后群	浅层	指伸肌	肱骨外上髁	第2～5指中节和远节指骨底	伸腕、伸第2～5指	桡神经
后群	浅层	小指伸肌	肱骨外上髁	小指指背腱膜	伸小指	桡神经
后群	浅层	尺侧腕伸肌	肱骨外上髁	第5掌骨底	伸腕和内收	桡神经
后群	深层	旋后肌	肱骨外上髁和尺骨上端	桡骨近端	前臂旋后	桡神经
后群	深层	拇长展肌	桡骨和尺骨上部	第1掌骨底	外展拇指	桡神经
后群	深层	拇短伸肌	桡骨后面	拇指近节指骨底	伸拇指	桡神经
后群	深层	拇长伸肌	尺骨后面	拇指远节指骨底	伸拇指	桡神经
后群	深层	示指伸肌	尺骨后面	示指指背腱膜	伸示指	桡神经

12. 手肌小结

肌群	名称	起点	止点	作用	支配神经
外侧群	拇短展肌	屈肌支持带、腕骨	拇指近节指骨底	外展拇指	正中神经
	拇短屈肌			屈拇指	
	拇对掌肌		第1掌骨底	拇指对掌	
	拇收肌	屈肌支持带、腕骨、第3掌骨	拇指近节指骨	内收拇指	尺神经
内侧群	小指展肌	屈肌支持带、腕骨	小指近节指骨	外展小指	尺神经
	小指短屈肌			屈小指	
	小指对掌肌		第5掌骨	小指对掌	
中间群	蚓状肌	指深屈肌腱	第2~5指近节指骨背面和伸肌腱	屈掌指关节、伸指骨间关节	第1、2蚓状肌：正中神经；第3、4蚓状肌：尺神经
	骨间掌侧肌	第2、4、5掌骨	第2、4、5指近节指骨底	第2、4、5指内收	尺神经
	骨间背侧肌	第1~5掌骨相对缘	第2~4指近节指骨底	第2、4、5指外展	

13. 髋肌小结

肌群	名称	起点	止点	作用	支配神经
前群	髂腰肌	髂肌：髂窝	股骨小转子	屈髋关节并使其旋外	腰神经
		腰大肌：腰椎体侧面和横突			
	阔筋膜张肌	髂前上棘	胫骨外侧髁	屈髋关节、紧张阔筋膜	臀上神经
后群	臀大肌	髂骨外面和骶、尾骨后面	股骨臀肌粗隆、髂胫束	伸髋关节并使其旋外	臀下神经
	臀中、小肌	髂骨外面	股骨大转子	外展髋关节	臀上神经
	梨状肌	骶骨前面	股骨大转子	外展髋关节并使其旋外	骶丛分支

14. 大腿肌小结

肌群	名称	起点	止点	作用	支配神经
前群	缝匠肌	髂前上棘	胫骨上端的内侧面	屈髋、屈膝，使已屈的膝关节旋内	股神经
	股四头肌	股直肌：髂前下棘	胫骨粗隆	伸膝关节，股直肌还可屈髋关节	
		股内侧肌：股骨粗线			
		股外侧肌：股骨粗线			
		股中间肌：股骨前面			
内侧群	股薄肌	闭孔周围骨面和坐骨结节的前面	胫骨上端内侧面	内收和外旋髋关节	闭孔神经
	耻骨肌				
	长收肌		股骨粗线		
	短收肌				
	大收肌				
后群	股二头肌	长头：坐骨结节	腓骨头	伸髋关节、屈膝关节	坐骨神经
		短头：股骨粗线			
	半腱肌	坐骨结节	胫骨上端内侧面		
	半膜肌		胫骨内侧髁后面		

15. 小腿肌小结

肌群	名称	起点	止点	作用	支配神经
前群	胫骨前肌	胫骨外侧面和小腿骨间膜	内侧楔骨和第1跖骨底	足背屈、足内翻	腓深神经
	拇长伸肌	腓骨体和小腿骨间膜	拇趾远节趾骨底	足背屈、伸拇趾	
	趾长伸肌	腓骨前面	第2～5趾中、远节趾骨底	足背屈、伸第2～5趾	
外侧群	腓骨长肌	腓骨外侧面	内侧楔骨和第1跖骨底	足跖屈、足外翻	腓浅神经
	腓骨短肌		第5跖骨底		
后群	小腿三头肌	腓肠肌：股骨内、外侧髁后面 比目鱼肌：胫、腓骨上端后面	跟骨结节	足跖屈、屈膝关节	胫神经
	趾长屈肌	胫骨后面	第2～5趾远节趾骨底	足跖屈、屈第2～5趾	
	胫骨后肌	胫骨、腓骨和小腿骨间膜的后面	足舟骨及三块楔骨	足跖屈、使足内翻	
	拇长屈肌	腓骨和小腿骨间膜的后面	拇趾远节趾骨底	足跖屈、屈拇趾	

16. 足肌小结

肌群		名称	起点	止点	作用	神经支配
足背肌		趾短伸肌	跟骨上面和外侧面	第2～4趾近节趾骨底	伸第2～4趾	腓深神经
		拇短伸肌		拇趾近节趾骨底	伸拇趾	
足底肌	内侧群	拇展肌	跗骨	拇趾近节趾骨底	外展拇趾	足底内侧神经
		拇短屈肌			屈拇趾	
		拇收肌			内收拇趾	
	外侧群	小趾展肌	跟骨	小趾近节趾骨底	外展小趾	足底外侧神经
		小趾短屈肌	第5跖骨底		屈小趾	
	中间群	趾短屈肌	跟骨	第2～5趾中节趾骨底	屈第2～5趾	足底内侧神经
		足底方肌		趾长屈肌腱		足底外侧神经
		蚓状肌	趾长屈肌腱	第2～5趾伸肌腱	屈跖趾关节、伸趾关节	足底内、外侧神经
		骨间足底肌	第3～5跖骨底	第3～5趾近节趾骨底	内收第3～5趾	足底外侧神经
		骨间背侧肌	跖骨相对缘	第2～4趾近节趾骨底	外展第2～4趾	

17. 口诀记忆

（1）8块腕骨，从近侧端到远侧端，从桡侧到尺侧的排列顺序为"舟月三角豆，大小头状钩"。

（2）手部7块骨间肌，"掌三收，背四展"。

思考题

1. 在活体上能摸认到的上肢骨的重要骨性标志有哪些？试简要叙述其部位。

2. 命门穴体表定位于第2和第3腰椎棘突之间，试述针刺该穴位至椎管，依次经过哪些结构？

3. 使肘关节屈、伸的肌主要有哪些？使膝关节屈、伸的肌主要有哪些？

4. 试述膝关节的组成、结构特点和运动形式，运动膝关节的主要肌肉和肌群。

5. 试用你所学过的解剖学知识分析临床上髋关节脱位为何比肩关节脱位少见？

6. 以下临床表现，最有可能是哪块肌肉瘫痪造成的？

（1）微笑时口角歪向左上侧，右侧眼睑不能闭合。

（2）右上肢不能外展。

（3）右手各手指间夹纸无力；第2～5指外展无力。

（4）右踝关节不能伸，向前迈步时足尖下垂。

（胡新颖）

第二章思考题参考答案

第二章PPT

第三章 消化系统

1. 掌握 消化系统的组成，上、下消化道的概念；掌握口腔的结构、大唾液腺的位置及腺管的开口部位；咽的形态和分部；食管的位置及狭窄；胃的形态、分部和位置；小肠、大肠的分部及特点；阑尾的位置与体表投影；直肠和肛管的结构；肝的位置、形态和肝外胆道的组成；胆囊的位置及形态；腹膜和腹膜腔的概念。

2. 熟悉 肝和胆囊底的体表投影；胰的位置、形态和分部；网膜、系膜、陷凹的结构和位置。

3. 了解 消化管壁的一般结构、胸部标志线和腹部分区；胃壁的构造及功能；肝、胆和胰的功能；腹膜与腹、盆腔脏器的关系。

第一节 概 述

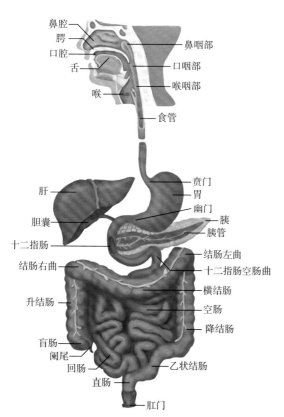

图3-1 消化系统模式图

消化系统alimentary system由消化管和消化腺组成（图3-1）。消化管alimentary canal是从口腔至肛门的粗细不等的弯曲管道，包括口腔、咽、食管、胃、小肠（十二指肠、空肠、回肠）和大肠（盲肠、阑尾、结肠、直肠、肛管）。临床上通常把从口腔到十二指肠的一段，称上消化道，空肠到肛门的一段，称下消化道。消化腺alimentary gland按位置和形态大小分为大消化腺和小消化腺两种。大消化腺是独立存在的器官，如大唾液腺、肝、胰等。小消化腺则是散在于消化管壁内的小腺体，如唇腺、颊腺、食管腺、胃腺和肠腺等。

消化系统的主要功能是摄取食物，进行物理性和化学性消化，吸收其中的营养物质，排出食物残渣。

一、消化管的一般结构

消化管从咽至肛门之间，管壁由内向外可分为黏膜、黏膜下层、肌层和外膜四层（图3-2）。

1. 黏膜 是消化管的最内层结构,由上皮、固有膜和黏膜肌层构成,具有保护、分泌、吸收等功能。

2. 黏膜下层 位于黏膜与肌层之间,由疏松结缔组织构成,可使黏膜有一定的移动性。内含丰富的血管、淋巴管和神经等。

3. 肌层 大多数消化管肌层由平滑肌组成,平滑肌一般分为内环、外纵两层。

4. 外膜 是消化管的最外层,大部分消化管外膜为间皮和结缔组织构成的浆膜。浆膜不仅有保护和固定功能,还能分泌浆液,减少器官之间的摩擦。

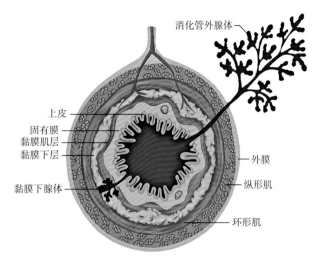

图3-2 消化管模式图(十二指肠横切面)

二、胸部标志线和腹部分区

内脏大部分器官位于胸腔、腹腔和盆腔内。为了准确描述胸、腹腔脏器的位置和体表投影,通常在胸、腹部画出一些标志线和进行分区(图3-3)。

(一)胸部标志线

(1)前正中线 沿身体前面正中作的垂直线。

(2)胸骨线 沿胸骨体最宽处的外侧缘作的垂直线。

(3)锁骨中线 经锁骨中点向下作的垂直线。

(4)胸骨旁线 经胸骨线与锁骨中线之间的中点所作的垂直线。

(5)腋前线 沿腋前襞向下所作的垂直线。

(6)腋中线 经腋前、后线之间连线的中点所作的垂直线。

(7)腋后线 沿腋后襞向下所作的垂直线。

(8)肩胛线 经肩胛骨下角所作的垂直线。

(9)后正中线 经身体后面正中所作的垂直线。

(二)腹部分区

为了便于描述腹腔脏器的位置,常用两条水平线和两条垂直线将腹部划分为9个区(图3-3)。两条水平线:上水平线是通过左、右肋弓最低点(即第10肋最低点)的连线,下水平线是通过左、右髂结节之间的连线。两条垂直线是通过左、右腹股沟韧带中点向上所作的垂直线。由以上四条线可将腹部分为三部9个区。其中两条水平线将腹部分为

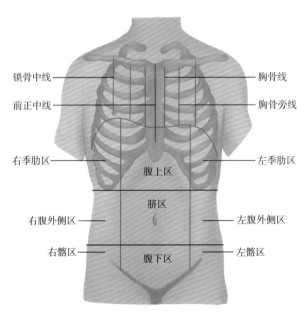

图3-3 胸、腹部标志线和腹部分区

腹上部、腹中部和腹下部，再由两条垂直线与上述两条水平线相交，则把腹部分为9个区。即腹上部分成中间的腹上区和左、右季肋区；腹中部分成中间的脐区和左、右腹外侧区（腰区）；腹下部分成中间的耻区（腹下区）和左、右腹股沟区（髂区）。

（常加松）

第二节　消　化　管

一、口　腔

口腔 oral cavity 是消化管的起始部，其前壁为口唇，侧壁为颊，上壁为腭，下壁为口腔底。口腔向前以口裂通体外，向后经咽峡通咽腔。口腔被上、下牙弓分为两部分，牙弓与唇颊之间的腔隙，称口腔前庭；牙弓以内至咽峡的部分，称固有口腔。上、下颌牙咬合时，口腔前庭可经第三磨牙后方的间隙与固有口腔相通。

（一）口唇

口唇 oral lip 由皮肤、口轮匝肌和黏膜构成。正常颜色为红色，当缺氧时呈绛紫色，临床上称此症状为发绀。口唇分上唇和下唇，二者围成口裂，口裂两端是口角。在上唇的外面正中处有一纵行的浅沟，称人中。上唇的外面两侧，各有一条斜行浅沟，称鼻唇沟。

（二）颊

颊 cheek 为口腔的侧壁，由皮肤、颊肌和颊黏膜构成。在平对上颌第二磨牙处的颊黏膜上，可见一圆形黏膜隆起，称腮腺管乳头，其中央有腮腺管的开口。

（三）腭

腭 palate 为口腔顶，分隔鼻腔与口腔，可分为硬腭和软腭两部分。前 2/3 为硬腭，以骨质为基础，表面覆盖黏膜；后 1/3 为软腭，由骨骼肌和黏膜构成。软腭后部斜向后下，称腭帆，其后缘中央有一下垂的乳头状突起，称腭垂（悬雍垂）。自腭垂向两侧各分出两条弓形黏膜皱襞，前方的一对连于舌根，称腭舌弓；后方的一对连于咽的侧壁，称腭咽弓（图3-4）。

（四）咽峡

咽峡 isthmus of fauces 是口腔通向咽腔的门户，由腭垂、左右腭舌弓和舌根共同围成（图3-4）。

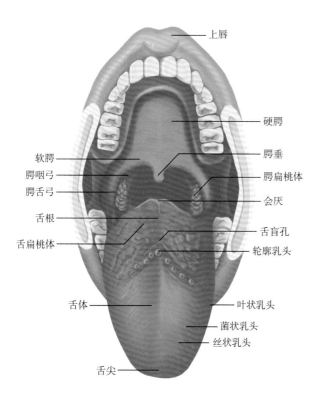

图3-4　口腔

（五）牙

牙teeth是人体内最坚硬的器官，嵌入上、下颌骨牙槽内，分别排列成上牙弓和下牙弓，具有咀嚼食物和辅助发音等作用。

1. 牙的形态和构造　牙的形态虽然有差异，但每个牙可分为牙冠、牙颈和牙根三部分（图3-5）。牙冠是露在牙龈外面的部分，洁白而有光泽。牙根是嵌入牙槽内的部分，借牙周膜与牙槽骨紧密相连；牙根尖端有一小孔，称牙根尖孔，内有神经、血管、淋巴管出入。牙颈为牙冠与牙根之间稍细的部分，外包以牙龈。牙龈、牙周膜和牙槽骨三者合称牙周组织，对牙有保护和固定的作用。

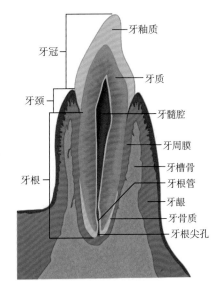

图3-5　牙的形态和构造

牙由牙质、牙釉质、牙骨质和牙髓组成。牙质致密坚硬，位于牙的内部，是构成牙的主体。在牙冠的表面，覆有一层洁白的牙釉质，它是人体最坚硬的组织；在牙根和牙颈的表面包有一层牙骨质，其结构类似于骨组织。牙的内腔称牙腔，包括位于牙冠内的牙冠腔和牙根内的牙根管两部分；牙腔内充满牙髓，牙髓由神经、血管、淋巴管和结缔组织组成。

2. 出牙和牙式　人的一生先后有两组牙发生。第一组称乳牙，自出生后6个月开始萌出，2～3岁内出齐，分为乳切牙、乳尖牙和乳磨牙，共20个。第二组称恒牙，6～7岁开始萌出替换乳牙，12岁左右出齐，分为切牙、尖牙、前磨牙、磨牙（图3-6）。但第三磨牙长出较晚，18～30岁萌出，故称迟牙（智牙），迟牙有的人可终生不出，因此恒牙总数为28～32个均属正常。切牙、尖牙、前磨牙只有1个牙根，下颌磨牙有2个牙根，上颌磨牙有3个牙根。

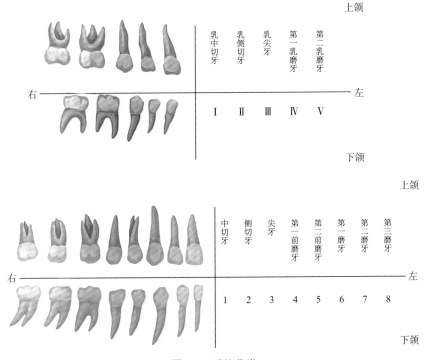

图3-6　牙的分类

临床上为迅速、准确而简便地记录各个牙在口腔中的位置，常以被检查者的体位为标准，用横线表示上、下颌牙的分界，以纵线表示左、右侧的分界。用罗马数字表示乳牙，以阿拉伯数字表示恒牙，这种记录方式称牙式。如"V̄"表示右下颌第二乳磨牙，"⌞6"表示左上颌第一磨牙。

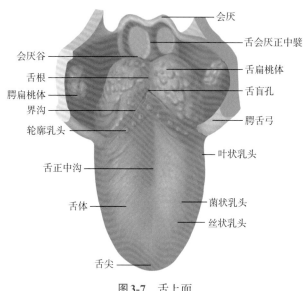

图3-7 舌上面

（六）舌

舌 tongue 位于口腔底，由纵、横、垂直三种不同方向的骨骼肌构成，表面覆以黏膜，有协助咀嚼、吞咽、辅助发音和感受味觉等功能。

1. 舌的形态（图3-4） 舌上面中后部有一向前开放的"V"形的界沟，将舌分为后1/3的舌根和前2/3的舌体。舌体的前端称舌尖。

2. 舌黏膜 湿润，呈淡红色，被覆于舌体表面。舌上面的黏膜上有许多小突起，称舌乳头。按其形状可分为丝状乳头、菌状乳头、叶状乳头和轮廓乳头4种（图3-7）。丝状乳头数量最多，体积最小，呈白色丝绒状，无味觉，具有一般感觉功能。菌状乳头数量较少，为红色钝圆形的小突起，散在于丝状乳头之间；叶状乳头位于舌侧缘的后部，每侧有4～8条并列的叶片形黏膜皱襞，在小儿较为清楚；轮廓乳头最大，有7～11个，排列于界沟前方；这三种舌乳头含有味蕾，司味觉。正常情况下，丝状乳头脱落的上皮细胞碎片与食物残渣等成分黏附于舌的表面，形成薄白色的舌苔。舌根背面黏膜可见由淋巴组织形成的丘状隆起，称舌扁桃体。

舌下面正中线有一纵行的黏膜皱襞连于口腔底，称舌系带（图3-8）。在舌系带根部的两侧各

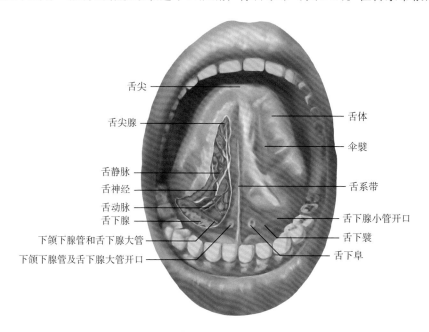

图3-8 舌下面

有一小黏膜隆起，称舌下阜，其顶端有下颌下腺管和舌下腺大管的共同开口。由舌下阜向两侧延伸，各有一黏膜隆起，称舌下襞，其深面有舌下腺。

3. 舌肌（图3-9）为骨骼肌，可分为舌内肌和舌外肌。舌内肌有舌纵肌、舌横肌和舌垂直肌三种，收缩时可改变舌的形状。舌外肌起自舌附近各骨，止于舌内，收缩时可改变舌的位置。舌外肌中最重要的一对为颏舌肌，它起自下颌骨体的内面，呈扇形止于舌体中线两侧，两侧颏舌肌同时收缩使舌伸出口腔（吐舌）；单侧收缩时可使舌尖伸向对侧。如一侧颏舌肌瘫痪，伸舌时，舌尖偏向患侧。

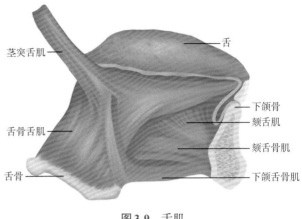

图3-9　舌肌

（七）大唾液腺

在口腔周围有三对大唾液腺，即腮腺、下颌下腺和舌下腺（图3-10），具有分泌唾液，湿润、清洁口腔，调和食物及消化淀粉等作用。

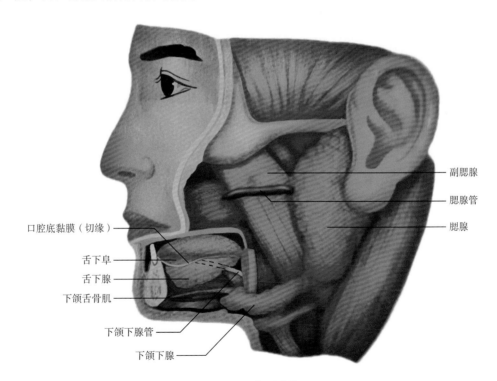

图3-10　大唾液腺

1. 腮腺 parotid gland　最大，略呈三角形，位于耳郭的前下方。腮腺管由腮腺的前缘穿出，在颧弓下一横指处紧贴咬肌表面前行，至咬肌前缘处弯转向内侧，穿过颊肌，开口于平对上颌第二磨牙的颊黏膜上的腮腺管乳头。临床上小儿麻疹早期可在腮腺管开口周围出现灰白色的斑点。

2. 下颌下腺 submandibular gland   呈卵圆形，位于下颌体后部的内面，其导管自腺的内侧面发出，开口于舌下阜。

3. 舌下腺 sublingual gland   最小，呈杏核状，位于舌下襞的深面。舌下腺大管开口于舌下阜，另有5～15条舌下腺小管直接开口于舌下襞。

二、咽

（一）咽的形态和位置

咽 pharynx 为上宽下窄、前后略扁的漏斗形肌性管道，是消化管和呼吸道的共同通道（图3-11）。咽位于第1～6颈椎的前方，上起自颅底，下至第6颈椎体下缘的高度续于食管，全长约12cm。咽前壁不完整，自上向下有通向鼻腔、口腔和喉腔的开口；后壁平坦，借疏松结缔组织连于椎前筋膜；咽的两侧壁与颈部的大血管、神经和甲状腺侧叶等相邻。

（二）咽的分部和结构

咽以软腭后缘和会厌上缘为界分为鼻咽、口咽和喉咽三部分（图3-11）。

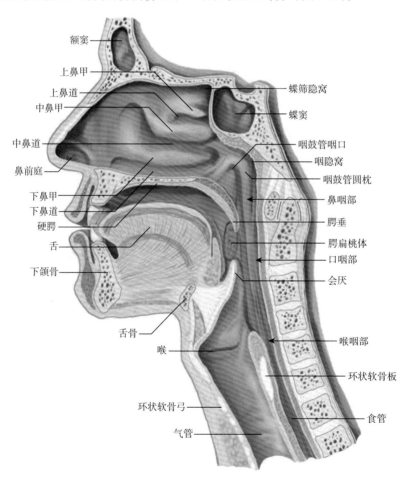

图3-11   头颈部正中矢状切面

1. 鼻咽 nasopharynx   位于鼻腔的后方，为颅底至软腭后缘之间的一段，向前借鼻后孔与鼻腔相通。在其两侧壁上，下鼻甲后方约1cm处有咽鼓管咽口，咽腔经此口通过咽鼓管与中耳的鼓室相通。该口平时是关闭的，当吞咽或用力张口时，该口开放，空气可经此通过咽鼓管进入鼓室，以维持鼓膜两侧的气压平衡。咽部感染时，细菌可经此波及中耳引发中耳炎。小儿的咽鼓管较短而宽，且略呈水平位，故儿童患急性中耳炎的概率远较成人大。咽鼓管咽口前、上、后方的弧形隆起，称咽鼓管圆枕。在圆枕与咽后壁之间有一纵行深窝称咽隐窝，是鼻咽癌的好发部位。

2. 口咽 oropharynx 位于口腔的后方，为软腭后缘与会厌上缘之间的一段，向前借咽峡与口腔相通。舌根后部正中与会厌之间有一呈矢状位的黏膜皱襞，称舌会厌正中襞，其两侧的深窝称会厌谷，为异物易停留处。在口咽的侧壁上，腭舌弓和腭咽弓之间有一凹窝，称扁桃体窝，窝内容纳腭扁桃体。腭扁桃体是淋巴器官，具有防御功能。鼻咽后上方的咽扁桃体、两侧的咽鼓管扁桃体和口咽的腭扁桃体、舌根的舌扁桃体，共同构成咽淋巴环，对消化道和呼吸道具有防御功能。

3. 喉咽 laryngopharynx 位于喉的后方，为会厌上缘平面至第6颈椎下缘之间的一段，向前经喉口通喉腔，向下通食管。在喉口两侧与咽侧壁之间有一对深窝，称梨状隐窝，是异物易滞留的部位（图3-12）。

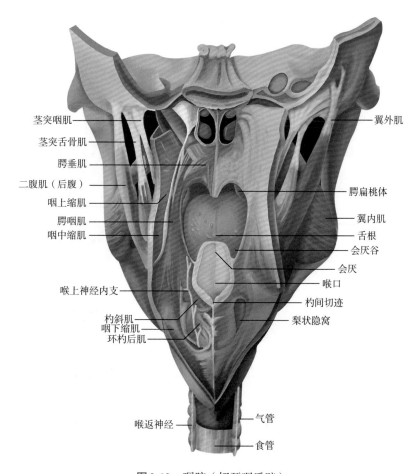

图3-12　咽腔（切开咽后壁）

咽壁的肌层为骨骼肌，包括咽缩肌和咽提肌。咽缩肌主要有咽上、中、下缩肌，咽提肌插入咽上、中缩肌之间。吞咽时，咽缩肌由上而下依次收缩，将食团推入食管。咽提肌收缩可使咽、喉上提，以协助吞咽和封闭喉口。

三、食　管

（一）食管的形态和位置

食管esophagus是一前后略扁的肌性管道，是消化管各部中最狭窄的部分，长约25cm。食管上端于第6颈椎体下缘水平续接咽，下端至第11胸椎左侧连于胃的贲门，依其行程可分颈、胸、腹三部（图3-13）。颈部长约5cm，在气管颈部的后方、脊柱的前方下行，经胸廓上口入胸腔。胸部最长，为18～20cm，先行于气管胸部与脊柱之间，继而经过左主支气管之后，沿胸主动脉右侧下行，斜跨胸主动脉的前方至其左侧，然后穿膈的食管裂孔入腹腔。腹部最短，仅1～2cm，由膈的食管裂孔处至胃的贲门。

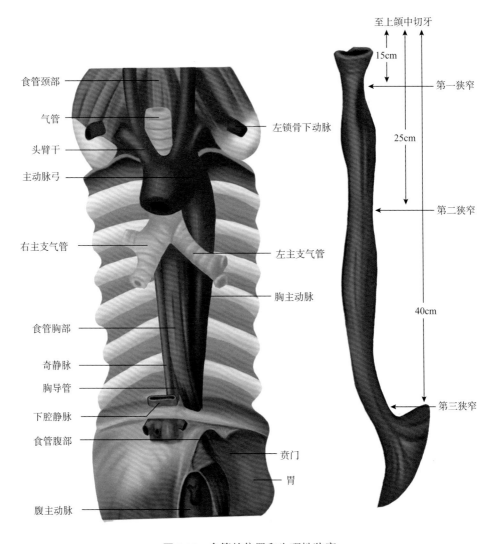

图3-13　食管的位置和生理性狭窄

（二）食管的狭窄

食管全长有三个生理性狭窄（图3-13）。这些狭窄处是食管异物易滞留的部位，也是食管癌和食管静脉曲张的好发部位。

1. 第一狭窄　位于咽与食管相续处，正对第6颈椎体下缘平面，距中切牙约15cm。

2. 第二狭窄　位于食管与左主支气管交叉处，平第4、5胸椎之间，距中切牙约25cm。

3. 第三狭窄　位于食管穿过膈的食管裂孔处，平第10胸椎平面，距中切牙约40cm。

四、胃

胃stomach是消化管最膨大的部分，上连食管，下续十二指肠，具有收纳食物、分泌胃液、进行初步消化的作用，还具有内分泌的功能。胃的位置和形态因年龄、性别、体型、体位和充盈度不同而有所差异。

（一）胃的形态和分部

1. 胃的形态　胃在空虚时可缩成管状，充盈则呈球囊形，成人胃容量可达到1500ml。胃有两口、两壁、两缘。胃的近端与食管相连处是胃的入口，称贲门；胃的远端续接十二指肠处是胃的出口，称幽门。胃前壁朝向前上方，胃后壁朝向后下方。上缘凹向右上方，称胃小弯，该弯的最低点弯曲成角状，称角切迹；下缘大部分凸向左下方，称胃大弯（图3-14）。

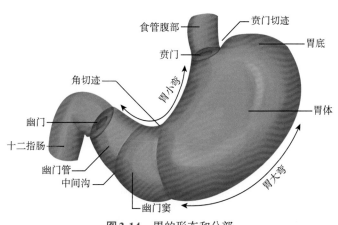

图3-14　胃的形态和分部

2. 胃的分部　胃通常分为四部：胃底、胃体、贲门部、幽门部（图3-14）。靠近贲门的部分称贲门部。自贲门平面向左上方膨出的部分，称胃底。胃底与角切迹处的中间广大区域，称胃体。角切迹与幽门之间的部分，称幽门部，临床上也称胃窦。由于幽门括约肌的存在，幽门部的大弯侧有一不甚明显的浅沟，称中间沟，该部右侧靠近幽门的一段呈管状，称幽门管；该部左侧与角切迹之间的部分，称幽门窦。幽门窦通常位于胃的最低处，胃溃疡和胃癌多发生于胃的幽门窦近胃小弯处。

（二）胃的位置和毗邻

胃中等充盈时，大部分位于左季肋区，小部分位于腹上区。胃的贲门和幽门的位置较为固定，贲门位于第11胸椎的左侧，幽门位于第1腰椎的右侧。当胃特别充盈时，胃大弯可降至脐以下。胃前壁的右侧部被肝左叶遮盖，左侧部与膈相邻，被左肋弓遮盖，在剑突的下方，部分胃前壁直接与腹前壁相贴，是胃触诊的部位。胃后壁与左肾、左肾上腺及胰相邻。胃底与膈、脾相贴，胃大弯的后下方有横结肠横过。

（三）胃壁的结构

胃壁由内向外分为黏膜、黏膜下层、肌层和外膜四层。胃黏膜呈淡红色，有丰富的胃腺。胃

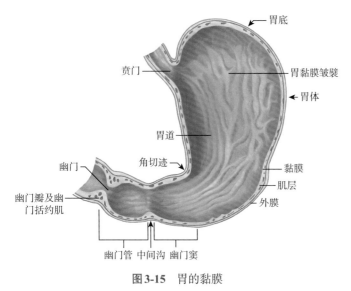

图3-15 胃的黏膜

空虚时，黏膜形成许多不规则的皱襞；充盈时则皱襞减少。在胃小弯处皱襞多为纵行，在贲门和幽门附近的皱襞则呈放射状排列，在幽门处的黏膜向内形成环状皱襞，称幽门瓣（图3-15），有阻止胃内容物进入十二指肠的作用。黏膜下层由疏松结缔组织构成，内含丰富的血管、淋巴管和神经丛。胃的肌层比较发达，由外纵、中环、内斜三层平滑肌交织而成。在幽门处环形肌明显增厚，形成幽门括约肌，有延缓胃的排空和阻止肠内容物逆流入胃的功能。胃的外膜为浆膜。

五、小　肠

小肠small intestine是消化管中最长的一段，上端起于胃的幽门，下端续接盲肠，全长5～7m，可分为十二指肠、空肠和回肠三部。小肠是进行消化和吸收的重要器官，并具有内分泌功能。

（一）十二指肠

十二指肠duodenum为小肠的起始段，长约25cm。十二指肠上端起于幽门，下端续接空肠，呈"C"形包绕胰头，可分为上部、降部、水平部和升部（图3-16）。

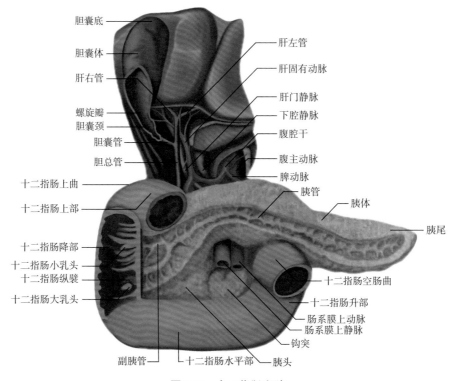

图3-16 十二指肠和胰

1. 上部 长约5cm，在第1腰椎右侧起于幽门，水平向右，至肝门下方、胆囊颈附近急转向下，续接降部。上部左侧与幽门相连接的一段肠壁较薄，黏膜光滑无环状皱襞，称十二指肠球，是十二指肠溃疡的好发部位。

2. 降部 长7～8cm，起自十二指肠上部，沿第1～3腰椎体和胰头的右侧垂直下行，达第3腰椎体下缘处又急转向左，移行于水平部。在降部肠腔的后内侧壁上有一纵行的黏膜皱襞，称十二指肠纵襞，是由斜穿肠壁的胆总管使黏膜隆起而形成的，此襞下端的乳头状隆起，称十二指肠大乳头，距中切牙约75cm，为肝胰壶腹的开口处。在大乳头稍上方，有时可见十二指肠小乳头，是副胰管的开口处。

3. 水平部 又称下部，长约10cm，起自十二指肠降部，在第3腰椎平面向左，横过下腔静脉至腹主动脉的前面，在第3腰椎体左前方移行为升部。

4. 升部 最短，长2～3cm，起自水平部的末端，斜向左上方，至第2腰椎体左侧急转向下，移行为空肠。十二指肠与空肠之间形成的比较恒定的弯曲称十二指肠空肠曲，被一条由少量平滑肌和结缔组织构成的十二指肠悬韧带（Treitz韧带）固定于腹后壁。十二指肠悬韧带是临床腹部外科手术中确认空肠起始端的重要标志。

（二）空肠和回肠

空肠 jejunum 和回肠 ileum 位于腹腔的中、下部，上端起于十二指肠空肠曲，下端于右侧髂窝续接盲肠，全长被腹膜包裹，周围为大肠所环绕。空肠约占空、回肠全长的近侧2/5，主要位于腹腔的左上部（左腹外侧区和脐区）；回肠约占全长的远侧3/5，主要位于腹腔的右下部（脐区和右腹股沟区）。

空、回肠的形态结构不完全一致，但变化是逐渐发生的，故两者之间无明显界线。一般而言，空肠管径较粗，管壁较厚，血管较丰富，颜色较红润，黏膜环状皱襞密而高，黏膜内有许多散在的孤立淋巴滤泡；而回肠则管径较细，管壁较薄，血管较少，颜色较淡，黏膜环状皱襞疏而低，黏膜内除有孤立淋巴滤泡外，还有集合淋巴滤泡，集合淋巴滤泡是由孤立淋巴滤泡汇集而成。这些淋巴滤泡具有防御功能，肠伤寒时细菌常侵犯回肠集合淋巴滤泡，从而导致肠出血或肠穿孔。

六、大　肠

大肠 large intestine 是消化管的末段，全长约1.5m，分为盲肠、阑尾、结肠、直肠和肛管五部分，其主要功能为吸收水分、维生素和无机盐，并将食物残渣形成粪便，排出体外。

除阑尾、直肠和肛管以外，盲肠和结肠的表面具有以下3个特征性结构（图3-17）：一是沿肠

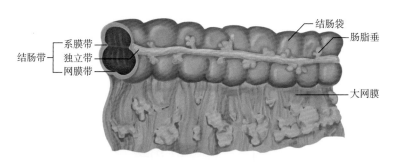

图3-17　结肠的特征性结构

管的表面有三条纵行的结肠带,是由肠管内纵行平滑肌增厚而成;二是由肠壁上的许多横沟隔开而成的环形囊状突起,称结肠袋;三是在结肠带附近由于浆膜下脂肪聚集,形成了许多大小不等的脂肪突起,称肠脂垂。这3个特征可作为识别盲肠和结肠的标志。

(一)盲肠

盲肠caecum是大肠的起始部,位于右髂窝内,长6~8cm。盲肠下端是膨大的盲端,上续升结肠,其左侧有回盲口连通回肠。在回盲口的上、下缘各有一半月形的黏膜皱襞,称回盲瓣,此瓣的作用为阻止小肠内容物过快流入大肠,以利于食糜在小肠内充分消化吸收,又可防止盲肠内容物逆流回小肠。在回盲口的下方约2cm处,有阑尾口(图3-18)。

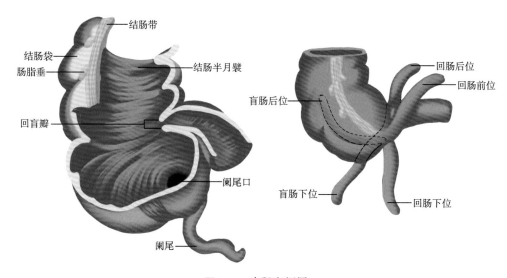

图3-18   盲肠和阑尾

(二)阑尾

阑尾vermiform appendix是一条细长的盲管,形如蚯蚓,又称蚓突。阑尾的内腔狭小,经阑尾口通盲肠。

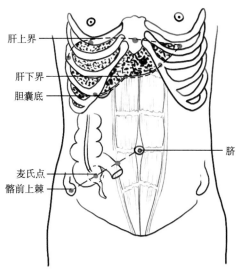

图3-19   阑尾根部和肝、胆囊底的体表投影

阑尾尖端为游离盲端,游动性较大,故阑尾的位置较不恒定。根据我国体质调查资料,中国人的阑尾一般长5~8cm,最长不超过20cm。以回肠下位者多见,其次为盲肠后位及盲肠下位,回肠前位和后位较少见(图3-18)。因为三条结肠带最后都汇集于阑尾根部,故沿结肠带向下追踪,是寻找阑尾的可靠方法。

阑尾根部附于盲肠下端后内侧壁,位置较固定,其体表投影(图3-19)通常在脐与右髂前上棘连线的中、外1/3交界处,称麦氏点(McBurney点)。急性阑尾炎时,此点可有压痛或反跳痛。

(三)结肠

结肠colon为介于盲肠和直肠之间的肠管。按其所在位置和形态，分为升结肠、横结肠、降结肠和乙状结肠四部分。

1. 升结肠 ascending colon 在右髂窝内起自盲肠上端，沿腹后壁右侧上升，至肝右叶下面转向左移行为横结肠。升结肠移行为横结肠处的弯曲，称结肠右曲（肝曲）。升结肠无系膜，借结缔组织贴附于腹后壁，故升结肠活动性很小。

2. 横结肠 transverse colon 由结肠右曲呈弓状向左行，至脾下方转折向下，移行为降结肠。横结肠移行为降结肠处的弯曲，称结肠左曲（脾曲）。横结肠由横结肠系膜连于腹后壁，活动性较大。

3. 降结肠 descending colon 起自结肠左曲，沿腹后壁左侧下降，至左侧髂嵴处移行为乙状结肠。降结肠借结缔组织固定于腹后壁，活动性很小。

4. 乙状结肠 sigmoid colon 在左侧髂嵴处接降结肠，向下进入盆腔，至第3骶椎水平续于直肠。乙状结肠借乙状结肠系膜固定于盆腔左后壁，故有较大的活动性。有时可因乙状结肠系膜过长而造成肠扭转。

（四）直肠

直肠 rectum 位于盆腔内，上端平第3骶椎处接乙状结肠，下端至盆膈处续于肛管。直肠后面与骶骨和尾骨相邻。在直肠前面，男性毗邻膀胱、前列腺、精囊等；在女性毗邻子宫和阴道。因此，男、女性直肠指诊时，可触及直肠前方的器官，如前列腺、子宫等。

直肠在矢状面上观察，可见有两个弯曲：上段与骶骨前面的曲度一致，形成一凸向后的弯曲，称直肠骶曲；下段绕过尾骨尖前面转向后下方，形成一凸向前的弯曲，称直肠会阴曲（图3-20）。直肠下段肠腔膨大，称直肠壶腹。直肠壶腹内面有2～3条半月形黏膜皱襞，称直肠横襞。其中最大而恒定的一条直肠横襞，在直肠壶腹上份的前右侧壁，距肛门约7cm，是直肠镜或乙状结肠镜检查的定位标志。直肠横襞主要有支持粪便的功能。临床上进行直肠镜检查时，应顺着直肠的弯曲插入，避免伤及直肠横襞（图3-21）。

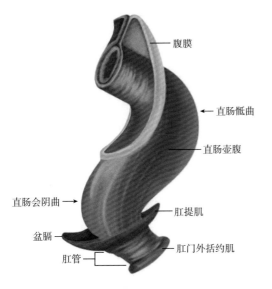

图3-20 直肠的弯曲

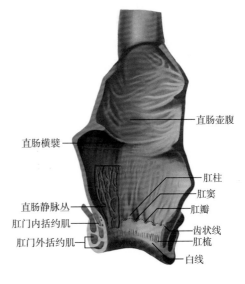

图3-21 直肠和肛管的构造

（五）肛管

肛管anal canal为盆膈以下的消化管，长3～4cm，上端于盆膈处与直肠相连，下端开口于肛门（图3-21）。肛管上段的黏膜形成6～10条纵行的皱襞称肛柱。连接各肛柱下端的半月形黏膜皱襞，称肛瓣。两相邻的肛柱与肛瓣围成一开口向上的隐窝，称肛窦。肛窦内易潴留粪屑，引起肛窦炎甚至肛瘘。各肛柱下端和肛瓣边缘共同连成一锯齿状的环形线，称齿状线（肛皮线）。它是皮肤和黏膜的分界线，齿状线以上的黏膜上皮为单层柱状上皮，癌变时为腺癌；齿状线以下的皮肤上皮为复层扁平上皮，癌变时为鳞状细胞癌。齿状线下有一宽约1cm的环状带，表面光滑并略有光泽，称肛梳（痔环）。在齿状线以上的黏膜下和肛梳的皮下有丰富的静脉丛，当这些静脉丛淤血曲张时，即形成痔，临床上将齿状线以上的痔，称内痔；齿状线以下的痔，称外痔；跨越齿状线上、下的称混合痔。肛梳下缘有一环状线，称白线，白线适对肛门内、外括约肌的交界处，临床肛门指诊时，触及此处是一环状沟。

在肛管处的环形平滑肌增厚，形成肛门内括约肌。肛门内括约肌的周围有环形的骨骼肌，称肛门外括约肌，肛门外括约肌受意志支配，有较强的控制排便的功能。

（马欣宇）

第三节 消 化 腺

一、肝

肝liver是人体最大的消化腺，成人肝的重量约为1350g（男性为1230～1450g，女性为1100～1300g），约占体重的1/50。新生儿肝相对较大，相当于自身体重的1/20。肝的血液供应十分丰富，活体的肝呈棕红色，质软而脆，受暴力打击易破裂出血。

肝的功能极为复杂，是机体新陈代谢最活跃的器官。肝除了分泌胆汁帮助消化脂肪，还参与蛋白质、糖类和维生素等物质的合成、转化与分解，以及激素、药物等物质的转化和解毒，还具有吞噬、防御和造血（在胚胎时期）等重要功能。

（一）肝的形态

肝呈不规则的楔形，可分为上、下两面，前、后两缘。肝的上面膨隆，与膈相邻，故又称为

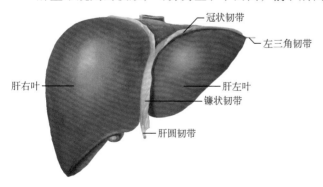

膈面。膈面后部冠状韧带两层之间没有腹膜被覆的部分，称裸区。在肝的上面，有镰状韧带附着，借此将肝分为肝左叶和肝右叶（图3-22、图3-23）。肝左叶小而薄，肝右叶大而厚。肝的下面凹凸不平，与许多内脏相邻，又称为脏面。脏面有一呈"H"形的沟，即左、右纵沟和横沟。右纵沟的前部有一凹窝，称为胆囊窝，容纳胆囊；右纵沟的后部为腔静脉沟，有下腔静脉通过。左纵沟的前部内有肝圆韧带，此

冠状韧带
左三角韧带
肝右叶
肝左叶
镰状韧带
肝圆韧带

图3-22 肝的上面

韧带为胎儿时期脐静脉闭锁而成；左纵沟的后部内有静脉韧带，此韧带是胎儿时期静脉导管的遗迹。肝下面中间部位的横沟为肝门，有肝门静脉、肝固有动脉、肝左管、肝右管、淋巴管和神经等出入，又称第一肝门。出入肝门的这些结构被结缔组织包绕，构成肝蒂。肝的前缘（又称下缘）锐利，后缘钝圆。在胆囊窝处，肝前缘有一胆囊切迹，胆囊底常在此处露出肝的前缘。

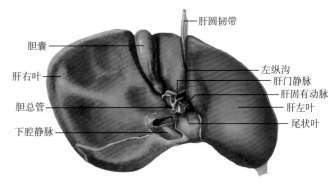

图3-23 肝的下面

（二）肝的位置和体表投影

1. 肝的位置 肝大部分位于右季肋区和腹上区，小部分位于左季肋区。肝大部分被肋弓所覆盖，仅在腹上区左、右肋弓间露出，并直接贴于腹前壁。故在腹上区，剑突下3～5cm范围内，可以触及肝的下缘。但3岁以下的健康幼儿，由于腹腔容积较小，而肝的体积相对较大，肝前缘常低于右肋弓下1.5～2.0cm，到7岁以后，在右肋弓下不能触及。

2. 肝的体表投影

（1）肝上界 与膈穹隆一致。在右腋中线处起自第7肋，由此向左上至右锁骨中线处平第5肋，在前正中线处平剑胸结合，至左锁骨中线平第5肋间隙。此上凸弧线即为肝上界的体表投影（图3-19）。

（2）肝下界 与肝前缘一致。在右腋中线处起自第10肋，沿右肋弓下缘向左上，至右第8、9肋软骨结合处离开右肋弓，进入腹上区，经剑突下3～5cm处斜向左上，至左肋弓第7、8肋软骨结合处，进入左季肋区，连于上界左端（图3-19）。

（三）肝叶与肝段

肝的上面被镰状韧带分为左、右两叶，肝的下面被"H"形的沟、裂和窝分为肝左叶、右叶、方叶和尾状叶。下面的肝左叶与上面的肝左叶一致，下面的肝右叶、方叶和尾状叶一起，相当于上面的肝右叶。

肝内共有4套管道，形成格利森（Glisson）系统和肝静脉系统。肝门静脉、肝固有动脉和肝管的各级分支在肝内的走行、分支和分布基本一致，并有Glisson囊包绕，共同组成Glisson系统。依据Glisson系统在肝内的分布情况，可将肝分为左、右半肝，进而分为5个叶和8个段。Glisson系统位于肝叶和肝段内，肝静脉系统的各级属支则行于肝段之间。在腔静脉沟的上端处，有肝左、中、右静脉出肝后立即注入下腔静脉，临床上常称此处为第二肝门。

（四）肝外胆道

肝外胆道是针对肝门之外的胆道系统而言，包括胆囊和输胆管道两部分。

1. 胆囊 gallbladder 位于肝下面的胆囊窝内，上面借结缔组织与肝相连，下面有腹膜覆盖。胆囊略呈鸭梨形，长8～12cm，可分为底、体、颈、管四部分（图3-24）。胆囊底为突向前下方的盲端，多露出于肝前缘，其体表投影相当于右侧腹直肌外侧缘（或右锁骨中线）与右肋弓相交处（图3-19）。当胆囊发炎时，此处可有压痛。胆囊体占胆囊中央大部分，与胆囊底之间没有明确的分界线，约在肝门右侧续于胆囊颈。胆囊颈细而短，常以直角弯向左侧，与胆囊管相连。胆囊管是胆囊颈的延续，与肝总管汇合，形成胆总管。胆囊颈和胆囊管的黏膜向腔内呈螺旋状隆起，构成螺旋襞。螺旋襞可控制胆汁的出入，胆囊结石易嵌顿于此。

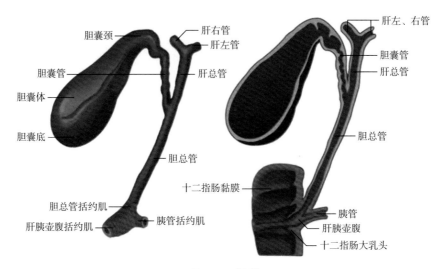

图3-24　胆囊

胆囊有储存和浓缩胆汁的功能，胆囊收缩可促进胆汁的排泄。

2. 输胆管道　是将肝细胞产生的胆汁输送至十二指肠的管道，包括肝左管、肝右管、肝总管、胆囊管及胆总管。

肝细胞产生的胆汁在肝内流入胆小管，胆小管逐渐汇合成肝左管和肝右管，肝左、右管出肝门后汇合成肝总管。肝总管末端与位于其右侧的胆囊管汇合，共同形成胆总管（图3-25）。胆总管长4～8cm，管径为0.6～0.8cm。胆总管走行于肝十二指肠韧带内、肝固有动脉的右侧、肝门静脉右前方，向下经十二指肠上部的后方，至胰头与十二指肠降部之间下行，在进入十二指肠降部的左后壁处，与胰管汇合，形成略膨大的肝胰壶腹（Vater壶腹），开口于十二指肠大乳头。在肝胰壶腹周围有环形平滑肌，称为肝胰壶腹括约肌（Oddi括约肌）。此肌有控制胆汁和胰液排出的作用。

二、胰

（一）胰的形态和分部

胰pancreas是人体第二大消化腺，重约100g，呈长棱柱状，分为头、体、尾三部分（图3-26）。胰头较宽大，被十二指肠所环抱；胰体是胰的中间大部分，横跨下腔静脉、腹主动脉、左肾及左肾上腺的前面；胰尾是左端狭细部，伸向左上方抵达脾门。

胰管位于胰的实质内，自胰尾沿胰的长轴右行，沿途汇集各小叶导管，最后与胆总管汇合成肝胰壶腹，开口于十二指肠大乳头。有时在胰头上部，胰管上方常有一条副胰管，开口于十二指肠小乳头。

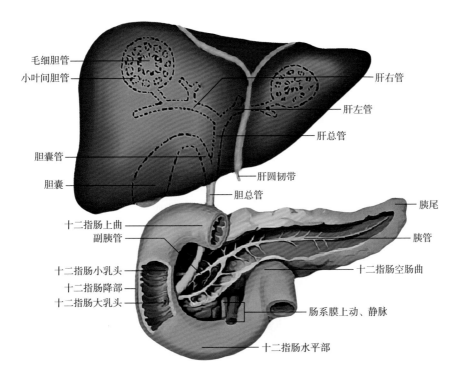

毛细胆管
小叶间胆管
肝右管
肝左管
肝总管
胆囊管
肝圆韧带
胆囊
胆总管
胰尾
十二指肠上曲
副胰管
胰管
十二指肠小乳头
十二指肠降部
十二指肠空肠曲
十二指肠大乳头
肠系膜上动、静脉
十二指肠水平部

图3-25 输胆管道

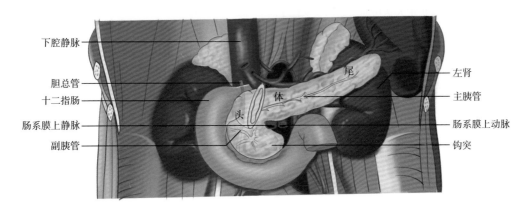

下腔静脉
胆总管
十二指肠
肠系膜上静脉
副胰管
尾
左肾
体
主胰管
头
肠系膜上动脉
钩突

图3-26 胰

（二）胰的位置

胰的位置较深，在第1、2腰椎水平横贴于腹后壁，为腹膜外位器官。胰的前面与胃相邻，后面有下腔静脉、胆总管、肝门静脉和腹主动脉等重要结构。

胰腺由外分泌部和内分泌部组成。其外分泌部分泌胰液，内含多种消化酶（如蛋白酶、脂肪酶、淀粉酶等），有分解蛋白质、脂类和糖类的作用；其内分泌部即胰岛，散在于胰腺外分泌部之间，主要分泌胰岛素，调节血糖的代谢。

第四节　腹　　膜

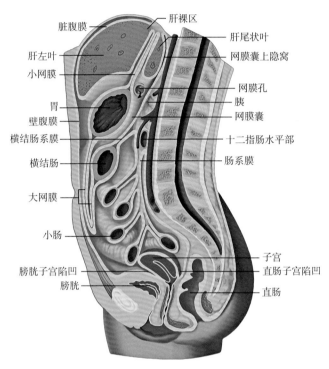

脏腹膜　　　　　肝裸区
肝左叶　　　　　肝尾状叶
小网膜　　　　　网膜囊上隐窝
胃　　　　　　　网膜孔
壁腹膜　　　　　胰
横结肠系膜　　　网膜囊
横结肠　　　　　十二指肠水平部
大网膜　　　　　肠系膜
小肠
膀胱子宫陷凹　　子宫
膀胱　　　　　　直肠子宫陷凹
　　　　　　　　直肠

图 3-27　腹膜正中矢状切面示意图（女性）

腹膜 peritoneum 是覆盖于腹、盆壁内面和腹、盆腔脏器表面的半透明浆膜，薄而光滑。衬于腹、盆壁内面的腹膜称为壁腹膜，由壁腹膜反折并覆盖于腹、盆腔脏器表面的腹膜称为脏腹膜（图 3-27）。壁腹膜和脏腹膜相互反折移行，共同围成的不规则的潜在性腔隙称为腹膜腔，腔内含有少量浆液。男性腹膜腔为封闭的腔隙，女性腹膜腔可借输卵管腹腔口，经输卵管、子宫、阴道与外界相通。

腹膜腔和腹腔在解剖学上是两个不同的概念。腹腔是指膈以下、盆膈以上、腹前外侧壁和腹后壁围成的腔，腔内容纳所有腹、盆腔脏器，而腹膜腔则是套在腹腔内的潜在性腔隙，位于脏腹膜和壁腹膜之间，腔内仅有少量浆液。

腹膜具有分泌、吸收、保护、支持、修复等功能。上腹部的腹膜吸收能力较强，所以腹腔炎症或手术后的患者多采取半卧位，使有害液体流至下腹部，以减缓腹膜对有害物质的吸收。

一、腹膜与腹、盆腔脏器的关系

根据腹、盆腔脏器被腹膜覆盖的范围大小，可将腹、盆腔脏器分为三类（图 3-27、图 3-28）。

（一）腹膜内位器官

脏器表面几乎完全被腹膜包裹的器官称为腹膜内位器官，如胃、小肠（十二指肠上部、空肠、回肠）、盲肠、阑尾、横结肠、乙状结肠、脾、卵巢和输卵管等。

（二）腹膜间位器官

脏器表面大部分被腹膜包裹的器官称为腹膜间位器官，如肝、胆囊、升结肠、降结肠、子宫、膀胱和直肠上段等。

（三）腹膜外位器官

脏器仅有一面被腹膜覆盖的器官称为腹膜外位器官，如肾、肾上腺、输尿管，十二指肠降部、水平部、升部，直肠中、下段和胰等。

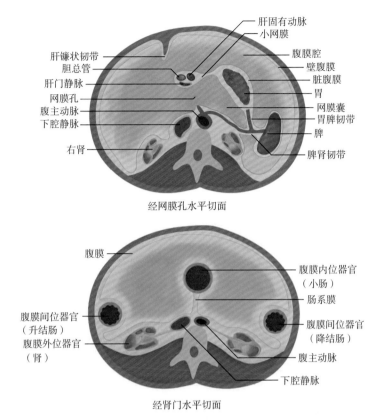

图 3-28　腹膜与脏器的关系示意图（水平切面）

掌握脏器与腹膜的关系有着重要的临床意义，如腹膜内位器官的手术必须通过腹膜腔，而肾、输尿管等腹膜外位器官则不必打开腹膜腔便可进行手术，可避免腹膜腔的感染和术后粘连。

二、腹膜形成的结构

壁腹膜与脏腹膜之间或脏腹膜之间互相反折移行，形成许多结构，这些结构不仅对器官起着支持和保护的作用，也是血管、神经等出入脏器的途径。

（一）网膜

网膜 omentum 薄而透明，包括小网膜和大网膜（图 3-27～图 3-29）。

1. 小网膜 lesser omentum　是由肝门向下移行至胃小弯和十二指肠上部之间的双层腹膜结构。从肝门连于胃小弯的部分称为肝胃韧带，其内含有胃左血管、胃右血管、淋巴结、淋巴管及分布到胃的神经等。从肝门连于十二指肠上部的部分，称为肝十二指肠韧带（图 3-29），其内有位于右前方的胆总管，位于左前方的肝固有动脉，以及两者后方的肝门静脉。小网膜的右缘游离，其后为网膜孔，经此孔可进入网膜囊。

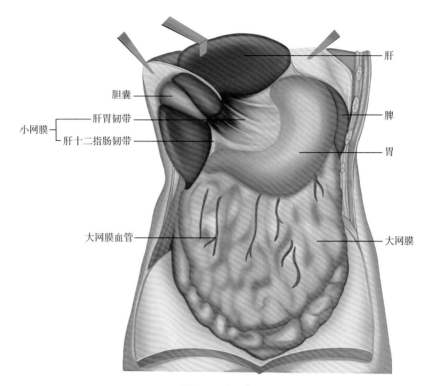

图3-29　网膜

2. 大网膜greater omentum　是连于胃大弯和横结肠之间的四层腹膜结构，形似围裙，遮盖于空肠、回肠和横结肠的前方（图3-29）。前两层是来自胃前、后壁表面向下延伸的腹膜，自胃大弯和十二指肠上部下垂，向下延伸至脐平面稍下方，然后向后叠加，反折向上，形成大网膜的后两层，再从前后包裹横结肠，形成横结肠系膜，连于腹后壁。大网膜具有重要的防御功能。当腹膜腔内有炎症时，大网膜可移动到病灶周围包裹病灶，以防止炎症扩散蔓延，故有"腹腔卫士"之称。

3. 网膜囊omental bursa　是小网膜和胃后壁与腹后壁的腹膜之间的一个扁窄间隙，是腹膜腔的一部分，又称小腹膜腔。网膜囊以外的腹膜腔称为大腹膜腔。二者间借网膜孔相通。网膜孔孔径仅为1～2指宽度，是网膜囊和大腹膜腔之间的唯一通道。网膜囊是一个盲囊，位置较深，周围关系复杂，邻近器官的病变可相互影响。当胃后壁穿孔或某些炎症导致网膜囊积液（脓）时，早期常局限于囊内，给诊断带来一定困难。晚期可因体位变化，经网膜孔流到腹膜腔的其他部位，引起炎症扩散。

（二）系膜

壁腹膜和脏腹膜相互连续移行，形成一些将器官连接并固定于腹、盆壁的双层腹膜结构，称为系膜。主要的系膜有肠系膜、阑尾系膜、横结肠系膜和乙状结肠系膜等（图3-27、图3-30）。

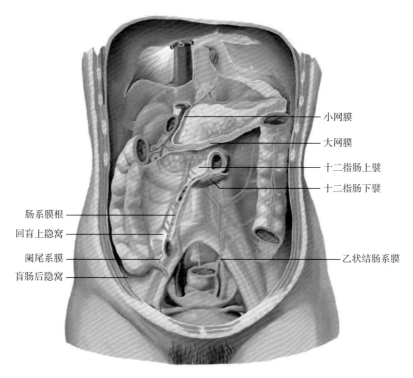

小网膜

大网膜

十二指肠上襞

十二指肠下襞

肠系膜根

回盲上隐窝

阑尾系膜

盲肠后隐窝

乙状结肠系膜

图3-30 系膜

1. 肠系膜 mesentery 是将空肠和回肠系连固定于腹后壁的双层腹膜结构，呈扇形。其附着于腹后壁的部分称为肠系膜根，长约15cm，起自第2腰椎左侧，斜向右下，止于右骶髂关节前方。肠系膜的两层腹膜间含有肠系膜血管、淋巴管、淋巴结、神经丛和脂肪等。

2. 阑尾系膜 mesoappendix 呈三角形，将阑尾系连于肠系膜下方腹膜。阑尾的血管走行于系膜的游离缘，故切除阑尾时，应从系膜游离缘进行血管结扎。

3. 横结肠系膜 transverse mesocolon 是将横结肠系连于腹后壁的双层腹膜结构，其根部起自结肠右曲，向左沿胰体前缘达结肠左曲。系膜内含有中结肠血管、淋巴管、淋巴结和神经丛等。

4. 乙状结肠系膜 sigmoid mesocolon 是将乙状结肠系连于左下腹的双层腹膜结构，其根部附着于左髂窝和骨盆左后壁。该系膜较长，故乙状结肠活动度较大，易发生肠扭转。

（三）盆腔内的腹膜陷凹

腹膜陷凹主要位于盆腔内，由腹膜在盆腔脏器之间移行转折而成。男性在直肠与膀胱之间有直肠膀胱陷凹（图3-31）。女性在膀胱与子宫之间有一较浅的膀胱子宫陷凹；在直肠与子宫之间有较深的直肠子宫陷凹（又称Douglas腔），与阴道后穹仅隔阴道后壁和腹膜（图3-27）。站立或坐位时，男性的直肠膀胱陷凹和女性的直肠子宫陷凹是腹膜腔的最低点，故腹膜腔的积液多聚集于此，临床上可经直肠穿刺和阴道后穹穿刺以进行诊断和治疗。

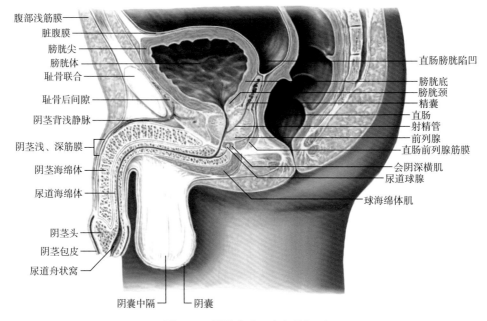

图 3-31   男性盆腔正中矢状切面

 学习小结

1. 舌乳头

分类	分布	形态	功能
丝状乳头	遍布舌背前2/3	色白，丝绒状	一般感觉
菌状乳头	散在丝状乳头之间	色红，呈钝圆形	味觉
轮廓乳头	界沟前方	中央隆起，周围有环状沟	味觉
叶状乳头	舌侧缘后部	叶片状黏膜皱襞	味觉

2. 唾液腺

名称	位置	形状	导管开口位置
腮腺	耳郭前下方	三角形	平对上颌第二磨牙的颊黏膜处
下颌下腺	下颌骨体内侧	卵圆形	舌下阜
舌下腺	舌下襞深面	扁平梭形	舌下阜

3. 咽

分部	位置	结构	交通
鼻咽	鼻腔后方，颅底至软腭后缘之间	咽鼓管咽口	通鼻腔
		咽隐窝	通中耳鼓室
口咽	口腔后方，软腭后缘至会厌上缘之间	扁桃体窝	通口腔
		腭扁桃体	
喉咽	喉的后方，会厌上缘至第6颈椎下缘之间	梨状隐窝	通喉腔
			通食管

4. 食管的生理性狭窄

狭窄	位置	椎骨高度	距中切牙距离（cm）
第一狭窄	与咽相续处	第6颈椎体下缘平面	15
第二狭窄	与左主支气管交叉处	第4、5胸椎之间平面	25
第三狭窄	穿过膈的食管裂孔处	第10胸椎平面	40

5. 十二指肠

分部	位置	结构	长度（cm）
上部	起于幽门至肝门下方	十二指肠球部	5
降部	第1～3腰椎体和胰头的右侧	十二指肠纵襞 十二指肠大乳头 十二指肠小乳头	7～8
水平部	横跨第3腰椎体前方		10
升部	第2腰椎体左侧	十二指肠空肠曲 十二指肠悬韧带	2～3

6. 结肠

分部	位置	结构特点
升结肠	右髂窝至肝右叶下方	形成结肠右曲，无系膜
横结肠	肝右叶下方至脾门下方	形成结肠左曲，有系膜
降结肠	脾门下方至左髂嵴处	无系膜
乙状结肠	左髂嵴处至第3骶椎水平	有系膜

7. 肝的体表投影

部位	右侧腋中线	右锁骨中线	前正中线	左锁骨中线
肝上界	第7肋	第5肋	剑胸结合处	第5肋间隙
肝下界	第10肋	右侧第8、9肋软骨结合处	剑突下3～5cm	

8. 肝外胆道系统

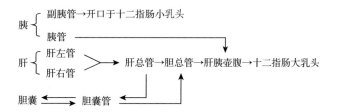

9. 腹膜与脏器的关系

类别	特点	器官
腹膜内位器官	脏器表面几乎都被腹膜包裹的器官	胃、小肠（十二指肠上部、空肠、回肠）、盲肠、阑尾、横结肠、乙状结肠、脾、卵巢和输卵管等
腹膜间位器官	脏器表面大部分被腹膜包裹的器官	肝、胆囊、升结肠、降结肠、子宫、膀胱和直肠上段等
腹膜外位器官	仅有一面被腹膜覆盖的器官	肾、肾上腺、输尿管，十二指肠降部、水平部和升部，直肠中、下段及胰

10. 阑尾和胆囊底的体表投影

阑尾：脐与右髂前上棘连线的中、外1/3交界处，又称麦氏点（McBurney点）。

胆囊底：右侧腹直肌外侧缘（或右锁骨中线）与右肋弓相交处。

思考题

1. 试述咽的形态、位置，咽腔的分部、主要结构及各部的交通。
2. 试述胃的位置、形态和分部。
3. 试述直肠的位置、毗邻、形态和结构。
4. 试述肛管内腔的主要结构。
5. 试述肝的位置与形态结构。
6. 试述胆汁的产生部位和排入消化管的途径。
7. 试述盆腔腹膜陷凹的构成及意义。

（王怀福）

第三章思考题参考答案　　　　　第三章PPT

第四章 呼 吸 系 统

学习目标

1. 掌握 呼吸系统的组成和上、下呼吸道的划分；鼻旁窦名称及其开口位置；喉的位置、喉软骨名称及喉腔的分部；气管的位置及左、右主支气管特点；肺的形态、结构和位置；胸膜及胸膜腔的概念、分部和胸膜隐窝。

2. 熟悉 固有鼻腔黏膜分部；喉的结构与软骨连结；纵隔的概念及分部。

3. 了解 外鼻的结构；喉肌的名称及功能；肺内支气管和肺段；纵隔各部器官组成；肺和胸膜的体表投影。

呼吸系统 respiratory system 由肺外呼吸道和肺组成（图4-1）。其主要功能是从外界吸入氧，呼

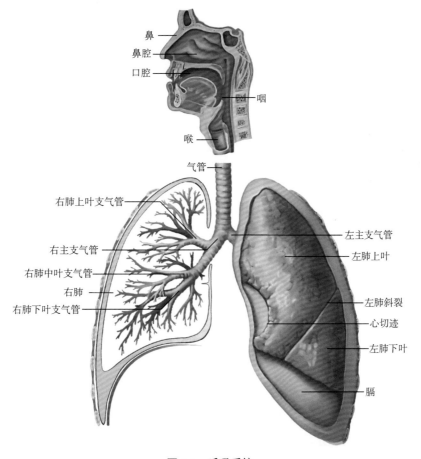

鼻
鼻腔
口腔
咽
喉
气管
右肺上叶支气管
右主支气管
右肺中叶支气管
右肺
右肺下叶支气管
左主支气管
左肺上叶
左肺斜裂
心切迹
左肺下叶
膈

图4-1 呼吸系统

出二氧化碳，进行气体交换。此外，鼻还兼有嗅觉功能，喉还兼有发音功能。肺外呼吸道包括鼻、咽、喉、气管和主支气管。肺由肺实质和肺间质组成，前者包括肺内各级支气管和肺泡；后者包括结缔组织、血管、淋巴管、淋巴结和神经等。呼吸道是与外环境之间的气体交换部，包括肺外呼吸道和肺内各级支气管，临床上常把鼻、咽、喉称为上呼吸道，把气管和各级支气管称为下呼吸道。肺是与血液循环之间的气体交换部，由肺泡与其周围丰富的毛细血管之间完成气体交换，进而通过血液循环运输至全身。

第一节　肺外呼吸道

一、鼻

鼻 nose 既是呼吸道的门户，又是嗅觉器官，还可辅助发音，包括外鼻、鼻腔和鼻旁窦三部分。

（一）外鼻

外鼻 external nose 呈三棱锥形，位于面部中央，由鼻骨和软骨作支架，外覆皮肤，内衬黏膜。外鼻上部位于两眶之间，与额相连，较狭窄，称为鼻根，向下延伸为隆起的鼻背，外鼻前下端突出部分称鼻尖，鼻尖两侧的弧形扩大称鼻翼。当呼吸困难时，可见鼻翼扇动。鼻尖和鼻翼处皮肤含丰富的皮脂腺和汗腺，是痤疮及酒糟鼻的好发部位。

（二）鼻腔

鼻腔 nasal cavity 由骨和软骨及其表面被覆的黏膜和皮肤构成，位于呼吸道起始部，是顶部窄、底部宽、前后狭长的腔隙。鼻腔借鼻中隔分为左、右两腔。向前经鼻孔通外界，向后经鼻后孔通鼻咽部。鼻腔皮肤与黏膜交界处的弧形隆起称鼻阈，每侧鼻腔以鼻阈为界，可分为前下部的鼻前庭和后上部的固有鼻腔。

1. 鼻前庭 nasal vestibule　为鼻腔前下方，鼻尖和鼻翼内面较为扩大的部分。表面由皮肤覆盖，生有鼻毛，可以滤过空气中的尘埃。由于该处缺乏皮下组织，皮肤与软骨膜紧密相贴，故发生炎症或疖肿时，疼痛较为剧烈。

2. 固有鼻腔 nasal cavity proper　位于鼻阈与鼻后孔之间，是鼻腔的主要部分，由骨性鼻腔覆以黏膜构成。每侧鼻腔有底、顶和内、外侧壁。鼻腔底为腭，与口腔相邻；鼻腔顶为颅前窝中部的筛板，较薄弱，骨折时脑脊液或血液可经鼻腔流出；鼻腔内侧壁即鼻中隔，由骨鼻中隔（筛骨垂直板和犁骨）及鼻中隔软骨被覆黏膜而成。鼻中隔多偏向一侧，轻微偏向左侧者多见，偏曲严重时可出现鼻塞、鼻出血等症状者，称鼻中隔偏曲。鼻中隔前下部为易出血区，又称利特尔（Little）区，此区黏膜下有丰富的毛细血管丛，且位置表浅，外伤或空气干燥时易破裂出血，90%的鼻出血均发生于此。鼻腔外侧壁形态结构复杂，自上而下有卷曲的上鼻甲、中鼻甲和下鼻甲突向鼻腔，各鼻甲下方相应的裂隙分别称为上鼻道、中鼻道和下鼻道（图4-2）。上鼻道和中鼻道有鼻旁窦的开口，下鼻道的前部有鼻泪管的开口。

固有鼻腔的黏膜根据其结构和功能的不同，分为嗅区和呼吸区两部分。嗅区位于上鼻甲和与其相对的鼻中隔及二者上方鼻腔顶部的区域，呈黄红色，被覆的黏膜富含嗅细胞，能感受嗅觉刺激。呼吸区为嗅区以外的部分，黏膜上皮有纤毛，黏膜内富含血管和黏液腺，对吸入的空气起净化、加温及湿润作用。

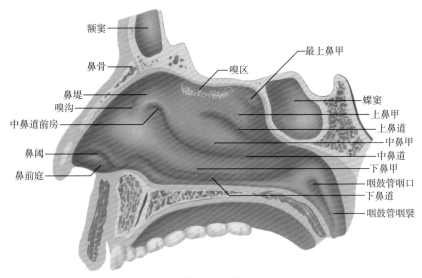

图4-2 鼻甲与鼻道（右侧）

（三）鼻旁窦

鼻旁窦 paranasal sinus 又称副鼻窦，由骨性鼻旁窦衬以黏膜构成，包括额窦、上颌窦、筛窦和蝶窦共四对，分别位于其同名颅骨内（图4-3、图4-4，见图2-34、图2-36）。鼻旁窦可调节吸入空

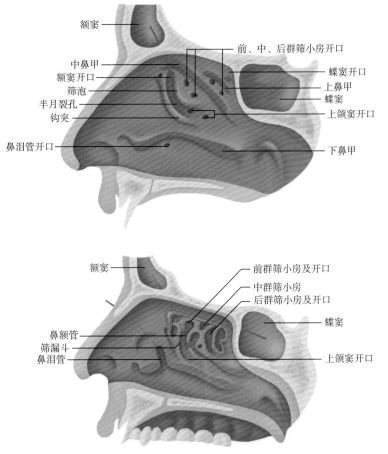

图4-3 鼻旁窦的开口（上、中、下鼻甲及筛骨迷路内侧壁切除）

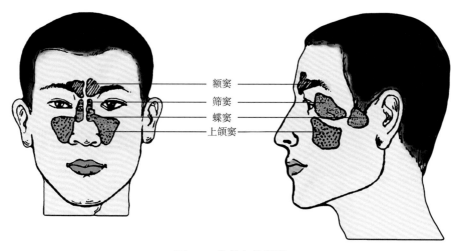

图4-4　鼻旁窦的投影

气的温度和湿度，并对发音起共鸣作用。由于鼻旁窦的黏膜与鼻腔的黏膜相延续，故鼻腔的炎症可蔓延至窦内引起鼻旁窦炎。

二、咽

参见第三章第二节相关内容。

三、喉

（一）喉的位置

喉larynx既是呼吸管道，又是发音器官。位于颈前部正中，借喉口通喉咽部，向下接气管。成人喉位于第3～6颈椎前方，女性和小儿略高，老年人略低。上界为会厌上缘，下界为环状软骨下缘。由于喉与舌骨和咽紧密相连，故喉的活动性较大，可随吞咽或发音而上下移动。喉的前面被皮肤、浅筋膜、深筋膜和舌骨下肌群所覆盖，后方与喉咽部相邻，两侧为颈部的大血管、神经和甲状腺左、右侧叶。

（二）喉的结构

喉是以喉软骨为支架，以软骨间关节和韧带为连结，表面附着喉肌，内衬黏膜构成的复杂管状器官。

1. 喉软骨 laryngeal cartilage　主要包括不成对的甲状软骨、环状软骨、会厌软骨和成对的杓状软骨。

（1）甲状软骨thyroid cartilage　是最大的喉软骨，位于舌骨的下方、环状软骨的上方，构成喉的前壁和外侧壁。甲状软骨由左、右对称的两块方形软骨板构成，两软骨板前缘融合处称前角，前角上端向前突出称喉结，在成年男性尤为明显。喉结上方有呈"V"形的切迹，称上切迹。两软骨板后缘游离，向上、下各发出一对突起，分别称为上角和下角。上角借韧带与舌骨相连，下角与环状软骨构成环甲关节（图4-5）。

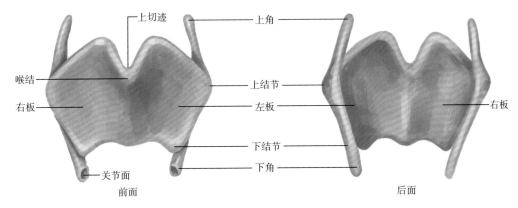

图4-5　甲状软骨

（2）环状软骨cricoid cartilage　形似指环，是唯一呈完整环形的喉软骨，位于甲状软骨的下方，构成喉的底座，向下接气管。其前部低窄呈弓形，称环状软骨弓，其下缘平对第6颈椎体下缘，是颈部重要分界标志之一；后部高宽呈板状，称环状软骨板（图4-6）。

环状软骨是完整的软骨环，可支撑呼吸道，对保持呼吸道的通畅有重要作用，损伤后可造成喉狭窄。

（3）杓状软骨arytenoid cartilage　是成对的喉软骨，左右各一，位于环状软骨板上方，近似三棱锥形，尖朝上，底朝下，底与环状软骨板上缘形成环杓关节。杓状软骨底有两个突起，向前的突起，称声带突，有声韧带附着；向外侧的突起，称肌突，大部分喉肌附着于此。

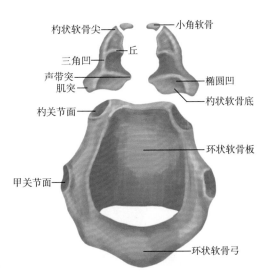

图4-6　环状软骨和杓状软骨（前面）

（4）会厌软骨epiglottic cartilage　上宽下窄，形似树叶，其上端斜向后上，游离于喉口上方，下端借韧带连于甲状软骨前角的后面。会厌软骨被覆黏膜而构成会厌，吞咽时，喉上提，会厌封闭喉口，防止食物误入喉腔。

2. 喉的连结　喉软骨的连结包括关节和膜性连结两种。关节有环甲关节和环杓关节，膜性连结主要有甲状舌骨膜、方形膜和弹性圆锥（图4-7、图4-8）。

（1）环甲关节cricothyroid joint　由环状软骨板侧面的关节面与甲状软骨下角构成，在喉肌的牵拉下可使甲状软骨绕冠状轴做前倾和复位的运动，甲状软骨前倾时使声带紧张，甲状软骨复位时使声带松弛。

（2）环杓关节cricoaretenoid joint　由环状软骨板上缘的关节面与杓状软骨底构成，在喉肌的牵拉下可使杓状软骨绕垂直轴做旋转运动，杓状软骨旋内时两侧声带突同时向内侧移动，从而使声门缩小，杓状软骨旋外时两侧声带突同时向外侧移动，从而使声门开大。

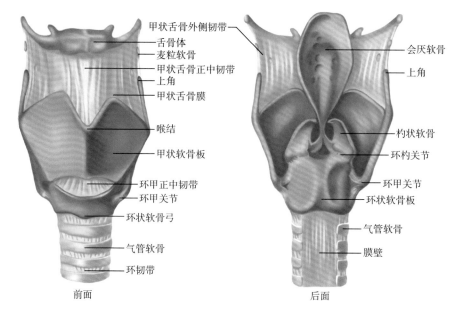

前面　　　　　　　　　　　　　　后面

图4-7　喉软骨的连结

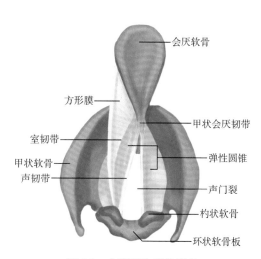

图4-8　方形膜和弹性圆锥

（3）甲状舌骨膜thyrohyoid membrane　是连于甲状软骨上缘与舌骨之间的结缔组织膜，其中部增厚称甲状舌骨正中韧带。

（4）方形膜 quadrangular membrane　又称杓会厌膜，呈斜方形，自甲状软骨前角后面和会厌软骨两侧缘，向后附着于杓状软骨前内侧缘。其下缘游离称前庭韧带，是前庭襞的基础。

（5）弹性圆锥conus elasticus　为弹性纤维组成的膜性圆锥状结构，又称环甲膜或环声膜（图4-7、图4-8）。起于甲状软骨前角内面，呈扇形向后、向下附着于环状软骨上缘和杓状软骨声带突。其上缘游离增厚，前端连接甲状软骨前角后面，后端连接杓状软骨声带突，形成一对韧带，称声韧带，是发音的主要结构。弹性圆锥前部较厚，称环甲正中韧带。急性喉阻塞来不及进行气管切开时，可在此穿刺或切开，以建立暂时的通气道来挽救患者生命。

3. 喉肌 muscles of larynx　属骨骼肌，分为喉外肌和喉内肌。喉外肌主要有环甲肌，起于环状软骨弓前外侧面，止于甲状软骨下角和下缘，作用是使喉上升或下降，紧张并拉长声带。喉内肌附着于喉软骨间（图4-9～图4-11），作用是通过运动喉的关节和软骨，紧张或松弛声带，调节声门裂大小及喉口的开合等，控制发音的强弱和调节声调的高低。喉内肌的名称、起止和作用见表4-1。

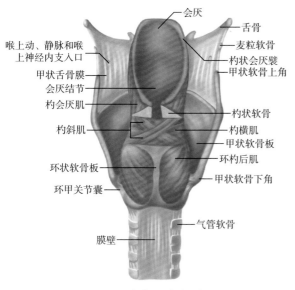

图 4-9　喉内肌（后面）

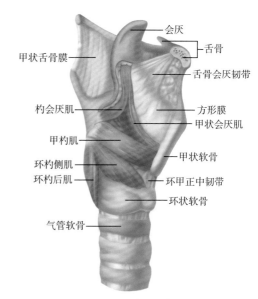

图 4-10　喉内肌（侧面）

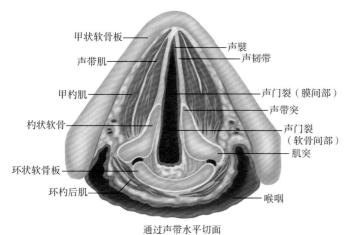

通过声带水平切面

图 4-11　声门裂

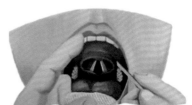

喉镜下平静呼吸状态

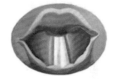

喉镜下发高音呼吸状态

表 4-1　喉内肌的名称、起止和作用

名称	起点	止点	作用
环杓后肌	环状软骨板后面	杓状软骨肌突	开大声门、紧张声韧带
环杓侧肌	环状软骨弓上缘和外面	杓状软骨肌突	缩小声门裂
杓横肌	肌束横行连于两侧杓状软骨的后面		缩小声门裂和喉口
杓斜肌	杓状软骨肌突	对侧杓状软骨尖	缩小喉口和声门裂
环甲肌	环状软骨弓前外侧面	甲状软骨下缘	紧张声韧带
甲杓肌	甲状软骨前角的后面	杓状软骨声带突	松弛声韧带、缩小声门裂

4. 喉腔 laryngeal cavity（图 4-12）　是由喉软骨、喉的连结、喉肌和喉黏膜共同围成的腔隙，其内面黏膜与咽和气管黏膜相连续。喉腔位于喉口至环状软骨下缘之间，向上经喉口与咽相通，向下通气管。

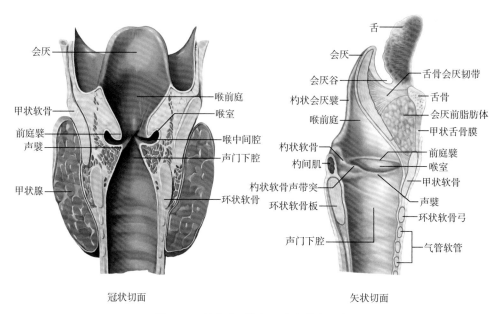

冠状切面　　　　　　　　　　　　　矢状切面

图 4-12　喉腔（冠状切面和矢状切面）

在喉腔的两侧壁上，有上、下两对呈矢状位的黏膜皱襞，上方的一对称前庭襞，活体呈粉红色；下方的一对称声襞，活体颜色较苍白，比前庭襞更为突向喉腔。声襞内含声韧带和声带肌，三者合称声带，与发音有关。两侧前庭襞之间的裂隙称前庭裂，两侧声襞及杓状软骨基底部之间的裂隙称声门裂，是喉腔最狭窄的部位。声门裂前 2/3 称膜间部，与发音有关，为喉癌的好发部位；后 1/3 称软骨间部，是喉结核的好发部位。

喉腔借前庭襞和声襞分为喉前庭、喉中间腔和声门下腔三部分。喉前庭是前庭襞以上的部分；喉中间腔是前庭襞和声襞之间的部分，喉中间腔向两侧突出的隐窝称喉室；声门下腔是声襞以下的部分。声门下腔的黏膜下组织较疏松，炎症时易发生水肿。婴幼儿的喉腔较狭小，喉水肿时容易引起喉阻塞，导致呼吸困难。

四、气管和主支气管

（一）气管

气管 trachea 上端起自环状软骨下缘（平对第 6 颈椎体下缘）与喉相连，下端至胸骨角平面（平对第 4 胸椎体下缘）分为左、右主支气管，分叉处称气管杈，气管杈内面有一向上突出呈矢状位的半月形隆嵴，称气管隆嵴，常略偏向左侧，是支气管镜检查时定位气管分叉的标志（图 4-13）。

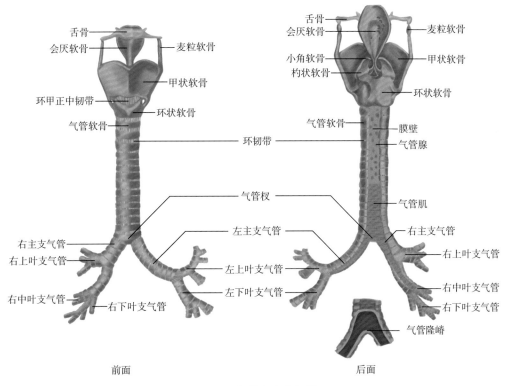

图 4-13 气管和主支气管

气管由气管软骨、平滑肌、结缔组织和黏膜构成。气管软骨为缺口向后的"C"形透明软骨，有14～17个，各软骨环以结缔组织和平滑肌相连。气管软骨后壁缺口由膜壁（由纤维结缔组织和平滑肌构成）封闭。

根据行程和位置，以胸廓上口为界，气管可分为颈段和胸段。气管颈段自第6颈椎体下缘至颈静脉切迹，位置较浅，易触及。在第2～4气管软骨环前方有甲状腺峡部，两侧与颈部大血管和甲状腺左、右侧叶相邻，后方紧贴食管。临床急救常在第3～5气管软骨处沿正中线行气管切开术。气管胸段较长，位于后纵隔内，前方有胸腺、左头臂静脉和主动脉弓，后方仍紧贴食管。

（二）主支气管

主支气管 principal bronchus 是气管的第一级分支，左、右各一。左主支气管位于气管杈至左肺门之间，细而长，走向较水平，通常有7～8个软骨环；右主支气管位于气管杈至右肺门之间，粗而短，走向较陡直，通常有3～4个软骨环。故气管异物多坠入右主支气管。

第二节　肺

肺 lung 是进行气体交换的器官，表面较光滑润泽，质地较软、呈海绵状，富有弹性。健康成年男性两肺的空气容量为5000～6500ml，女性则小于男性。婴幼儿肺呈淡红色，随着年龄增长，空气中的尘埃不断吸入并沉积于肺内，故成人的肺可变为暗红或深灰色，老年人或长期吸烟者的肺可呈蓝黑色，表面可见若干蓝黑色斑。肺内各级支气管含大量管腔，呈海绵状，充满气体，质量较轻，可浮水不沉。胎儿及未经呼吸的初生儿的肺质实而重，入水则沉，可据此鉴别新生儿是否为宫内死亡。

一、肺的位置和形态

肺位于胸腔内，左、右各一，分居纵隔的两侧，下面借膈与腹腔器官相隔。因心脏位置偏左，左肺狭而长；因膈下有肝，右肺宽而短。肺大致呈半圆锥形，有一尖、一底、两面和三缘（图4-14）。

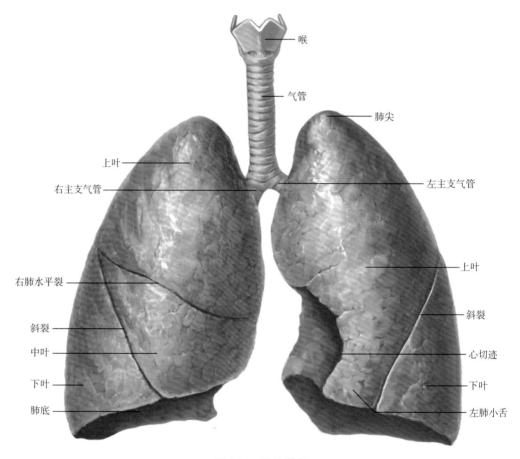

喉
气管
肺尖
上叶
右主支气管
左主支气管
上叶
右肺水平裂
斜裂
斜裂
中叶
心切迹
下叶
下叶
肺底
左肺小舌

图4-14　肺的形态

肺尖为肺的上端，呈钝圆形，经胸廓上口向上突入颈根部，高出锁骨内侧段上方2～3cm，故可在此处进行肺尖部的听诊。在锁骨上方行针刺或臂丛阻滞麻醉时，要避免刺伤肺尖造成气胸。

肺底为肺的下面，位于膈的上面，向上凹陷，又称膈面。

肋面即肺的外侧面，广阔隆凸，与胸壁相邻，贴近肋和肋间隙。纵隔面即肺的内侧面，毗邻纵隔，其中央椭圆形凹陷处称肺门，有主支气管、肺动脉、肺静脉、淋巴管和神经等出入，这些出入肺门的结构被结缔组织包绕构成肺根。

肺的前缘为肋面与纵隔面在前方的转折移行处，较薄而锐利。右肺前缘自上而下近于垂直，左肺前缘下部因心脏位置影响有一明显弧形切迹，称心切迹，其下方向内下的舌状突起称左肺小舌。肺的后缘是肋面与纵隔面在后方的转折移行处，较圆钝，贴于脊柱两侧。肺的下缘是肋面与膈面的移行处，以及纵隔面与膈面的移行处，其位置随呼吸运动而变化。

肺借叶间裂分叶，左肺被自后上斜向前下的斜裂分为上、下两叶。右肺除有斜裂外，其上方还有一条水平裂，故右肺被斜裂和水平裂分为上、中、下三叶。

二、肺内支气管和支气管肺段

在肺门处，左、右主支气管分出的第二级分支称肺叶支气管，左肺有上、下叶支气管，右肺有上、中、下叶支气管。肺叶支气管入肺叶后，再分为肺段支气管，进而呈树枝状反复分支，越分越细，支气管分支可达23～25级，最后连于肺泡，形状如树，称为支气管树（图4-15）。一侧肺中肺泡的数量可达约3亿个，肺泡具有气体交换功能。

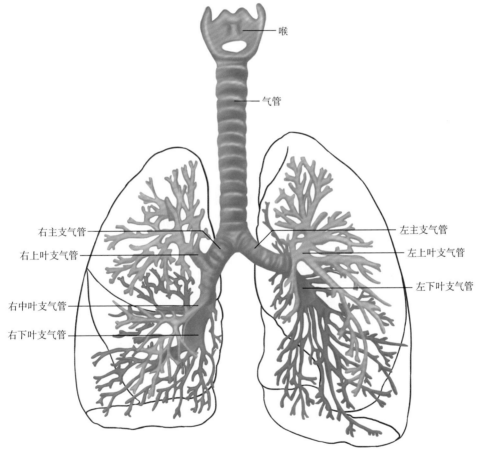

喉

气管

右主支气管
右上叶支气管

右中叶支气管

右下叶支气管

左主支气管
左上叶支气管

左下叶支气管

图4-15 支气管树的整体观

每一个肺段支气管及其分支和它们所属的肺组织构成一个支气管肺段，简称为肺段。一般左、右肺各分为10个肺段，有时左肺因出现共干支气管而致左肺也可分为8个肺段。肺段呈圆锥形，尖朝向肺门，底朝向肺的表面。由于支气管肺段的结构和功能相对独立，如病变范围较局限，可进行以肺段为单位的局部手术切除，以最大程度地保留正常的肺结构和功能。

第三节　胸膜和纵隔

一、胸　　膜

胸膜 pleura 是贴覆于胸壁内面和肺表面的一层浆膜。依据贴覆部位不同，可分为壁胸膜和脏胸膜两部分。

（一）壁胸膜

壁胸膜根据所覆盖的部位可分为4个部分，即肋胸膜、膈胸膜、纵隔胸膜和胸膜顶。肋胸膜紧贴于胸壁内面，前缘达胸骨后方转向后移行为纵隔胸膜，后缘达脊柱两侧转向前移行为纵隔胸膜，下缘移行为膈胸膜，上部突至胸廓上口平面以上移行为胸膜顶；膈胸膜覆盖于膈的上面，与膈紧密相贴，不易剥离；纵隔胸膜贴于纵隔的两侧面，其中部包绕肺根移行于脏胸膜；胸膜顶是由肋胸膜和纵隔胸膜向上延续覆盖于肺尖上方的部分，向上突出胸廓上口伸向颈根部，其最高点高出锁骨内侧段上方2～3cm。

（二）脏胸膜

脏胸膜紧贴于肺的表面并伸入叶间裂内，在肺根处移行为纵隔胸膜。脏胸膜与肺实质紧密相连构成肺的外膜，故又称肺胸膜。

（三）胸膜腔

壁胸膜与脏胸膜在肺根处相互移行，在两肺周围各形成一个完全封闭的潜在性腔隙，称胸膜腔。胸膜腔左、右各一，互不相通，呈负压。各种原因导致胸膜腔的负压被破坏，都会引起气胸。胸膜腔内仅有少量浆液，可减少呼吸时胸膜间的摩擦。

在壁胸膜相互移行转折处，胸膜腔会存在一些潜在的间隙，即使在深吸气时，肺的边缘也不能伸入其内，这些间隙称为胸膜隐窝。其中最大、最重要的为肋膈隐窝，由肋胸膜与膈胸膜反折处形成，呈半环形，是胸膜腔的最低部位。直立或半卧位时，胸腔积液常积聚于此。

（四）胸膜和肺的体表投影

1. 胸膜的体表投影　即壁胸膜各部相互转折移行处形成的胸膜转折线在体表的投影位置（图4-16）。肋胸膜前缘与纵隔胸膜前缘转折处构成胸膜前界，两侧胸膜前界均起胸膜顶，自锁骨内侧段上方2～3cm处，斜向内下方，经胸锁关节后方至胸骨柄后面，约在胸骨角水平，左右胸膜前界靠拢，右胸膜前界由此沿前正中线稍偏左垂直下行，至右侧第6胸肋关节处转向右下，移行于右胸膜下界；左胸膜前界垂直下行至左侧第4胸肋关节处开始沿左肺心切迹走行弯向左下，至左侧第6肋软骨中点处移行于左胸膜下界。两侧胸膜前界在胸骨角平面以上和第4胸肋关节以下相距较远，形成两个三角形无胸膜区，分别称为胸腺区和心包区。临床上经左侧剑肋角在心包区范围内行心包穿刺术可避免损伤胸膜，避免引起气胸意外。

肋胸膜下缘与膈胸膜转折处构成胸膜下界。右侧胸膜下界起自第6胸肋关节后方，左侧胸膜下界起自第6肋软骨后方，两侧均斜向外下方，在锁骨中线与第8肋相交，在腋中线与第10肋相交，在肩胛线与第11肋相交，在接近后正中线处平第12胸椎棘突。

2. 肺的体表投影　肺前缘的体表投影与胸膜前界基本一致（图4-16），左侧肺前缘在第4胸肋关节以上与右侧肺前缘一致，向下则转向外侧，最远可离前正中线约5cm，构成心切迹。两肺下缘的体表投影基本相同，两侧均斜向外下，一般比两侧胸膜下界高两个肋的距离。在锁骨中线与第6肋相交，在腋中线与第8肋相交，在肩胛线与第10肋相交，最后在后正中线两侧平第10胸椎棘突。

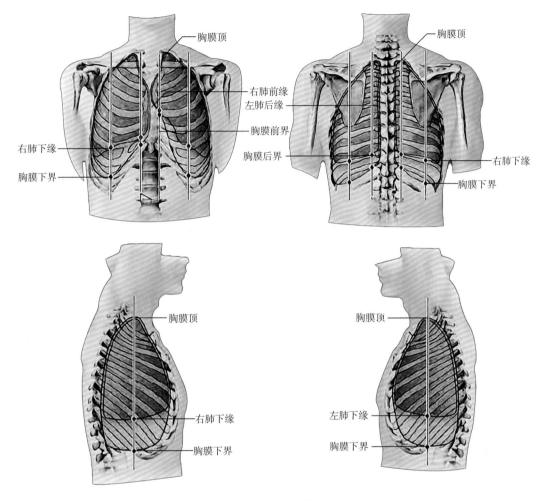

图4-16 胸膜与肺的体表投影

二、纵　　隔

　　纵隔mediastinum是左右两侧纵隔胸膜之间所有器官和组织结构的总称。纵隔位于胸腔中稍偏左，呈矢状位，上窄下宽。纵隔前界为胸骨，后界为脊柱胸段，两侧为纵隔胸膜，上界为胸廓上口，下界为膈。

　　通常以胸骨角平面（平对第4胸椎体下缘）分为上纵隔和下纵隔。下纵隔又以心包为界分为前纵隔、中纵隔和后纵隔（图4-17）。

　　上纵隔内主要有胸腺、左右头臂静脉、上腔静脉、膈神经、迷走神经、喉返神经、主动脉弓及其三大分支、食管、气管、胸导管和淋巴结等。前纵隔位于胸骨与心包前壁之间，其内仅有少量结缔组织和淋巴结。中纵隔位于前、后纵隔之间，其内主要有心包、心和出入心的大血管根部

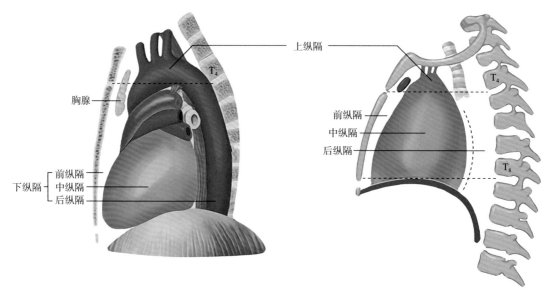

图 4-17　纵隔分部示意图

及淋巴结等。后纵隔位于心包后壁与脊柱之间，其内主要有胸主动脉、奇静脉及其属支、气管杈及左右主支气管、食管、胸导管、迷走神经、胸交感干和淋巴结等。

 学习小结

1. 喉软骨

名称	数目	形态特点	结构
甲状软骨	1	体积最大	前角、喉结、上角、下角
环状软骨	1	唯一完整的环形	环状软骨弓、环状软骨板
杓状软骨	2	成对	肌突、声带突
会厌软骨	1	上宽下窄	

2. 左、右主支气管的区别

名称	管径	长度	走行
左主支气管	较细	较长	走向较水平
右主支气管	较粗	较短	走向较垂直

3. 左、右肺的区别

名称	形态	前缘	分叶
左肺	窄而长	前缘下部有心切迹，切迹下方有左肺小舌	被斜裂分为上、下两叶
右肺	宽而短	近于垂直	被斜裂和水平裂分为上、中、下三叶

4.肺下缘和胸膜下界的体表投影

名称	锁骨中线	腋中线	肩胛线	接近脊柱处
肺下缘	第6肋	第8肋	第10肋	平第10胸椎棘突
胸膜下界	第8肋	第10肋	第11肋	平第12胸椎棘突

思考题

1. 试述固有鼻腔内、外侧壁的结构及鼻旁窦的开口部位。
2. 气管异物多坠入哪侧主支气管？为什么？
3. 试述肺的位置和形态。
4. 什么叫肋膈隐窝？有何临床意义？
5. 什么是纵隔？纵隔是如何分区的？各区内的主要结构有哪些？

（杨　光）

第四章思考题参考答案　　　　第四章PPT

第五章 泌尿系统

学习目标

1. 掌握　泌尿系统的组成，肾的形态、位置与肾的内部结构，输尿管的分段及狭窄，膀胱的形态、膀胱三角的构成和特点，女性尿道的特点。
2. 熟悉　泌尿系统的主要功能，肾的毗邻，膀胱的位置。
3. 了解　肾的被膜，输尿管的位置和毗邻，膀胱壁的结构，女性尿道的位置及尿道外口的开口部位。

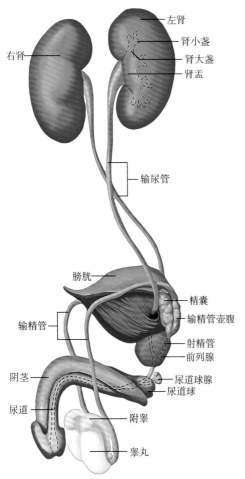

图5-1　男性泌尿、生殖系统

泌尿系统 urinary system 由肾、输尿管、膀胱及尿道组成（图5-1）。肾产生的尿液出肾后，经输尿管输送至膀胱暂时储存，至一定量时可产生尿意，通过膀胱收缩，经尿道排出体外。其主要功能是排出机体在新陈代谢中产生的废物（如尿素、尿酸）和多余的水分等，从而调节体液中某些物质的浓度，维持电解质平衡，保持机体内环境的平衡和稳定，保证新陈代谢的正常进行。此外，肾还有内分泌功能，可产生如肾素、促红细胞生成素等多种生物活性物质，对机体的生理功能起重要调节作用。

第一节　肾

一、肾的形态

肾kidney为成对的实质性器官，形似蚕豆，新鲜时呈红褐色，质地柔软，表面光滑。成人肾的重量为120～150g。肾分为上、下端，前、后面和内、外侧缘。上端宽而薄，下端窄而厚。前面较凸，后面较平。外侧缘隆凸，内侧缘中部凹陷称肾门，是肾盂及肾的血管、神经、淋巴管等出入的部位。通过肾门的结构被结缔组织包裹成束，称肾蒂。肾蒂内各结构的排列关系，自前向后依次为肾静脉、肾动脉、肾盂；自上向下依次为肾动脉、肾静脉、肾盂。由于下腔静脉靠近右肾，故右肾蒂较左肾蒂短。由肾门伸入肾内的腔隙称肾窦，主要容纳肾盂、肾盏及肾的神经、血管与脂肪组织等（图5-2）。

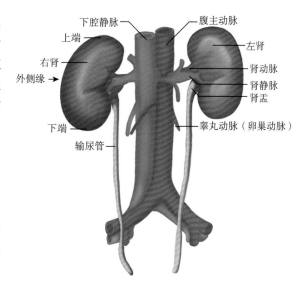

图5-2 肾与输尿管（前面）

二、肾的位置和毗邻

肾是腹膜外位器官，位于腹腔后上部，左、右各一，呈"八"字形分列于脊柱的两侧（图5-3）。成人的左肾平第11胸椎下缘至第2腰椎下缘；右肾比左肾约低半个椎体高度，在第12胸椎上缘至第3腰椎上缘之间（图5-4）。在两肾后方，左、右第12肋分别斜过左肾的中部和右肾的上部。肾门平第1腰椎体，距正中线约5cm。临床上常将竖脊肌外侧缘与第12肋相交的区域称肾区（又称脊肋角），肾患某些疾病时，叩击或触压此区可引起疼痛。

肾的位置因年龄、性别和个体差异而不同。女性肾略低于男性，儿童肾低于成人。肾的位置也可随呼吸运动而有轻度的上、下移动。

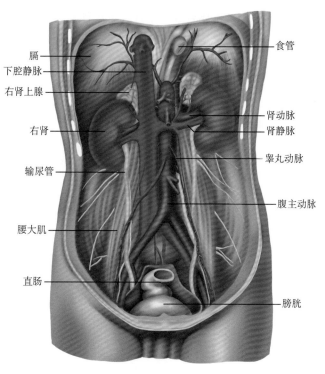

图5-3 肾的位置

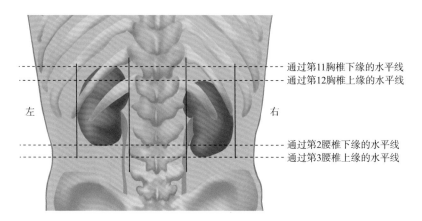

通过第11胸椎下缘的水平线
通过第12胸椎上缘的水平线

左

右

通过第2腰椎下缘的水平线
通过第3腰椎上缘的水平线

图5-4 肾与肋骨、椎骨的位置关系（后面观）

三、肾的内部结构

在肾的冠状切面上（图5-5），肾实质分为肾皮质renal cortex和肾髓质renal medulla。肾皮质主要位于肾实质的浅层，但有些部位可向深部突入肾髓质之间，形成肾柱。肾皮质厚0.5～1.5cm，富含血管，新鲜标本呈红褐色，主要由肾小体和肾小管组成。肾髓质位于肾皮质的深部，血管较少，色淡红，主要由15～20个肾锥体构成。肾锥体在切面上呈三角形，底朝向皮质，尖端钝圆，称肾乳头，伸向肾窦。有时2～3个肾锥体合成一个肾乳头。肾乳头上有许多小孔称乳头孔，肾脏生成的尿液由此排入肾小盏。

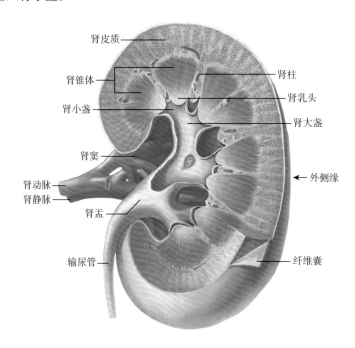

肾皮质

肾锥体

肾小盏

肾窦

肾动脉
肾静脉

肾盂

输尿管

肾柱

肾乳头

肾大盏

外侧缘

纤维囊

图5-5 右肾的冠状切面（后面观）

肾窦内的膜状管道由包绕肾乳头的肾小盏开始，向肾门方向走行，并依次汇合成肾大盏及呈扁漏斗形的肾盂。每肾有7～8个肾小盏，2～3个肾大盏，1个肾盂。肾盂出肾门后行向下方，至第2腰椎体上缘高度移行为输尿管。

四、肾的被膜

肾的外面包有3层被膜，由内向外依次为纤维囊、脂肪囊和肾筋膜（图5-6）。

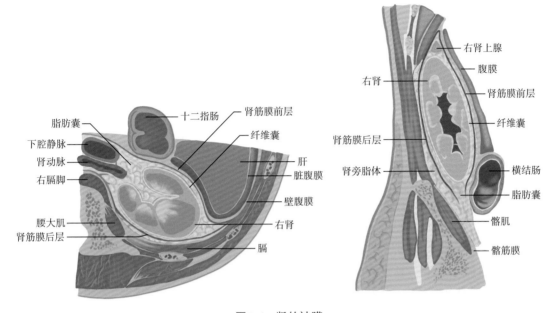

图5-6 肾的被膜

（一）纤维囊

纤维囊主要由致密结缔组织和弹性纤维构成。质薄而坚韧，覆盖于肾表面。正常情况下，纤维囊与肾表面连接疏松，易于剥离，但在某些病理状态时，可与肾表面粘连。肾外伤或部分切除时，应缝合此膜。

（二）脂肪囊

脂肪囊是包裹在肾及肾上腺周围的脂肪组织，并在肾门处延入肾窦内，填充肾窦内管道之间的空隙。脂肪囊对肾有保护和支持作用。临床上做肾囊封闭时，即将药液注入此囊内。

（三）肾筋膜

肾筋膜位于脂肪囊之外，分为前、后两层，包裹肾及肾上腺。两层肾筋膜在肾上腺上方和肾外侧缘愈着，在肾下方分开，其间有输尿管通过。在肾内侧，肾筋膜前层紧贴腹主动脉和下腔静脉前面越过，与对侧肾筋膜前层相连；后层与腰大肌筋膜相融合。自肾筋膜深面发出许多结缔组织小束，穿脂肪囊连至纤维囊，起固定作用。当发生肾周围积脓时，脓液易沿肾筋膜开放处向下蔓延。

· 肾的被膜、肾蒂、肾周围器官、腹膜及腹内压等因素对维持肾的正常位置起重要作用。

第二节 输 尿 管

输尿管 ureter 位于腹膜的后方，为成对细长的肌性管道，管壁内平滑肌发达，有利于推送尿液下输膀胱。成人输尿管长 20～30cm，起于肾盂下端，终于膀胱。根据输尿管的行程，由上向下可依次分为腹部、盆部和壁内部 3 部（图 5-3）。

一、输尿管的行程和毗邻

输尿管腹部在第 2 腰椎体上缘高度与肾盂相连，沿腰大肌前面下行，至小骨盆上口缘，左输尿管越过左髂总动脉末端的前方，右输尿管越过右髂外动脉起始处的前方。

输尿管盆部自小骨盆上口缘向下，男性输尿管沿盆侧壁弯曲向前内下，经输精管后外方交叉至膀胱底；女性输尿管在子宫颈外侧约 2.5cm 处，经子宫动脉后下方交叉而过，向下内达膀胱底。

输尿管壁内部长约 1.5cm，在膀胱底外上角处，向内下斜穿膀胱壁，以输尿管口开口于膀胱。膀胱空虚时，两输尿管口间距约 2.5cm。膀胱充盈时，内压升高引起壁内部管腔闭合，阻止尿液由膀胱向输尿管逆流。由于输尿管的蠕动，尿液仍可不断地流入膀胱。

二、输尿管的狭窄

输尿管全长有 3 处狭窄：上狭窄位于输尿管起始处，即与肾盂移行的部位，口径约 0.2cm；中狭窄位于小骨盆上口，输尿管跨过髂血管处，口径约 0.3cm；下狭窄位于膀胱壁内，口径为 0.1～0.2cm。这些狭窄是尿路结石容易嵌顿的部位。

第三节 膀 胱

膀胱 urinary bladder 是储存尿液的囊状肌性器官，其形状、大小、位置及壁的厚度均随尿液充盈程度和年龄不同而变化。一般情况下，成人的膀胱容量为 300～500ml，最大可达 800ml，新生儿的膀胱容量约为成人的 1/10，老年人因膀胱肌张力降低而容量增大，女性的膀胱容量小于男性。

一、膀胱的形态

空虚的膀胱近似锥体形，分为尖、体、底、颈 4 部（图 5-7），各部间无明显界线。膀胱尖细小，朝向前上方。膀胱底朝向后下，其上外侧角处有左、右输尿管斜穿膀胱壁。膀胱体位于膀胱尖与膀胱底之间。膀胱颈位于膀胱最下部，与前列腺（男）或尿生殖膈（女）相邻。

二、膀胱的位置和毗邻

成人的膀胱位于盆腔内，居耻骨联合的后方。膀胱空虚时，其上界不超过耻骨联合上缘。充盈后，膀胱体积增大，变为卵圆形，超出耻骨联合上缘，此时由腹前壁折向膀胱上面的腹膜随之上移，膀胱前下壁直接与腹前壁相贴。临床上，让患者憋尿后，在耻骨联合上缘经腹前壁进行膀胱穿刺或手术，可不经腹膜腔而直达膀胱，避免伤及腹膜和污染腹膜腔。

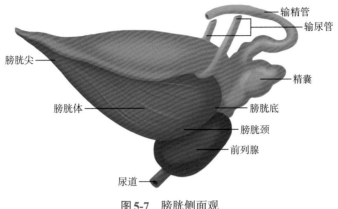

图 5-7　膀胱侧面观

男、女性膀胱的毗邻不同。膀胱底后方，在男性与精囊、输精管末端和直肠相邻；在女性与子宫、阴道相邻。膀胱下方，男性邻接前列腺（图5-8），女性邻接尿生殖膈。

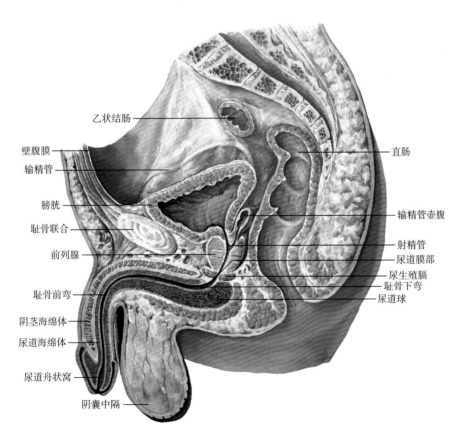

图 5-8　男性盆腔（正中矢状切面）

三、膀胱壁的结构

膀胱壁由黏膜、黏膜下组织、肌层和外膜构成。在膀胱底的内面，位于2个输尿管口和1个尿道内口之间的三角形区域，称为膀胱三角 trigone of bladder（图5-9），此区缺乏黏膜下组织，黏膜与肌层结合紧密，始终处于光滑状态，是膀胱结核和肿瘤的好发部位。在膀胱三角的底（即上边界），两侧输尿管口之间的横行黏膜皱襞称为输尿管间襞（图5-9），活体观察呈苍白色，是膀胱镜检查时寻找输尿管口的标志。除膀胱三角外，其他部位的黏膜与膀胱肌层疏松结合，在膀胱空虚时形成许多皱襞，充盈后皱襞消失。

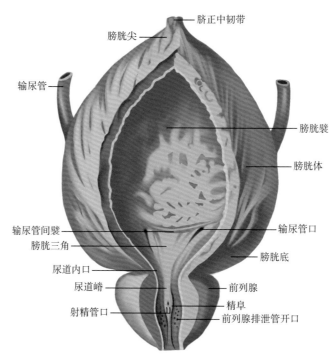

图5-9 男性膀胱及前列腺冠状切面（前面观）

第四节 尿 道

男、女性尿道的形态和功能不完全相同。男性尿道兼具排尿和排精的双重作用，在男性生殖系统中叙述。

女性尿道 female urethra 较男性尿道短而直，平均管径亦较男性略宽。其长度为3～5cm，平均管径为0.8cm，起自尿道内口，经耻骨联合后下方与阴道前壁之间下行，穿过尿生殖膈，开口于阴道前庭的尿道外口。尿道外口为矢状位裂隙，位于阴蒂头的后方、阴道口的前方（图5-10）。女性尿道通过尿生殖膈处，有骨骼肌形成的尿道阴道括约肌环绕，该肌有控制排尿和缩紧阴道的作用。由于女性尿道较短直，阴道前庭处又常有致病菌聚集，故易引起尿路感染。

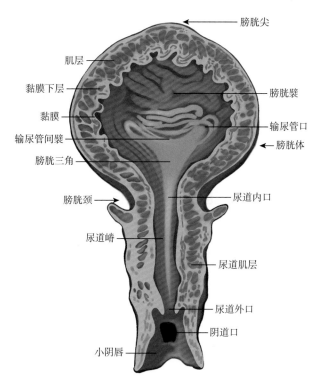

膀胱尖

肌层

黏膜下层

黏膜

输尿管间襞

膀胱三角

膀胱颈

尿道嵴

小阴唇

膀胱襞

输尿管口

膀胱体

尿道内口

尿道肌层

尿道外口

阴道口

图5-10 女性膀胱及尿道冠状切面（前面观）

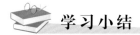 学习小结

1. 肾的位置

肾		与椎体的关系	与第12肋的关系
左肾	上端	平第11胸椎下缘	斜过其后面的中部
	下端	平第2腰椎下缘	
右肾	上端	平第12胸椎上缘	斜过其后面的上部
	下端	平第3腰椎上缘	

2. 肾的被膜

被膜	位置	结构特点	功能
纤维囊	肾实质表面	薄而坚韧，易剥离	保护肾实质
脂肪囊	在肾、肾上腺周围	延伸入肾窦内	保护和支持肾
肾筋膜	脂肪囊外面	分前、后两层	对肾起固定作用

3. 输尿管的生理性狭窄

狭窄名称	狭窄部位	管径（cm）
上狭窄	位于输尿管起始处	0.2
中狭窄	位于小骨盆上口，跨髂血管处	0.3
下狭窄	位于膀胱壁内	0.1～0.2

1. 试述肾的位置、形态及其内部结构。

2. 试述膀胱的位置及其毗邻关系。

3. 试述肾的被膜及其临床意义。

4. 何时沿耻骨联合上缘做膀胱穿刺可不经腹膜腔？为什么？

（何　倩）

第五章思考题参考答案　　　　　　第五章PPT

第六章 生殖系统

学习目标

　　1. 掌握　睾丸的位置及形态结构；输精管的行程、位置和分部；男性尿道的分部、狭窄、弯曲；卵巢的位置及形态结构；输卵管的形态、位置和分部；子宫的位置、形态结构和固定装置。

　　2. 熟悉　附睾的位置及形态结构；精索组成；女性乳房的形态结构。

　　3. 了解　前列腺和精囊的位置及形态；女性外阴；会阴的位置和结构。

　　生殖系统分为男性生殖系统与女性生殖系统，它们均由内生殖器和外生殖器两部分组成。内生殖器由生殖腺、生殖管道和附属腺组成（表6-1）。外生殖器显露于体表，主要为两性的交媾器官。生殖系统的功能是产生生殖细胞以繁衍后代，分泌性激素以维持性别特征。

表6-1　生殖系统组成概况

名称		男性	女性
内生殖器	生殖腺	睾丸	卵巢
	生殖管道	附睾、输精管、射精管、男性尿道	输卵管、子宫、阴道
	附属腺	精囊、前列腺、尿道球腺	前庭大腺
外生殖器		阴囊、阴茎	女阴

第一节　男性生殖系统

　　男性内生殖器包括生殖腺、生殖管道和附属腺3部分（图6-1）。男性生殖腺为睾丸，是产生精子和分泌雄性激素的器官。输精管道为附睾、输精管、射精管和男性尿道。由睾丸产生的精子，先储存于附睾内，射精时经输精管、射精管和尿道排出体外。附属腺包括精囊、前列腺和尿道球腺，它们的分泌物参与组成精液，供给精子营养并增加精子的活动能力。男性外生殖器包括阴囊和阴茎，阴囊容纳睾丸和附睾，阴茎是男性的交媾器官。

一、男性内生殖器

（一）睾丸

　　1. 睾丸的位置和形态　睾丸testis位于阴囊内，左、右各一，为略扁的卵圆形实质性器官，表面光滑。睾丸可分为内、外侧面，上、下端和前、后缘。前缘游离，后缘与附睾、输精管下段接触，有血管、神经和淋巴管等出入。

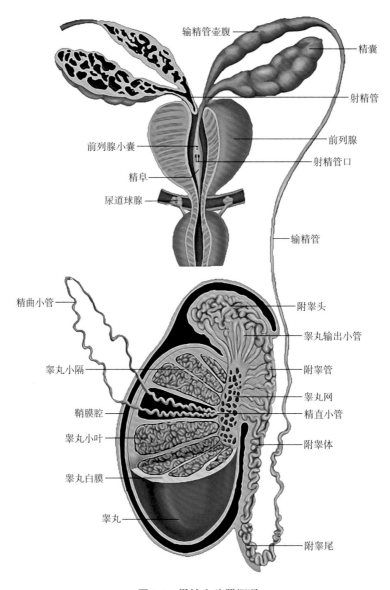

输精管壶腹

精囊

射精管

前列腺小囊

前列腺

射精管口

精阜

尿道球腺

输精管

精曲小管

附睾头

睾丸输出小管

睾丸小隔

附睾管

鞘膜腔

睾丸网

精直小管

睾丸小叶

附睾体

睾丸白膜

睾丸

附睾尾

图6-1　男性生殖器概况

2. 睾丸的结构（图6-1）　睾丸表面有一层厚而致密的结缔组织膜，包被整个睾丸，称睾丸白膜。在睾丸后缘，白膜增厚并突入睾丸内形成睾丸纵隔。从睾丸纵隔发出许多睾丸小隔呈放射状伸入睾丸实质并与白膜相连，将其分隔成100～200个锥体形的睾丸小叶。每个小叶内含有2～4条盘曲的精曲小管，精曲小管在近睾丸纵隔处延续为短而直的精直小管。各小叶内的精直小管进入睾丸纵隔后，相互吻合成睾丸网。由睾丸网发出12～15条睾丸输出小管，经睾丸后缘上部进入附睾头。

睾丸精曲小管能产生精子，精曲小管之间结缔组织内的间质细胞能分泌雄性激素。

（二）附睾

附睾 epididymis（图6-1）为成对的器官，呈新月形，紧贴睾丸的后缘和上端。上端膨大而钝圆，称附睾头，中部为附睾体，下端变细为附睾尾。睾丸输出小管进入附睾后，弯曲盘绕成膨大的附睾头，其末端最后汇合成一条附睾管。此管长约6m，迂回盘曲于附睾体和附睾尾内，最后转向后上，移行为输精管。

附睾可储存和运送精子，其分泌物可供给精子营养，促进精子进一步成熟。附睾是结核的好发部位。

（三）输精管和射精管

1. 输精管 ductus deferens（图6-1、图6-2） 是附睾管的直接延续，长约50cm。管壁较厚，肌层发达而管腔细小，管径约3mm，活体触摸时呈坚实的圆索状。输精管行程较长，按其部位可分为4部。

（1）睾丸部 起于附睾尾，沿睾丸后缘上升，至睾丸上端处移行为精索部。

（2）精索部 介于睾丸上端与腹股沟管浅环之间，此部位置表浅，易于扣及，是临床上进行输精管结扎的常用部位。

（3）腹股沟管部 是输精管位于腹股沟管内的部分。

（4）盆部 是输精管最长的一段。输精管出腹股沟管深环后，沿骨盆侧壁行向后下方，经输尿管末端前方，沿精囊内侧至膀胱底的后面，两侧输精管在此逐渐靠近。输精管末端扩大形成输精管壶腹。壶腹的下端逐渐变细，穿过前列腺与精囊的排泄管汇合成射精管。

精索 spermatic cord 为位于睾丸上端至腹股沟管深环之间的一对柔软的圆索状结构（见图2-68）。精索的主要结构有输精管、睾丸动脉、蔓状静脉丛、神经丛和淋巴管等，其表面由被膜包裹。

2. 射精管 ejaculatory duct（图6-3） 由输精管壶腹的末端与精囊的排泄管汇合而成，长约2cm，向前下穿前列腺实质，开口于尿道的前列腺部。射精管壁有平滑肌纤维，能够产生强有力的收缩。

（四）精囊

精囊 seminal vesicle 又称精囊腺，是一对长椭圆形的囊状器官（图6-2），表面凹凸不平，位于膀胱底的后方及输精管壶腹的下外侧。精囊排泄管与输精管壶腹的末端汇合成射精管。精囊分泌的液体参与精液的组成。

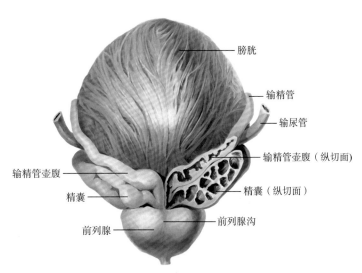

图6-2 前列腺和精囊（后面）

（五）前列腺

前列腺prostate为单个的实质性器官，位于膀胱与尿生殖膈之间，包绕男性尿道的起始部（见图5-8）。前方为耻骨联合，后方为直肠壶腹。前列腺由腺组织和平滑肌等构成，表面包有坚韧的筋膜鞘，称前列腺囊。

前列腺呈前后略扁的栗子形，质韧、色淡红，横径约4cm，前后径约2cm，垂直径约3cm。上端宽大为前列腺底，下端尖细为前列腺尖。男性尿道在前列腺底的中央处穿入前列腺，经前列腺实质，由前列腺尖穿出；射精管自前列腺底的后缘穿入，斜向前下方，开口于前列腺部后壁的精阜上（见图5-9）。底与尖之间为前列腺体，体后面平坦，其正中线上有一纵行浅沟，称前列腺沟（图6-2）。临床经肛门指诊可触及前列腺沟，前列腺肥大时此沟变浅或消失。

前列腺分为前、中、后和左、右侧叶共5叶（图6-4）。前叶很小；中叶呈楔形，位于尿道和射精管之间；左、右侧叶分别位于尿道、中叶和前叶两侧；后叶位于中叶和侧叶的后方，是前列腺肿瘤的易发部位。前列腺的分泌物是乳白色的液体，为精液的主要组成部分。老年人前列腺组织逐渐萎缩，结缔组织增生，形成病理性肥大，压迫尿道，引起排尿困难甚至尿潴留。

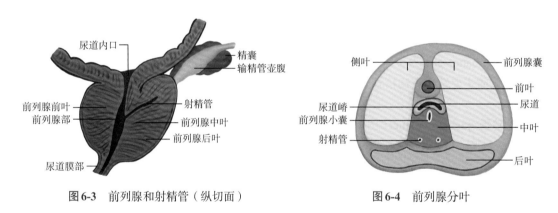

图6-3　前列腺和射精管（纵切面）　　　　图6-4　前列腺分叶

（六）尿道球腺

尿道球腺bulbourethral gland为一对豌豆大小的腺体（图6-1），位于尿道球的后上方，埋藏于尿生殖膈内。其排泄管细长，开口于尿道球部。其分泌物参与组成精液。

精液spermatic fluid是由睾丸产生的精子和各附属腺、输精管道分泌的液体组成，呈灰白色，弱碱性，适于精子的生存和活动。正常成年男性，一次射精2～5ml，含精子3亿～5亿个。

二、男性外生殖器

（一）阴囊

阴囊scrotum是位于阴茎与会阴之间的皮肤囊袋。阴囊的皮肤薄而柔软，易于伸展，颜色深暗，成人生有少量阴毛。阴囊壁由皮肤和肉膜构成。肉膜是阴囊的浅筋膜，含致密的结缔组织及平滑肌，外界温度的变化可引起平滑肌的舒缩，以调节阴囊内的温度，有利于精子的生长发育。肉膜在正中线向深部发出阴囊中隔，将阴囊腔分为左、右两部，容纳两侧的睾丸、附睾和精索。

阴囊肉膜的深面有包绕睾丸、附睾和精索的被膜，是来自腹前壁各层结构的延续。由外向内依次为（图6-5）：①精索外筋膜，是腹外斜肌腱膜的延续；②提睾肌，来自腹内斜肌和腹横肌，随精索下行并包绕睾丸，可反射性地上提睾丸；③精索内筋膜，来自腹横筋膜；④睾丸鞘膜，来自胚胎时的腹膜鞘突。出生后，鞘突与腹膜腔相通的部分闭锁形成鞘韧带。鞘突下端包绕睾丸和附睾，形成睾丸鞘膜。此膜分为壁层和脏层，脏层紧贴在睾丸和附睾的表面，于后缘处反折移行为壁层。脏、壁两层之间为鞘膜腔，腔内含少量浆液，利于睾丸在阴囊内活动。在病理情况下鞘膜腔内液体增多，形成睾丸鞘膜腔积液。

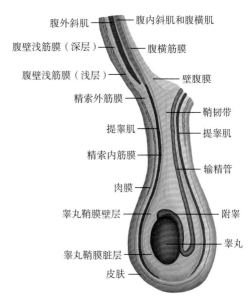

图6-5 阴囊的结构示意图

（二）阴茎

阴茎penis分为头、体、根3部分。阴茎的后端为阴茎根，附着于耻骨下支和坐骨支上，为阴茎的固定部。中部呈圆柱形的为阴茎体，以韧带悬于耻骨联合的前下方，为阴茎的可动部。阴茎的前端膨大为阴茎头，其尖端处有呈矢状位的尿道外口。头与体的移行部变细为阴茎颈。

阴茎主要由3个柱状的海绵体构成，外面包裹筋膜和皮肤（图6-6）。其中阴茎海绵体位于阴茎的背侧（前上面），左、右各一，两者紧密结合，其前端变细，嵌入阴茎头后面的陷窝内，构成阴茎的主体。其后端左、右分离，称为阴茎脚，分别附着于两侧的耻骨下支和坐骨支。另一个为尿道海绵体，位于阴茎海绵体的腹侧，尿道贯穿其全长。尿道海绵体的前端膨大成为阴茎头，中部呈圆柱形，向后逐渐增大成为尿道球，位于两侧阴茎脚之间。

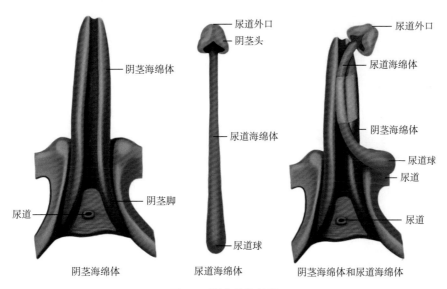

图6-6 阴茎的海绵体

每个海绵体的外面都包裹有一层坚厚的纤维膜，此膜富于伸展性，称为海绵体白膜。海绵体的内部是由许多海绵体小梁和小梁间的腔隙构成，腔隙相互连通，并与动、静脉直接相通（图6-7）。当腔隙充血时，阴茎即变粗变硬而勃起。

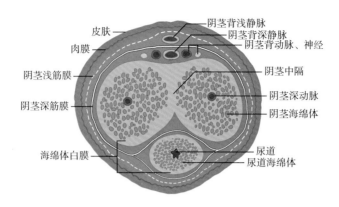

图6-7 阴茎中部水平切面

　　阴茎的皮肤薄而柔软，皮下无脂肪组织，易于伸缩。皮肤自阴茎颈处向前反折游离，形成包绕阴茎头的双层环形皮肤皱襞，称阴茎包皮。包皮的前端游离缘围成包皮口。在阴茎头腹侧的中线上，有一连于包皮与尿道外口下端的皮肤皱襞，称包皮系带。当进行包皮环切手术时，应注意不要损伤包皮系带，以免影响阴茎的正常勃起。

　　包皮的长度个体差异较大，幼儿的包皮较长，包裹整个阴茎头。随着年龄的增长，包皮逐渐向后退缩，包皮口也随之扩大，阴茎头自然外露。在成年人，若包皮覆盖尿道外口，但能上翻露出尿道外口和阴茎头者，称为包皮过长；若包皮口过小，包皮完全包着阴茎头且不能翻开时，称为包茎。上述的两种情况，都会因包皮腔内易积存污物而发生炎症，长期刺激可诱发阴茎癌。因此，应尽早将过长的包皮进行手术切除。

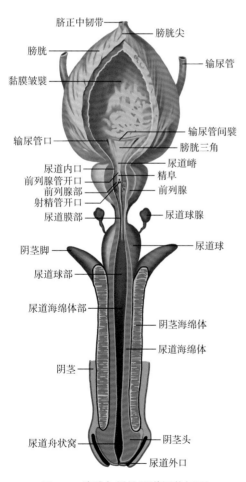

图6-8 膀胱与男性尿道冠状切面

三、男性尿道

（一）男性尿道的分部

　　男性尿道male urethra 具有排尿和排精的功能。起于膀胱的尿道内口，终于阴茎头的尿道外口。成年人尿道长16～22cm，平均管径为0.5～0.7cm。按其行程可分为前列腺部、尿道膜部和尿道海绵体部3部（图6-8）。临床上把前列腺部和尿道膜部称为后尿道，尿道海绵体部称为前尿道。

　　1. 前列腺部prostatic part 为尿道穿过前列腺的一段，长约3cm，管腔呈梭形，其中部最宽。此部后壁上有一纵行隆起，称尿道嵴。尿道嵴中部隆起称为精阜，精阜中央小凹称为前列腺囊，两侧各有一个细小的射精管口（见

图5-9）。尿道嵴两侧的黏膜面上，有许多小孔，为前列腺管的开口。

2. 尿道膜部 membranous part of urethra 为尿道穿过尿生殖膈的一段，长约1.5cm。尿道膜部位置较固定，周围有尿道膜部括约肌环绕，可控制排尿。

3. 尿道海绵体部 cavernous part of urethra 为尿道纵穿尿道海绵体的部分，长约15cm，是尿道最长的一段。此段的起始部，在尿道球内的尿道扩大称为尿道球部，尿道球腺开口于此。在阴茎头内尿道略扩大形成尿道舟状窝。

（二）男性尿道的狭窄、膨大与弯曲

男性尿道粗细不一，有3个狭窄、3个膨大和2个弯曲（图6-8）。

3个狭窄：分别是尿道内口、尿道膜部和尿道外口，以尿道外口最窄。尿道结石常易嵌顿在这些狭窄部位。

3个膨大：分别位于尿道前列腺部、尿道球部和尿道舟状窝。

2个弯曲：分别是耻骨下弯和耻骨前弯。耻骨下弯位于耻骨联合下方2cm，包括尿道前列腺部、尿道膜部和尿道海绵体部的起始处，形成凹面向上的弯曲，此弯曲较恒定不易改变；耻骨前弯位于耻骨联合的前下方，由阴茎根与阴茎体之间的部分构成。如将阴茎向上提起，此弯曲可变直而消失。临床上进行膀胱镜检查或导尿时，应注意这些解剖特点。

第二节　女性生殖系统

女性内生殖器包括生殖腺、生殖管道和附属腺。女性生殖腺为卵巢，是产生卵子和分泌雌性激素的器官，生殖管道为输卵管、子宫和阴道。卵巢内的卵泡成熟后，卵子排入腹膜腔，再经输卵管腹腔口进入输卵管。在输卵管内受精后，迁徙至子宫腔内发育成为胎儿，胎儿成熟后经阴道娩出。附属腺主要为前庭大腺。女性外生殖器即女阴。

一、女性内生殖器

（一）卵巢

卵巢 ovary 为成对的实质性器官，位于盆腔内，髂内、外动脉起始部之间的夹角处（图6-9）。卵巢呈扁卵圆形，可分为内、外侧面，上、下端和前、后缘。内侧面朝向盆腔，与小肠相邻，外侧面贴靠盆腔侧壁。上端钝圆与输卵管末端接触，称为输卵管端，并借卵巢悬韧带连于盆壁。下端借卵巢固有韧带连于子宫，称为子宫端。前缘借卵巢系膜连于阔韧带，称为卵巢系膜缘，中部有血管、神经等出入，称为卵巢门。后缘游离称为独立缘。

胚胎早期，卵巢沿着腹后壁逐渐下移至盆腔；出生时，位于小骨盆入口以上的髂窝下部；在儿童早期，到达卵巢窝。卵巢的大小和形状随年龄而异。幼女卵巢较小，表面光滑，性成熟期卵巢最大。此后由于多次排卵，卵巢表面出现瘢痕而凹凸不平。35～40岁卵巢开始缩小，50岁左右随月经的停止而逐渐萎缩。

（二）输卵管

输卵管 uterine tube 是一对输送卵子的肌性管道，长10～14cm，连于子宫底的两侧，包裹在子

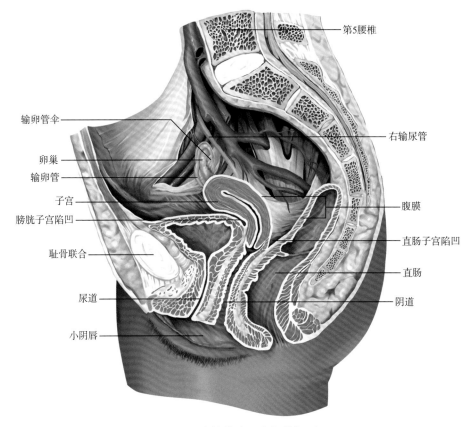

第5腰椎

右输尿管

输卵管伞

卵巢

输卵管

子宫

膀胱子宫陷凹

耻骨联合

尿道

小阴唇

腹膜

直肠子宫陷凹

直肠

阴道

图6-9 女性盆腔正中矢状切面

宫阔韧带上缘内（图6-9、图6-10）。输卵管内侧端通子宫腔，外侧端开口于腹膜腔。输卵管由内侧向外侧可分为以下4部。

1. 输卵管子宫部 为输卵管穿行于子宫壁内的一段，以输卵管子宫口通子宫腔。

2. 输卵管峡 紧邻子宫底的一段，短直而狭窄，壁厚，血管分布较少，是输卵管结扎术的常选部位。

3. 输卵管壶腹 此部管径粗，行程长而弯曲，约占输卵管全长的2/3。血供较丰富，卵子通常在此部受精。卵子与精子结合为受精卵后，经输卵管子宫口进入子宫，植入子宫内膜发育成胎儿。若受精卵未能迁移入子宫而停留在输卵管或植入腹膜腔内发育，即为异位妊娠。

4. 输卵管漏斗 为输卵管外侧端呈漏斗状膨大的部分，向后下弯曲并覆盖在卵巢的后缘和内侧面。漏斗末端的中央有输卵管腹腔口，开口于腹膜腔。输卵管腹腔口周围，输卵管末端的边缘形成许多长短不一的细长指状突起，称输卵管伞，覆盖于卵巢表面，其中有一较长者附于卵巢上，称卵巢伞，有引导卵子进入输卵管腹腔口的作用。临床上常以输卵管伞作为识别输卵管的标志。

（三）子宫

子宫 uterus 为一壁厚、腔小的肌性器官，具有产生月经和孕育胎儿的作用。

1. 子宫的形态 成年未孕子宫呈前后稍扁的倒置鸭梨形，长7～9cm，最宽处约4cm，厚2～3cm，分底、体、颈三部分。两侧输卵管子宫口连线以上的圆凸部分，称子宫底，子宫底两侧与输卵管相接处称子宫角。子宫底向下移行，底与颈之间为子宫体。子宫下端狭窄呈圆柱状的部

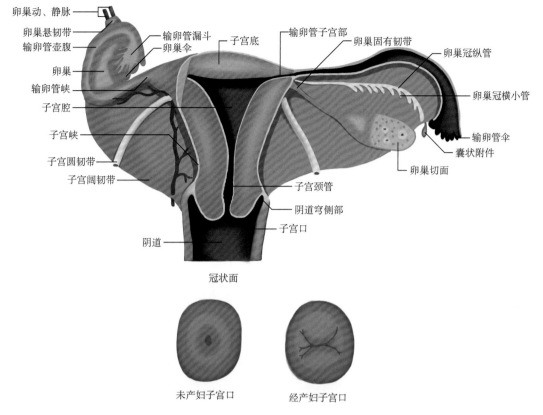

图6-10　女性内生殖器（前面）

分为子宫颈，成人长2.5～3.0cm，为肿瘤的好发部位。子宫颈下端突入阴道的部分，称子宫颈阴道部；在阴道以上的部分，称子宫颈阴道上部。

子宫体与子宫颈之间较为狭细的部分称子宫峡。非妊娠时，子宫峡不明显，长约1cm；妊娠期间子宫峡逐渐伸展变长可达7～11cm，形成子宫下段，此时峡壁变薄，产科常在此处进行剖宫产术。

子宫内腔分为上、下两部（图6-10）。上部在子宫体内，称子宫腔；下部在子宫颈内，称子宫颈管。子宫腔呈前后略扁的三角形腔隙。底在上，底的两侧接输卵管子宫口，尖向下，通子宫颈管。子宫颈管呈梭形，其上端通子宫腔，下端开口称子宫口，通阴道。未产妇的子宫口为圆形，边缘光滑整齐；分娩后的子宫口则呈横裂状，前、后缘分别称为前唇和后唇（图6-10）。

2. 子宫壁的结构　子宫壁分为3层，从外向内由外膜、肌层和内膜构成。子宫外膜，大部分为脏腹膜，肌层最厚，由平滑肌构成。子宫内膜随着月经周期而增长和脱落，脱落后的子宫内膜由阴道流出成为月经，约28天为一个月经周期。

3. 子宫的位置　子宫位于小骨盆腔的中央，在膀胱与直肠之间。下端突入阴道，两侧连有输卵管、卵巢（二者合称子宫附件）和子宫阔韧带。未妊娠时，子宫底位于小骨盆入口平面以下，子宫颈下端在坐骨棘平面稍上方。当膀胱空虚时，成人子宫的正常姿势是轻度的前倾前屈位。前倾指子宫向前倾斜，其长轴与阴道长轴形成一个向前开放的钝角，略大于90°。前屈是指子宫体与子宫颈不在一条直线上，两者间形成一个向前开放的钝角，约170°。直立时，子宫体伏于膀胱上面。子宫有较大的活动性，膀胱与直肠的充盈程度可影响子宫的位置。

4. 子宫的固定装置　固定子宫的结构主要是子宫周围的韧带。

（1）子宫阔韧带 broad ligament of uterus（图6-10、图6-11）　位于子宫两侧，略呈冠状位，由子宫前、后面的腹膜自子宫侧缘向两侧延伸至盆腔侧壁所形成的双层腹膜皱襞，可分为上方的输卵管系膜、后方的卵巢系膜和下方的子宫系膜三部分。子宫阔韧带上缘游离，包裹输卵管，外侧1/3为卵巢悬韧带。子宫阔韧带的前层覆盖子宫圆韧带，后层覆盖卵巢和卵巢固有韧带，前、后层之间的疏松结缔组织内有子宫的血管、神经和淋巴管等。此韧带可限制子宫向两侧移动。

（2）子宫圆韧带 round ligament of uterus（图6-10、图6-11）　起于子宫角的前下方，在子宫阔韧带前层的覆盖下向前外侧弯行，穿经腹股沟管，止于阴阜和大阴唇的皮下。此韧带由结缔组织和平滑肌构成，主要功能是维持子宫前倾。

（3）子宫主韧带 cardinal ligament of uterus（图6-11）　位于子宫阔韧带的基底部，自子宫颈两侧延伸至骨盆侧壁。此韧带由结缔组织和平滑肌构成，是防止子宫脱垂的重要结构。

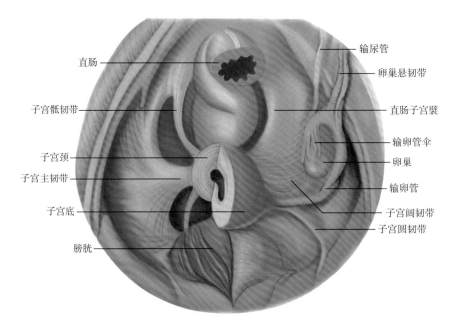

图6-11　子宫的固定装置

（4）子宫骶韧带 uterosacral ligament（图6-11）　起自子宫颈阴道上部的后面，向后弯行，绕过直肠的两侧，止于第2、3骶椎前面的筋膜。其表面覆盖有腹膜，形成弧形的直肠子宫襞。此韧带由结缔组织和平滑肌构成，向后上牵引子宫颈，主要功能是维持子宫前屈。

除上述韧带外，盆底肌、尿生殖膈、阴道及周围的结缔组织对子宫正常位置的维持也起很大的作用。如果这些固定装置薄弱或受损，可导致子宫位置异常或子宫脱垂。

（四）阴道

阴道 vagina 为连接子宫与外生殖器的肌性管道，富于伸展性，是女性的交媾器官，也是排出月经和娩出胎儿的通道。位于小骨盆中央，前有膀胱和尿道，后邻直肠和肛管。阴道有前、后和两侧壁，前、后壁互相贴近。阴道的下部较窄，其下端以阴道口开口于阴道前庭。处女的阴道口周围附有黏膜皱襞，称处女膜，处女膜破裂后，阴道口周围留有处女膜痕。阴道的上部较宽阔，包绕子宫颈阴道部；两者之间形成环形的凹陷，称为阴道穹。阴道穹分为前、后和两侧部，以阴道穹后部最深，与后上方腹膜腔内的直肠子宫陷凹之间仅隔以阴道后壁和一层腹膜，当直肠子宫陷凹积液或积血时，临床上可经此处进行穿刺或引流，以协助诊断和治疗。

（五）前庭大腺

前庭大腺 greater vestibular gland 又称巴氏腺，位于前庭球后端的深面，形如豌豆，以细小的腺管开口于阴道口的两侧，其分泌物有润滑阴道的作用。如因炎症而致腺管阻塞，可形成囊肿。

二、女性外生殖器

女性外生殖器，即女阴 vulva，包括以下结构。

（一）阴阜

阴阜 mons pubis 为耻骨联合前方的皮肤隆起，皮下富有脂肪，性成熟后生长有阴毛。

（二）大阴唇

大阴唇 greater lips of pudendum 为一对纵长隆起的皮肤皱襞。外侧面颜色较深，前部长有阴毛；内侧面皮下有大量皮脂腺，光滑湿润。两侧大阴唇的前后端互相连合，形成唇前连合和唇后连合。

（三）小阴唇

小阴唇 lesser lips of pudendum 为一对较薄的皮肤皱襞，位于大阴唇的内侧，表面光滑无毛。其前端延伸为阴蒂包皮和阴蒂系带，后端两侧互相汇合，形成阴唇系带。

（四）阴道前庭

阴道前庭 vaginal vestibule 为位于两侧小阴唇之间的菱形裂隙，其前部有较小的尿道外口，后部有较大的阴道口，阴道口两侧有前庭大腺导管的开口。

（五）阴蒂

阴蒂 clitoris 由两个阴蒂海绵体构成，相当于男性的阴茎海绵体，可分为脚、体、头三部。阴蒂脚附着于耻骨下支和坐骨支，两侧阴蒂脚向前结合形成阴蒂体，其表面由阴蒂包皮包绕，阴蒂头露于表面，富含神经末梢，感觉敏锐。

（六）前庭球

前庭球 bulb of vestibule 相当于男性的尿道海绵体，呈蹄铁形。外侧部较大，位于大阴唇的深面，中间部较细小，位于尿道外口与阴蒂体之间的皮下。

附一 女性乳房

乳房为人类和哺乳动物特有的结构。男性乳房不发达，女性乳房于青春期开始发育，妊娠期和哺乳期的乳房有分泌活动，老年女性的乳腺萎缩。

1. 形态和位置 成年未孕未哺乳女性的乳房呈半球形，紧张而富有弹性，位于胸前部，在胸大肌和胸肌筋膜的表面，在第3~6肋之间，内侧至胸骨旁线，外侧可达腋中线。乳房中央有乳头，平对第4或第5肋间隙，其上有输乳管的开口。乳头周围颜色较深的环形区域称乳晕，乳晕处有乳晕腺和皮脂腺，可分泌脂性物

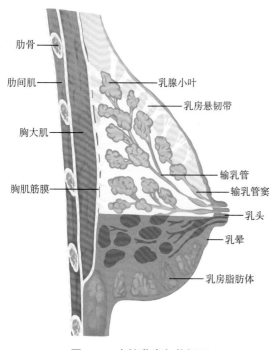

图6-12　女性乳房矢状切面

质润滑乳头，尤其在哺乳期，腺体分泌功能增强，对乳头起保护作用（图6-12）。

2. 结构　乳房由皮肤、乳腺和结缔组织构成。乳腺被结缔组织分隔成15～20个乳腺叶，每个乳腺叶又分为若干乳腺小叶。每一个乳腺叶内有一条输乳管，由该腺叶中各乳腺小叶的导管汇合而成，开口于乳头。乳腺叶和输乳管呈放射状排列在乳头周围，临床进行乳房浅部脓肿切开手术时，应尽量做放射状切口，以减少对乳腺叶和输乳管的损伤（图6-12）。乳房与胸肌筋膜之间的间隙，称为乳房后间隙，内有疏松结缔组织和淋巴管，但无大血管，使乳房可以轻度移动，同时有利于隆乳术时将假体植入。胸壁浅筋膜不仅形成乳腺的包囊，还发出许多小的纤维束，向深面连于胸肌筋膜，在浅层连于皮肤，对乳房起支持和固定作用，称为乳房悬韧带或Cooper韧带。当患乳腺癌时，乳房悬韧带缩短，牵引皮肤出现不同程度的凹陷，是乳腺癌早期的常见体征。

附二　会　　阴

（一）会阴的位置和分部

会阴perineum有狭义和广义之分。狭义的会阴是指肛门和外生殖器之间的区域，长2～3cm，其深部有重要的会阴中心腱（会阴体），在女性又称产科会阴。产妇分娩时，需保护会阴或做会阴切口，即保护或切开此处的软组织结构。广义的会阴是指封闭骨盆下口的全部软组织，近似菱形，前界为耻骨联合下缘，两侧界为耻骨下支、坐骨支、坐骨结节和骶结节韧带，后界为尾骨尖。通过左、右坐骨结节的连线，将会阴分为前、后两个三角形区域。前区称尿生殖区（或称尿生殖三角），在男性有尿道穿过，女性有尿道和阴道穿过。后区称肛区（或称肛三角），有肛管通过（图6-13）。

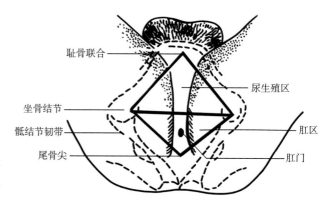

图6-13　会阴部的分区示意图

（二）会阴的层次结构

1. 浅层结构　尿生殖区和肛区的会阴层次结构基本相同，均由皮肤、浅筋膜和浅层肌构成。

会阴的皮肤正中线有一条深色的会阴缝。在肛区，浅筋膜内富含脂肪充填在坐骨结节与肛门之间的坐骨肛门窝。在尿生殖区，浅筋膜分两层。浅层含脂肪组织，与腹前壁下部浅筋膜及下肢浅筋膜相连；深层呈膜状，称会阴浅筋膜（Colles筋膜），向后附着于尿生殖膈后缘，两侧附着于坐骨和耻骨，向前续连于腹前壁下部浅筋膜深层，在男性与阴囊的浅筋膜相连续。

会阴的浅层肌位于浅筋膜的深部。在尿生殖区内有会阴浅横肌、球海绵体肌和坐骨海绵体肌。在肛区内有肛门外括约肌。大部分会阴肌肉均附着于会阴中心腱，此腱位于外生殖器与肛门之间的深部（即狭义会阴的深部），具有加固盆底、承托盆腔脏器的作用，女性此腱发育明显，在产科有重要意义。

2. 深层结构 会阴深层结构主要是尿生殖膈和盆膈，两者共同封闭骨盆下口（图6-14～图6-16）。

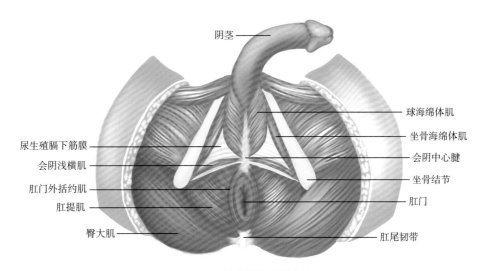

阴茎

球海绵体肌
坐骨海绵体肌
会阴中心腱
坐骨结节
肛门
肛尾韧带

尿生殖膈下筋膜
会阴浅横肌
肛门外括约肌
肛提肌
臀大肌

图6-14 男会阴肌（浅层）

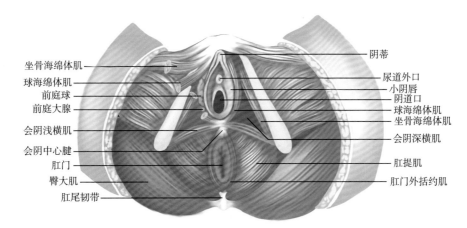

坐骨海绵体肌
球海绵体肌
前庭球
前庭大腺
会阴浅横肌
会阴中心腱
肛门
臀大肌
肛尾韧带

阴蒂
尿道外口
小阴唇
阴道口
球海绵体肌
坐骨海绵体肌
会阴深横肌
肛提肌
肛门外括约肌

图6-15 女会阴肌（浅层）

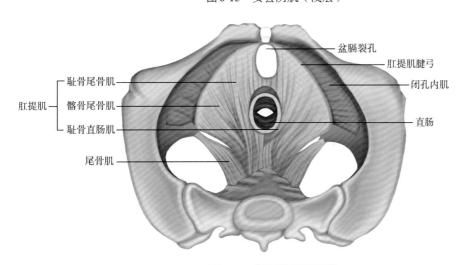

肛提肌
耻骨尾骨肌
髂骨尾骨肌
耻骨直肠肌
尾骨肌

盆膈裂孔
肛提肌腱弓
闭孔内肌
直肠

图6-16 肛提肌和尾骨肌

（1）尿生殖膈　由会阴深横肌、尿道括约肌（女性为尿道阴道括约肌）及覆盖其上、下面的尿生殖膈上筋膜和尿生殖膈下筋膜共同构成。尿生殖膈位于尿生殖区深部，封闭骨盆下口的前下方部位（即盆膈裂孔）。尿生殖膈在男性有尿道通过（图6-14），在女性有尿道和阴道通过（图6-15）。

（2）盆膈　由肛提肌、尾骨肌及覆盖其上、下面的盆膈上筋膜和盆膈下筋膜共同构成，封闭骨盆下口的大部分。盆膈后部有肛管通过，前部留有盆膈裂孔，由尿生殖膈封闭（图6-16）。

（三）坐骨肛门窝

坐骨肛门窝又名坐骨直肠窝，位于肛管与两侧坐骨之间，为一对上小下大的楔形腔隙，在冠状切面上呈三角形。窝尖为盆膈下筋膜与闭孔筋膜汇合而成；窝底为肛门周围的皮肤；内侧壁为肛门外括约肌、肛提肌和盆膈下筋膜；外侧壁为坐骨结节、闭孔内肌及其筋膜和臀大肌下缘，向前可伸入尿生殖膈与盆膈之间。

坐骨肛门窝被大量脂肪组织所填充。当肛门周围感染时，坐骨肛门窝易出现脓肿，脓液可穿入肛管或穿通皮肤，形成肛瘘。

阴部神经及阴部内血管贴于坐骨肛门窝外侧壁走行，并在此发出分支，分布于会阴诸结构。会阴部手术时，常在坐骨肛门窝内进行阴部神经阻滞麻醉。

 ## 学习小结

1. 输精管的分部及特点

分部	位置	特点
睾丸部	起于附睾尾，至睾丸上端	最短，位于阴囊内
精索部	睾丸上端与腹股沟管浅环之间	位置浅表，易于触摸
腹股沟管部	位于腹股沟管内	较短
盆部	腹股沟管深环至膀胱底	最长，输精管末段扩大形成输精管壶腹

2. 男性尿道

分部	位置	长度	结构特点
前列腺部	贯穿前列腺的部分	3cm	管腔中部扩大有射精管和前列腺排泄管开口
尿道膜部	穿尿生殖膈的部分	1.5cm	最短，周围有尿道膜部括约肌环绕
尿道海绵体部	贯穿尿道海绵体的部分	15cm	后端有尿道球部，前端有尿道舟状窝

3. 输卵管

分部	位置	结构特点
输卵管子宫部	为贯穿子宫壁的一段	经输卵管子宫口通子宫腔
输卵管峡	紧邻子宫底的一段	短、直、狭窄而壁厚，结扎术的常选部位
输卵管壶腹	输卵管中间最长的一段	径粗而弯曲，血供丰富，是卵细胞受精的部位
输卵管漏斗	为输卵管外侧端一段	末端有输卵管腹腔口通腹膜腔，该口的边缘有输卵管伞

4. 子宫周围的韧带

韧带名称	位置	组织结构	功能
子宫阔韧带	位于子宫两侧	双层腹膜	限制子宫向两侧移动
子宫圆韧带	子宫阔韧带和腹股沟管内	结缔组织和平滑肌纤维	维持子宫前倾位
子宫主韧带	子宫阔韧带的基底部	结缔组织和平滑肌纤维	防止子宫下垂
子宫骶韧带	子宫颈阴道上部向后，止于骶椎前面	结缔组织和平滑肌纤维	维持子宫前屈位

1. 试述睾丸的形态和结构。
2. 试述男性尿道的分部、狭窄和弯曲。
3. 试述卵巢的位置和形态。
4. 试述子宫的形态、位置和毗邻关系。

（黄继锋）

第六章思考题参考答案　　　　第六章PPT

第七章 循环系统

学习目标

1.掌握 循环系统的组成和功能；体循环、肺循环的途径和特点；心的位置、外形、各腔结构及血管分布；主要动脉的分支和分布范围；上腔静脉、下腔静脉、肝门静脉等大静脉的属支和收集范围；头颈、躯干、四肢主要浅静脉的走行位置；主要淋巴管道的属支和收集范围。

2.熟悉 血管和淋巴结的分布规律；心的传导系统和体表投影；肝门静脉的侧支循环通路；脾的位置、形态和功能。

3.了解 血管吻合及其功能意义；主要淋巴结的位置。

第一节 概　　述

循环系统是一套密闭且相互连续的管道系统，包括心血管系统和淋巴系统。心血管系统由心、动脉、毛细血管和静脉组成，血液在其中循环流动。淋巴系统包括淋巴管道、淋巴器官和淋巴组织；淋巴液沿淋巴管道向心流动，最后汇入静脉（图7-1）。

循环系统的主要功能是运输物质，即将营养物质和氧气运送到全身各器官的组织和细胞，同时将组织和细胞的代谢产物及二氧化碳运送到肾、肺和皮肤等器官排出体外，以保证机体新陈代谢的正常进行。此外，内分泌系统所产生的激素也由循环系统输送，作用于相应的靶器官和靶细胞，以实现对机体生理功能的调节。淋巴系统还可产生淋巴细胞和抗体、滤过淋巴液，参与机体的免疫反应。

一、心血管系统的组成

心血管系统包括心、动脉、毛细血管和静脉。心 heart 主要由心肌构成中空性器官，是连接动、静脉的枢纽和推动血液流动的"动力泵"。动脉 artery 是运送血液离心的血管，管壁较厚，在行程中不断分支变细，最后移行为毛细血管。毛细血管 capillary 是连于最小的动、静脉之间的微细血管，分布广泛，其管壁薄，通透性大，是血液与组织、细胞之间进行物质交换的场所。静脉 vein 是引导血液回心的血管，起自毛细血管，在向心回流过程中不断接收属支，逐渐汇合，最后注入心房。

血液由心室射出，经动脉、毛细血管和静脉返回心房，这种周而复始的流动现象称血液循环。依循环途径不同，分为体循环和肺循环（图7-1），两个循环同步进行。

体循环（大循环）：血液由左心室射出，经主动脉及其分支到达全身毛细血管，血液在此与组织、细胞进行物质和气体交换，再通过各级静脉逐步汇合，最后经上、下腔静脉及冠状窦返回右

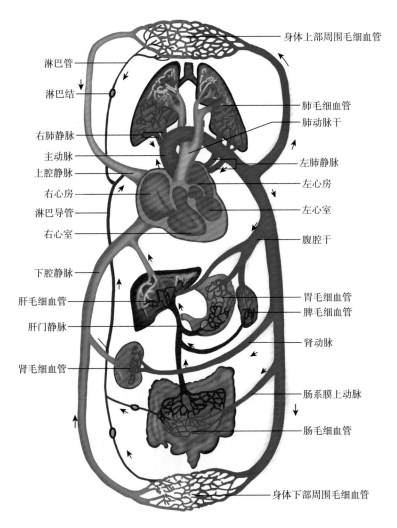

身体上部周围毛细血管

淋巴管

淋巴结

肺毛细血管

肺动脉干

右肺静脉

主动脉

左肺静脉

上腔静脉

左心房

右心房

左心室

淋巴导管

右心室

腹腔干

下腔静脉

肝毛细血管

胃毛细血管

脾毛细血管

肝门静脉

肾动脉

肾毛细血管

肠系膜上动脉

肠毛细血管

身体下部周围毛细血管

图 7-1 大、小循环示意图

心房。体循环的特点是行程长，流经范围广，以富含营养物质和氧气的动脉血滋养全身各部，并通过静脉将其代谢产物运回心。

肺循环（小循环）：血液由右心室射出，经肺动脉干及其各级分支到达肺泡毛细血管网，在此与肺泡内的空气进行气体交换，成为含氧丰富的动脉血，再经肺静脉返回左心房。肺循环的特点是行程较短，只流经肺，主要功能是完成气体交换。

动脉血 arterial blood 是指经肺微循环进行气体交换、充分氧合的血液。从肺毛细血管静脉端开始，经肺静脉、左心房、左心室到体循环动脉的血液都是动脉血。

静脉血 venous blood 是指体循环血液到达周围组织器官后，氧分子顺压力梯度弥散出毛细血管供细胞代谢利用，导致氧分压和饱和度迅速降低的血液形式。毛细血管静脉端、静脉、右心房、右心室、肺动脉、肺毛细血管动脉端的血液皆为静脉血。

二、血管吻合及其功能意义

人体的血管除经动脉—毛细血管—静脉相连通外，动脉与动脉之间，静脉与静脉之间，甚至是小动脉与小静脉之间，可借交通支彼此相连，形成血管吻合，血管吻合有调节局部血流量、缩短循环时间等作用。有的血管主干在行程中常发出与其平行的侧副支，发自主干不同高度的侧副支彼此吻合，称侧支吻合。正常状态下侧副支比较细，当主干阻塞时，侧副支逐渐增粗，血流可经侧副支到达阻塞以下的血管主干，使血液循环得到一定程度的代偿恢复，这种通过侧支建立的循环称侧支循环（图7-2）。

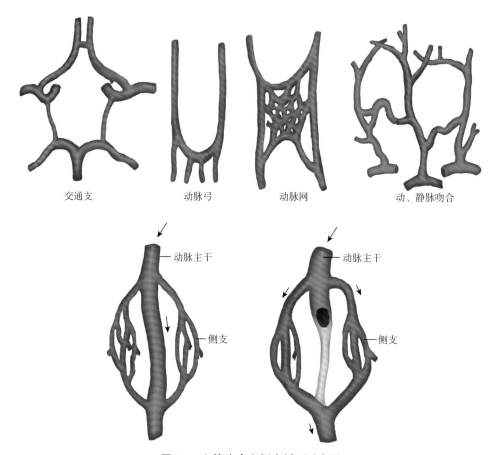

交通支　　　　　动脉弓　　　　　动脉网　　　　动、静脉吻合

动脉主干　　　　　　　　　　动脉主干

侧支　　　　　　　　　　　　侧支

图7-2　血管吻合和侧支循环示意图

　　体内少数器官内的动脉与相邻动脉之间无吻合，这种动脉称为终动脉，如视网膜中央动脉。终动脉的阻塞可导致供血区的组织缺血甚至坏死。如果某一动脉与邻近动脉虽有吻合，但当该动脉阻塞后，邻近动脉不足以代偿其血液供应，这种动脉称功能性终动脉（如脑、肾和脾内的部分动脉分支）。在发育过程中，由于某些因素的影响，血管的起始或汇入、分支、管径、数目和行程常有不同变化，有时可出现变异甚至异常（畸形）。

（洪小平）

第二节　心血管系统

一、心

（一）心的位置

　　心是推动血液循环的动力器官，位于胸腔的中纵隔内，为中空的肌性器官，外面裹以心包。

约2/3居身体正中线的左侧，1/3位于正中线的右侧（图7-3）。上方连出入心的大血管，下方邻膈；两侧借纵隔胸膜与肺相邻；后方平对第5～8胸椎；前方对向胸骨体及第2～6肋软骨，大部分被肺和胸膜所覆盖，只有在胸骨体下部左半及左侧第4～6肋软骨相邻的部分不被肺和胸膜覆盖。临床心内注射多在胸骨左缘第4肋间进针，可不伤及肺和胸膜。

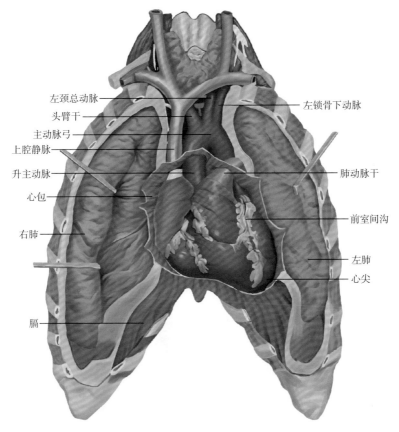

左颈总动脉
头臂干
主动脉弓
上腔静脉
升主动脉
心包
右肺
膈

左锁骨下动脉
肺动脉干
前室间沟
左肺
心尖

图7-3 心的位置

（二）心的外形

心的外形似前后略扁、倒置的圆锥体，大小约同本人拳头。可分为一尖、一底、两面、三缘，表面有三条沟（图7-4、图7-5）。

1. 心尖 cardiac apex 钝圆、游离，由左心室构成，朝向左前下方，在左侧第5肋间隙锁骨中线内侧1～2cm处，可扪及心尖冲动。

2. 心底 cardiac base 大部分由左心房、小部分由右心房构成，朝向右后上方。因心底与出入心的大血管干相连，所以位置比较固定。

3. 两面 心的胸肋面即心的前面，朝向前上方，大部分由右心房和右心室构成，一小部分由左心耳和左心室构成；膈面即心的下面，朝向后下方，大部分由左心室、小部分由右心室构成，几乎呈水平位，与膈相邻。

4. 三缘 心的右缘垂直，由右心房构成，向上延续为上腔静脉；左缘钝圆，绝大部分由左心室构成，仅上方一小部分由左心耳构成；下缘较锐利，介于膈面和胸肋面之间，接近水平位，由右心室和心尖构成。

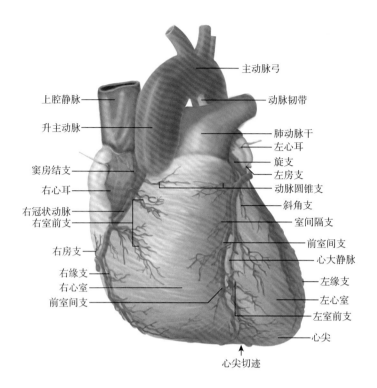

主动脉弓
上腔静脉
升主动脉
窦房结支
右心耳
右冠状动脉
右室前支
右房支
右缘支
右心室
前室间支

动脉韧带
肺动脉干
左心耳
旋支
左房支
动脉圆锥支
斜角支
室间隔支
前室间支
心大静脉
左缘支
左心室
左室前支
心尖

心尖切迹

图7-4　心的外形和血管（前面）

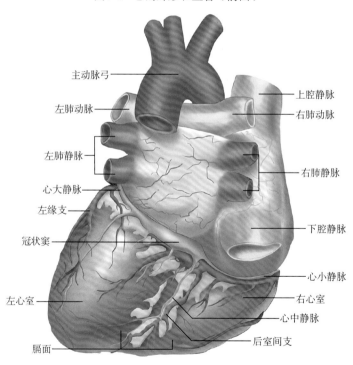

主动脉弓
左肺动脉
左肺静脉
心大静脉
左缘支
冠状窦
左心室
膈面

上腔静脉
右肺动脉
右肺静脉
下腔静脉
心小静脉
右心室
心中静脉
后室间支

图7-5　心的外形和血管（后面）

心表面有三条浅沟，即冠状沟、前室间沟和后室间沟，沟内有血管走行并被脂肪组织覆盖，可作为心腔在心表面的分界线。冠状沟靠近心底处，几乎呈冠状位，近似环形，是心房和心室在心表面的分界。在心室的胸肋面和膈面，各有一条从冠状沟走向心尖稍右侧的浅沟，分别称为前室间沟和后室间沟，是左、右心室在心表面的分界线，前、后室间沟在心尖右侧的汇合处稍凹陷，称心尖切迹。

（三）心的各腔

心有4个心腔，即左心房、左心室、右心房和右心室。左、右心房之间有房间隔，左、右心室之间有室间隔，房间隔与室间隔相延续，故两侧的心房、心室互不相通，但同侧心房与心室借房室口相通。

1. 右心房 right atrium　位于心的右上部，壁薄而腔大（图7-6）。其向左前方突出的部分称为右心耳。右侧缘上方有上腔静脉口，收集上半身血液回流；下方有下腔静脉口，收集下半身的血液回流，在下腔静脉口的前缘有下腔静脉瓣。在右心房内，下腔静脉口与右房室口之间有冠状窦口，收集心壁的血液回流。右心房与右心室之间有右房室口，是右心房血液的出口，由此流入右心室。

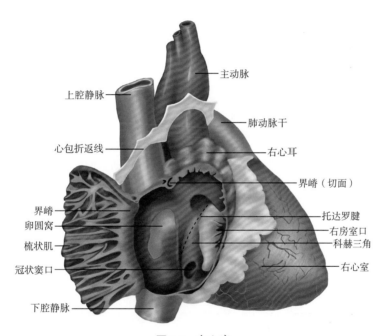

图7-6　右心房

在房间隔右侧面的中下部有一卵圆形的浅窝，称为卵圆窝 fossa ovalis，是卵圆孔闭合后的遗迹。胚胎时期，左、右心房借卵圆孔相通，出生后逐渐闭锁，遗留的凹陷称为卵圆窝。卵圆孔如不闭锁，即为房间隔缺损，是先天性心脏病之一。

2. 右心室 right ventricle　位于右心房的左前下方，有出、入两口（图7-7）。右心室腔有一弓形的肌性隆起，称室上嵴，将右心室腔分为后下方的流入道和前上方的流出道两部分。流入道的入口即右房室口，口周围的纤维环上附有3片近似三角形的瓣膜，称为三尖瓣 tricuspid valve，又称右房室瓣，垂向右心室，按位置分别称为前尖、后尖和隔侧尖。位于两个相邻瓣膜之间的瓣膜组织称为连合，病理情况下的瓣膜粘连多发生在连合处，可造成房室口狭窄。由室壁突向室腔的锥体形肌性隆起，称乳头肌，右心室乳头肌分前、后、隔侧三组，乳头肌尖端有数条腱索，分别连于相邻两个瓣膜的边缘上。前乳头肌根部有1条肌束横过室腔至室间隔的下部，称隔缘肉柱（又称

节制索），形成流入道的下界，有防止心室过度扩张的功能，

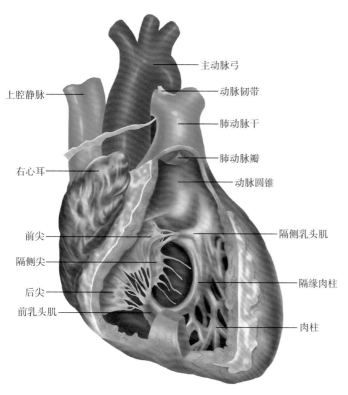

图7-7　右心室

内有房室束的右束支和血管。右房室口纤维环、三尖瓣、腱索和乳头肌在结构和功能上是一个整体，称为三尖瓣复合体。当心室收缩时，因纤维环收缩和受血流推挤，三尖瓣封闭右房室口，由于乳头肌收缩和腱索的牵引，瓣膜不致翻向右心房，可防止血液从右心室向右心房逆流。

右心室向左上方延伸的部分逐渐变细，形似倒置的漏斗，内壁光滑，称为动脉圆锥conus arteriosus，是血液流出的通道。其上端即右心室的出口，称为肺动脉口，口周围附有3个袋口向上的半月形瓣膜，称为肺动脉瓣valve of pulmonary trunk，每个瓣膜游离缘中点的增厚部分称为半月瓣小结。当右心室收缩时，血流冲开肺动脉瓣，进入肺动脉干；当右心室舒张时，瓣膜袋口被反流的血液充盈而关闭，防止血液从肺动脉向右心室逆流（图7-7、图7-8）。

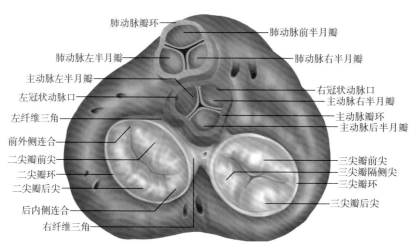

图7-8　心瓣膜示意图

3. 左心房 left atrium　位于右心房的左后方，构成心底的大部（图7-9），其向右前方突出的部分称为左心耳。左心房有4个入口和1个出口：入口均为肺静脉口，即左上、左下肺静脉口和右上、右下肺静脉口；出口是前下方的左房室口，左心房的血液由此流向左心室。

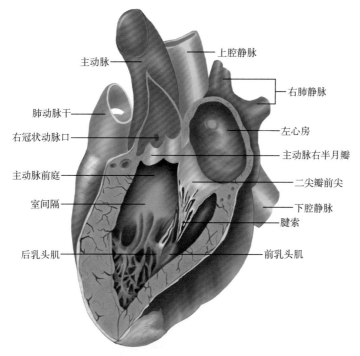

主动脉

上腔静脉

右肺静脉

肺动脉干

右冠状动脉口

左心房

主动脉右半月瓣

主动脉前庭

二尖瓣前尖

室间隔

下腔静脉

腱索

后乳头肌

前乳头肌

图7-9 左心房和左心室

4. 左心室 left ventricle 位于右心室的左后方，构成心尖及心左缘，左心室壁厚度约是右心室壁厚度的3倍，有出、入两口。左心室流入道的入口即左房室口，口周围的纤维环上有两片瓣膜，称为二尖瓣mitral valve，又称左房室瓣，按位置分别称为前尖和后尖，前尖呈半卵圆形，后尖略似长条形。二尖瓣前、后尖借腱索连于乳头肌上。左心室的乳头肌较右心室的强大，有前、后两组。左房室口纤维环、二尖瓣、腱索和乳头肌在结构与功能上是一个整体，称为二尖瓣复合体，防止血液从左心室向左心房逆流。出口位于前内侧部，称为主动脉口，口周围也有3个袋口向上的半月形瓣膜，称为主动脉瓣aortic valve，其功能与肺动脉瓣相似，防止血液从主动脉向左心室逆流（图7-9）。

心像一个"血泵"，瓣膜类似闸门，它们保证了心内血液的定向流动。两侧的心房和心室分别是同步收缩与舒张，当心室收缩时，二尖瓣和三尖瓣关闭，主动脉瓣和肺动脉瓣开放，血液由心室射入动脉；当心室舒张时，主动脉瓣和肺动脉瓣关闭，二尖瓣和三尖瓣开放，血液由心房流入心室。

（四）心壁的构造

1. 心壁 心壁由心内膜、心肌和心外膜构成。

（1）心内膜endocardium 是衬于心房和心室壁内面的一层光滑的薄膜，与血管的内膜相连续。心的各瓣膜就是由心内膜向心腔折叠并夹有一层致密结缔组织而构成的。心内膜为风湿性疾病易侵犯的部位，易引起结缔组织增生，使瓣膜发生变形、粘连等，从而引起瓣膜关闭不全、瓣膜狭窄等病理变化。

（2）心肌myocardium 是构成心壁的主体，由心肌细胞构成，可分为心房肌和心室肌。心房肌较薄，心室肌较厚，尤以左心室肌最发达。心房肌与心室肌不相连续，它们被房室口周围的纤维环隔开，因此心房肌和心室肌不会同时收缩。

（3）心外膜epicardium 是包在心肌外面的一层光滑的浆膜，即浆膜心包的脏层。

2. 房间隔和室间隔 房间隔位于左、右心房之间，由两层心内膜中间夹心房肌纤维和结缔组织构成，厚1～4mm，卵圆窝处最薄，厚约1mm。室间隔位于左、右心室之间，可分为膜部和肌部两部分。室间隔下方大部分是由心肌构成的肌部；上方紧靠主动脉口下方的一小部分缺乏肌质，称为膜部，此处是室间隔缺损的好发部位。

（五）心的传导系统

心的传导系统由特殊分化的心肌纤维构成，主要功能是产生兴奋、传导冲动和维持心的正常节律性搏动，包括窦房结、房室结、房室束、左右束支和浦肯野纤维网（图7-10）。

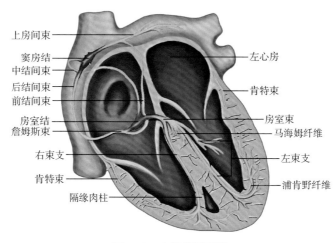

图7-10 心的传导系统

1. 窦房结 sinuatrial node 位于上腔静脉与右心耳之间心外膜的深面，呈椭圆形，是心的正常起搏点。

2. 房室结 atrioventricular node 位于冠状窦口与右房室口之间心内膜的深面，呈扁椭圆形，从前下方发出房室束，进入室间隔。房室结的主要功能是将窦房结传来的冲动传向心室，保证心房收缩后再开始心室的收缩。房室结是重要的次级起搏点，许多复杂的心律失常在该处发生。

关于窦房结产生的兴奋是如何传导到心房肌和房室结的问题至今尚无定论。近来有学者认为窦房结与房室结之间由结间束相连，其能将窦房结产生的冲动传至心房肌和房室结。通常认为结间束包括前结间束、中结间束和后结间束。

3. 房室束 atrioventricular bundle 又称希氏束His bundle，自房室结发出后进入室间隔膜部，至室间隔肌部上缘分为左、右束支。

4. 左右束支和浦肯野纤维网 左、右束支分别沿室间隔左、右侧心内膜深面下行至左、右心室。左束支在室间隔左侧上部分为前组、后组和间隔组3组，右束支经过隔缘肉柱。左、右束支在心室的心内膜深面分散成许多细小的分支，交织成网，称为浦肯野纤维网，与心室的心肌细胞相连。

心的自动节律性兴奋由窦房结开始，借纤维传到左、右心房，使心房肌收缩。同时兴奋又借前、中、后结间束传到房室结，再经房室束、左右束支、浦肯野纤维网传至心室肌，使心室肌也开始收缩。如果心传导系统功能失调，就会导致心律失常。

（六）心的血管

1. 动脉　心的动脉来自左、右冠状动脉。

（1）左冠状动脉 left coronary artery　起自升主动脉起始部的左侧壁，在肺动脉干与左心耳之间左行，主干很短，长5～10mm，随即分为前室间支和旋支。前室间支沿前室间沟下行，绕过心尖右侧，至后室间沟下部与右冠状动脉的后室间支吻合。旋支，又称左旋支，沿冠状沟左行，绕过心左缘至左心室膈面。左冠状动脉分支分布于左心房、左心室、室间隔前2/3和右心室前壁一部分。

（2）右冠状动脉 right coronary artery　起自升主动脉起始部的右侧壁，经右心耳与肺动脉干之间沿冠状沟向右行，绕过心右缘至冠状沟后部分为后室间支和右旋支。后室间支沿后室间沟下行，至其下部与前室间支末梢吻合。右旋支较细小，继续向左行。右冠状动脉分支分布于右心房、右心室、室间隔后1/3和左心室膈面一部分，此外还分布于窦房结和房室结。

2. 静脉　心的大部分静脉血汇集于冠状窦，再经冠状窦口注入右心房；小部分直接注入心腔。冠状窦 coronary sinus 位于心膈面的冠状沟内、左心房和左心室之间，其主要属支有三条（图7-11）。

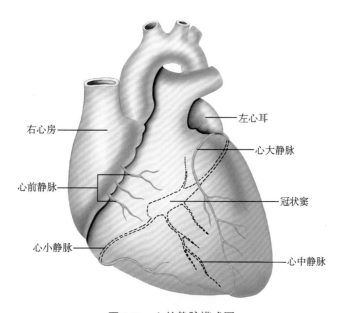

图 7-11　心的静脉模式图

（1）心大静脉　起自心尖，沿前室间沟上行至冠状沟，向左行绕至心膈面，注入冠状窦的左端。

（2）心中静脉　起自心尖，沿后室间沟上行至冠状沟，注入冠状窦的右端。

（3）心小静脉　在冠状沟内与右冠状动脉伴行，向左注入冠状窦的右端。

（七）心的体表投影

心在胸前壁的体表投影一般采用4点及其连线来确定（图7-12）。

（1）左上点　在左侧第2肋软骨下缘，距胸骨左缘1.2cm。

（2）右上点　在右侧第3肋软骨上缘，距胸骨右缘约1cm。

（3）左下点　在左侧第5肋间隙，左锁骨中线内侧1～2cm（或距前正中线7～9cm）处。

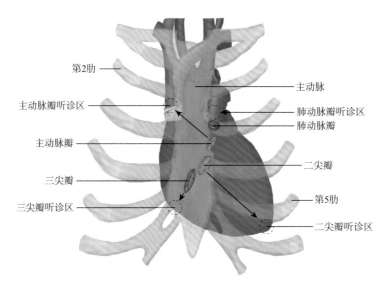

图7-12 心的体表投影

（4）右下点 在右侧第6胸肋关节处。

左、右上点连线为心上界；左、右下点连线为心下界；右上、下点连线为心右界，略向右凸。左上、下点连线为心左界，略向左凸。了解心在胸前壁的投影，对叩诊时判断心界是否扩大有实用意义。

（八）心包

心包pericardium为包裹心和出入心大血管根部的纤维浆膜囊，可分为纤维心包和浆膜心包两部分（图7-13）。

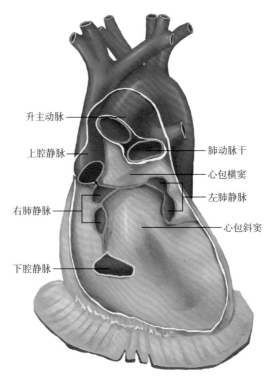

图7-13 心包

1. 纤维心包 fibrous pericardium 　为心包外层，是坚韧的结缔组织囊，上方与出入心的大血管外膜相移行，下方与膈的中心腱愈着。

2. 浆膜心包 serous pericardium 　薄而光滑，位于纤维心包的内面，可分为脏、壁两层。脏层紧贴在心肌的表面，即心外膜；壁层贴在纤维心包的内面。脏、壁两层在出入心的大血管根部相互移行，两层之间的潜在性腔隙称为心包腔，内含少量浆液，起润滑作用，可减少心尖冲动时的摩擦。心包腔在出入心脏的大血管根部形成的间隙主要有心包横窦和心包斜窦。

二、肺循环的血管

（一）循环的动脉

肺动脉干 pulmonary trunk 位于心包内，为一粗短的动脉干，起自右心室的肺动脉口，在升主动脉前方向左后上方斜行，至主动脉弓下方分为左、右肺动脉（图7-4）。

左肺动脉 left pulmonary artery 较短，在左主支气管前方横行至左肺门处分为上、下两支，分别进入左肺上、下叶。右肺动脉 right pulmonary artery 比左肺动脉稍长，经升主动脉和上腔静脉的后方向右横行，至右肺门处分为3支，分别进入右肺上、中、下叶。

左、右肺动脉在肺内反复分支，与支气管的分支相伴行，最后在肺泡壁上形成毛细血管网。

在肺动脉干分叉处稍左侧，有一结缔组织索连于主动脉弓下缘，称为动脉韧带 arterial ligament（图7-4），它是胚胎时期动脉导管闭锁后的遗迹。动脉导管在胎儿时期将肺动脉干中血液导入主动脉，出生后不久即闭锁。如出生6个月后仍未闭锁，则称为动脉导管未闭，属于先天性心脏病之一。

（二）肺循环的静脉

肺静脉 pulmonary vein，左、右各有两条，分别为左上、左下肺静脉和右上、右下肺静脉（图7-5）。这些静脉均起自肺门，向内侧穿过纤维心包，注入左心房后部两侧。肺静脉将氧饱和的动脉血运送到左心房。

（田新红）

三、体循环的血管

（一）体循环的动脉

1. 主动脉 arteriae aorta 　是体循环的动脉主干，起自左心室，根据它的行程可分为3段，即升主动脉、主动脉弓和降主动脉（图7-14、图7-15）。

（1）升主动脉 ascending aorta 　起自左心室的主动脉口，经上腔静脉左侧上升，至右侧第2胸肋关节高度（胸骨角平面）续为主动脉弓。在其起始部发出左、右冠状动脉。

（2）主动脉弓 arcus aortae 　续接升主动脉，呈弓形弯向左后方，至第4胸椎体下缘（胸骨角平面）向下移行于降主动脉。在主动脉弓凸侧向上发出3个分支，自右向左依次为头臂干、左颈总动脉和左锁骨下动脉。头臂干为一短粗的动脉干，向右上斜行至右胸锁关节后方，分为右颈总动脉和右锁骨下动脉。

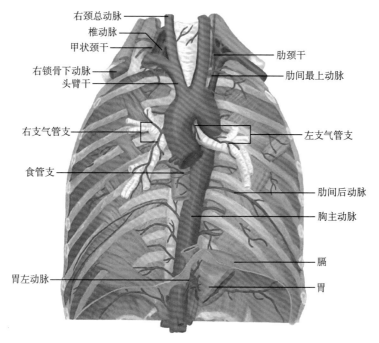

右颈总动脉

椎动脉

甲状颈干

右锁骨下动脉

头臂干

肋颈干

肋间最上动脉

右支气管支

左支气管支

食管支

肋间后动脉

胸主动脉

膈

胃左动脉

胃

图7-14 胸主动脉及其主要分支

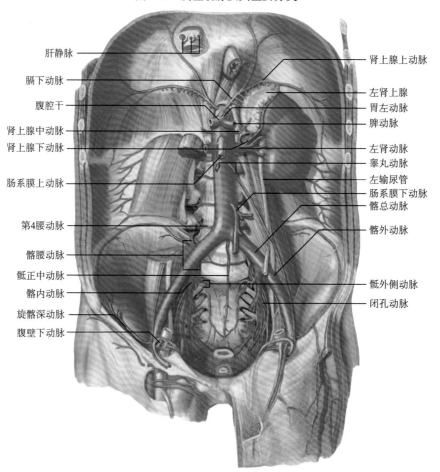

肝静脉

膈下动脉

腹腔干

肾上腺中动脉

肾上腺下动脉

肠系膜上动脉

第4腰动脉

髂腰动脉

骶正中动脉

髂内动脉

旋髂深动脉

腹壁下动脉

肾上腺上动脉

左肾上腺

胃左动脉

脾动脉

左肾动脉

睾丸动脉

左输尿管

肠系膜下动脉

髂总动脉

髂外动脉

骶外侧动脉

闭孔动脉

图7-15 腹主动脉及其主要分支

（3）降主动脉descending aorta　为主动脉最长的一段，续于主动脉弓，沿脊柱左前方下降，至第12胸椎水平穿过膈的主动脉裂孔入腹腔，下行至第4腰椎体下缘平面，分为左、右髂总动脉。降主动脉以膈为界分为胸主动脉和腹主动脉。

2. 头颈部的动脉

（1）颈总动脉common carotid artery　是头颈部的动脉主干，左、右各一支。右侧起自头臂干，左侧起自主动脉弓。两侧颈总动脉均经胸锁关节后方，沿食管、气管和喉的外侧上行，至甲状软骨上缘处分为颈内动脉和颈外动脉（图7-16）。颈总动脉外侧有颈内静脉，两者间的后方有迷走神经，三者共同包被于筋膜鞘内。

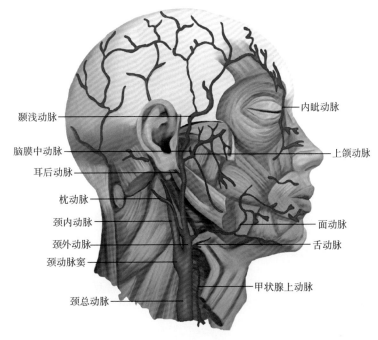

图 7-16　颈外动脉及其分支

在颈总动脉分叉处有颈动脉窦和颈动脉小球两个重要结构。颈动脉窦为颈总动脉末端和颈内动脉起始处的膨大部分，窦壁外膜含有丰富的游离感觉神经末梢，称压力感受器，能感受血压的变化。当血压升高时可引起窦壁扩张，刺激窦壁内的压力感受器，进而通过神经系统调节，反射性地引起心跳减慢和末梢血管扩张，使血压下降。颈动脉小球是一个扁椭圆形小体，位于颈总动脉分叉处的稍后方，为化学感受器，能感受血液中二氧化碳分压、氧分压和氢离子浓度的变化。当血中氧分压降低或二氧化碳分压增高时，它可通过神经系统的调节，反射性地促进呼吸加深加快，以保持血中氧气和二氧化碳含量的平衡。

颈外动脉自颈总动脉发出后上行穿腮腺，至下颌颈处分为颞浅动脉和上颌动脉两条终支。颈外动脉的主要分支有：

1）甲状腺上动脉：起自颈外动脉根部，向前下方至甲状腺侧叶上端，分布到甲状腺及喉。

2）舌动脉：平舌骨大角处发自颈外动脉，行向前内侧进入舌内，分布到舌。

3）面动脉：约平下颌角处起自颈外动脉后，通过下颌下腺深面，在咬肌前缘处绕下颌体下缘到面部，此处位置表浅，可触及动脉搏动。沿口角及鼻翼的外侧迂曲上行，到眼内眦称为内眦动脉。面动脉分支分布到下颌下腺及面部的肌和皮肤等。

4）颞浅动脉：在外耳门的前方上行，越颧弓的根部至颞部皮下，分支分布于腮腺和额、颞、顶部的软组织。

5）上颌动脉：经下颌颈的深面入颞下窝，向内前方走行，其主要分支有脑膜中动脉。该动脉向上穿棘孔入颅中窝，分前、后两支，营养硬脑膜。前支向前上行，经过颅骨翼点内面。当翼点附近骨折时，易损伤脑膜中动脉前支而导致硬膜外血肿。上颌动脉分支分布于上下颌牙齿、外耳道、鼓室、鼻腔、腭、上颌窦、颅骨和硬脑膜等处。

颈内动脉：由颈总动脉发出后，在颈部无分支，向上经颈动脉管入颅腔，分布于脑和视器等处。

（2）锁骨下动脉subclavian artery　左侧起自主动脉弓，右侧起自头臂干，均经胸锁关节后方斜向外行至颈根部，穿斜角肌间隙横越第1肋上面进入腋窝，在第1肋外侧缘移行为腋动脉。其主要分支（图7-17）有：

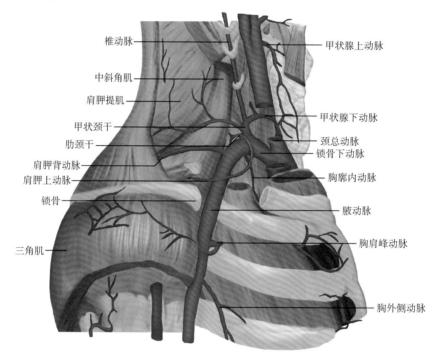

图7-17　锁骨下动脉及其分支

1）椎动脉：起自锁骨下动脉的内侧段，是一个粗大的分支，向上穿第6至第1颈椎横突孔，经枕骨大孔入颅腔，分支分布于脑和脊髓。

2）胸廓内动脉：起自锁骨下动脉的下面，向下进入胸腔，经第1～6肋软骨后面（旁胸骨侧缘约1cm）下降，其终支穿膈进入腹直肌鞘内，称为腹壁上动脉，在腹直肌深面下行至脐附近与腹壁下动脉吻合。胸廓内动脉分支分布于胸前壁、乳房、心包、膈、腹前外侧壁及腹膜等处。

3）甲状颈干：为一条短而粗的动脉干，其主要分支有甲状腺下动脉。该动脉向上内横过颈总动脉的后方，分布到甲状腺等。

4）肋颈干：起自甲状颈干的外侧，迅即分支分布于颈深肌和第1、2肋间隙的后部。

3. 上肢的动脉

（1）腋动脉axillary artery　于第1肋外侧缘续接锁骨下动脉，经腋窝到大圆肌下缘处移行为肱动脉。腋动脉有胸上动脉、胸肩峰动脉、胸外侧动脉、肩胛下动脉、旋肱前动脉和旋肱后动脉等主要分支。肩胛下动脉又分为胸背动脉和旋肩胛动脉，旋肩胛动脉穿三边孔至冈下窝，旋肱后动脉伴腋神经穿四边孔，绕肱骨外科颈至三角肌和肩关节。腋动脉分支分布于肩部、背部、胸壁和乳房等处（图7-18）。

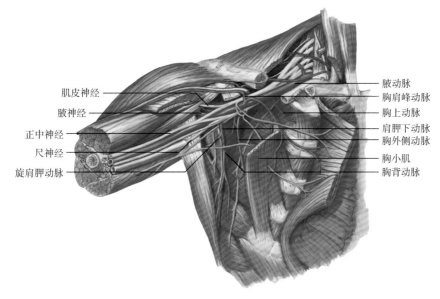

肌皮神经

腋神经

正中神经

尺神经

旋肩胛动脉

腋动脉

胸肩峰动脉

胸上动脉

肩胛下动脉

胸外侧动脉

胸小肌

胸背动脉

图7-18　腋动脉及其分支

（2）肱动脉 brachial artery　沿肱二头肌内侧沟下行，中下段位置表浅，可触知其搏动，是临床测量血压的常用部位。最重要的分支有肱深动脉，其伴桡神经沿桡神经沟下行。肱动脉下行至肘窝，分为桡动脉和尺动脉（图7-19）。

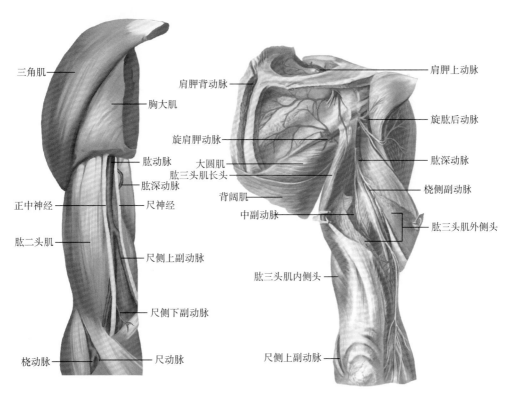

三角肌

胸大肌

旋肩胛动脉

肱动脉

肱深动脉

正中神经

尺神经

肱二头肌

尺侧上副动脉

尺侧下副动脉

桡动脉

尺动脉

肩胛背动脉

大圆肌

肱三头肌长头

背阔肌

中副动脉

肱三头肌内侧头

尺侧上副动脉

肩胛上动脉

旋肱后动脉

肱深动脉

桡侧副动脉

肱三头肌外侧头

图7-19　肱动脉及其分支

（3）桡动脉radial artery　在肘窝自肱动脉发出后，初沿肱桡肌深面，继而在肱桡肌腱与桡侧腕屈肌腱之间下行；下段于桡骨茎突前方处位置表浅，是常用的摸脉部位。桡动脉在桡腕关节处绕过桡骨茎突远侧转到手背侧，然后再穿过第1掌骨间隙至手掌深面，与尺动脉的掌深支吻合构成掌深弓（图7-20～图7-23）。桡动脉的主要分支有：

1）掌浅支：于桡腕关节处发自桡动脉，穿鱼际肌或沿其表面到手掌与尺动脉的终支吻合成掌浅弓。

2）拇主要动脉：在桡动脉穿经手掌深部时发出，分为3支，分布于拇指掌面两侧缘和示指的桡侧缘。

（4）尺动脉ulnar artery　于肘窝自肱动脉发出后，斜行向内下，先经指浅屈肌与指深屈肌之间，再沿指浅屈肌与尺侧腕屈肌之间下行，到桡腕关节处经豌豆骨外侧入手掌，其终支与桡动脉的掌浅支吻合成掌浅弓（图7-20～图7-23）。尺动脉的主要分支为掌深支，穿小鱼际肌与桡动脉的终支吻合形成掌深弓。

（5）掌浅弓和掌深弓

1）掌浅弓：位于掌腱膜的深面，屈指肌腱的浅面，自弓的凸侧发出4支动脉。内侧1支动脉分布到小指掌面尺侧缘。外侧3支，每支指掌侧总动脉又分为2支（指掌侧固有动脉），至第2～5指相对缘的掌侧。

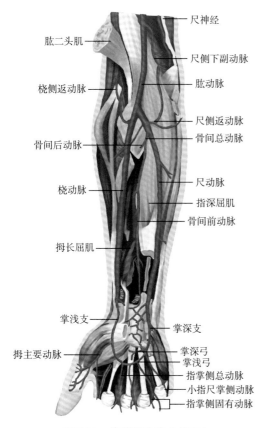

图7-20　前臂的动脉（前面）

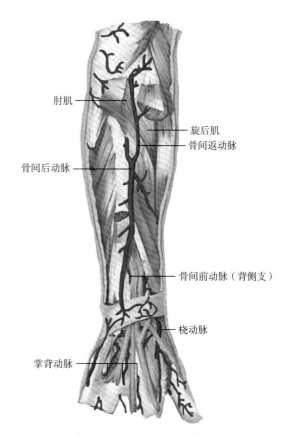

图7-21　前臂的动脉（后面）

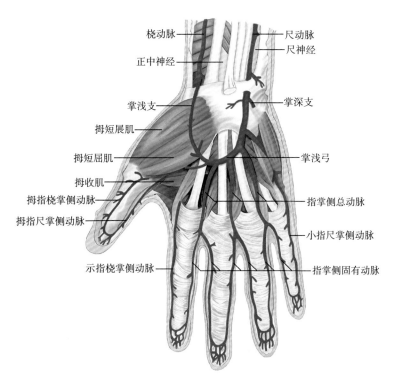

图7-22 手的动脉（掌侧面浅层）

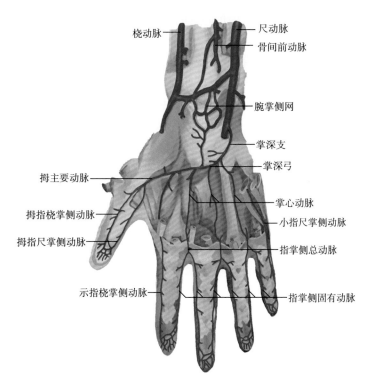

图7-23 手的动脉（掌侧面深层）

2）掌深弓：位于屈指肌腱的深面，由其凸侧发出3条掌心动脉，行至掌指关节附近与掌浅弓的分支吻合。

4. 胸部的动脉　主干为胸主动脉 thoracic aorta，位于胸腔的后纵隔内，在第4胸椎的左侧续于主动脉弓，初沿脊柱左侧下行，逐渐转到其前方，穿膈的主动脉裂孔移行于主动脉腹部（图7-14）。其分支可分为壁支和脏支。

（1）壁支　主要有肋间后动脉 posterior intercostal artery，共9对，在第3～11肋间隙内，沿肋沟走行，分布于胸、腹壁的肌和皮肤等。第12肋的下方有1对肋下动脉。而第1、2肋间隙中的肋间后动脉，来自锁骨下动脉的分支。

（2）脏支　主要有食管动脉 esophageal arteries、支气管动脉 bronchial artery 和心包支，分别分布于食管、支气管和肺及心包等脏器。

5. 腹部的动脉　主干为腹主动脉 abdominal aorta，在膈的主动脉裂孔处续接胸主动脉，沿腰椎体前方下降，到第4腰椎体下缘处分为左、右髂总动脉（图7-15）。腹主动脉分支也可分为壁支和脏支。

（1）壁支　主要有腰动脉（4对）、膈下动脉、骶正中动脉等，分布于腹后壁、脊髓、膈和盆腔后壁等处（图7-15）。

（2）脏支　分支分为成对和不成对两类。

1）成对的脏支（图7-15）

①肾上腺中动脉 middle adrenal artery：在腹腔干起点的稍下方，约平第1腰椎的高度起自腹主动脉侧壁，向外侧走行分布到肾上腺。

②肾动脉 renal artery：平第1～2腰椎椎间盘的高度起自腹主动脉侧壁，横行向外侧经肾门入肾。在进入肾门前发出肾上腺下动脉至肾上腺，与肾上腺中动脉相吻合。

③睾丸动脉 testicular artery 或卵巢动脉 ovarian artery：在肾动脉起始处的稍下方起自腹主动脉前壁，细且长，在壁腹膜后方沿腰大肌前面斜向外下方，睾丸动脉穿腹股沟管参与精索的组成，下行入阴囊分布到睾丸及附睾。卵巢动脉经卵巢悬韧带下行，分支分布到卵巢和输卵管壶腹。

2）不成对的脏支

①腹腔干 coeliac trunk（图7-24、图7-25）：为一短而粗的动脉干，在主动脉裂孔稍下方起自腹主动脉，立即分为胃左动脉、肝总动脉和脾动脉，分支分布于食管腹段、胃、十二指肠、肝、胆囊、胰和脾等。

胃左动脉 left gastric artery：向左上方行至贲门附近，沿胃小弯向右下行于小网膜两层之间与胃右动脉吻合，沿途分支至食管腹段、贲门及胃小弯附近的胃壁。

肝总动脉 common hepatic artery：沿胰头上缘右行，至十二指肠上部的上方进入肝十二指肠韧带，分为肝固有动脉和胃十二指肠动脉。肝固有动脉在肝十二指肠韧带内，于肝门静脉前方及胆总管左侧上行至肝门附近，分为左、右支入肝左、右叶。右支在入肝门前发出一支胆囊动脉，分布于胆囊。肝固有动脉尚发出胃右动脉，在小网膜内行至幽门上缘，沿胃小弯向左与胃左动脉吻合，分支分布于十二指肠上部和胃小弯附近的胃壁。胃十二指肠动脉经十二指肠上部后方下行至幽门下缘处分为胃网膜右动脉和胰十二指肠上动脉。胃网膜右动脉沿胃大弯向左，与来自脾动脉的胃网膜左动脉吻合，沿途分支分布到胃和大网膜。胰十二指肠上动脉又分为前、后两支，在胰头与十二指肠降部之间下行，分支分布于胰头和十二指肠，与来自肠系膜上动脉的胰十二指肠下动脉吻合。

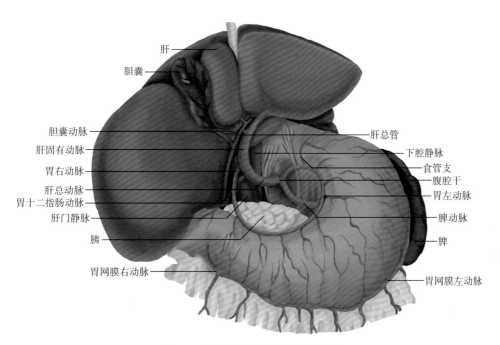

图 7-24　腹腔干及其分支（胃前面）

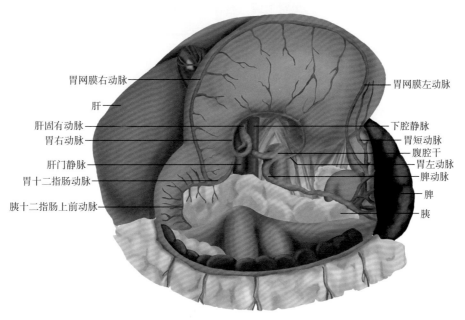

图 7-25　腹腔干及其分支（胃后面）

脾动脉splenic artery：较粗大，沿胰上缘左行至脾门，分数支入脾。在胰上缘分出数条细小的胰支分布于胰体和胰尾，入脾门前发出胃网膜左动脉、胃短动脉和胃后动脉等分支。胃网膜左动脉沿胃大弯右行，分布于胃大弯左侧的胃壁和大网膜，与来自胃十二指肠动脉的胃网膜右动脉吻合。胃短动脉3～5条，胃后动脉1～2条，分别经胃脾韧带、胃膈韧带分布至胃底。

②肠系膜上动脉：约平第1腰椎高度起自腹主动脉的前壁，向右下经胰头和胰体交界处的后方、十二指肠水平部的前面进入小肠系膜根内，分支分布于胰、十二指肠、空肠、回肠、盲肠、阑尾、升结肠和横结肠等（图7-26、图7-27）。其主要分支有：

胰十二指肠下动脉：分支分布于胰和十二指肠，与来自胃十二指肠动脉的胰十二指肠上动脉吻合。

空肠动脉和回肠动脉：常有13～18支，在肠系膜内反复分支并吻合形成多级动脉弓，由末级动脉弓发出直行小支进入肠壁，分布于空肠和回肠。

回结肠动脉：为肠系膜上动脉发出的最下一条分支，斜向右下至盲肠附近，至阑尾的分支称阑尾动脉，分数支营养回肠末端、盲肠、阑尾和升结肠。

右结肠动脉和中结肠动脉：在肠系膜内分支并吻合，分布到升结肠和横结肠，还与回结肠动脉及来自肠系膜下动脉的左结肠动脉形成吻合。

③肠系膜下动脉：约平第3腰椎高度起于腹主动脉的前壁，向左下走行，分支分布于降结肠、乙状结肠和直肠上部等（图7-28）。

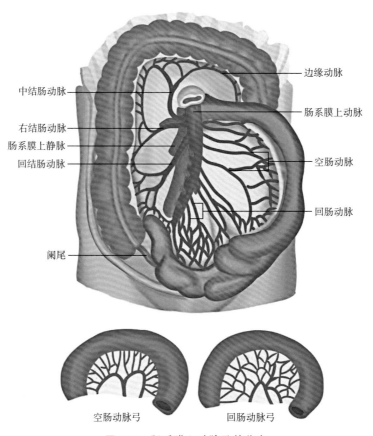

中结肠动脉
右结肠动脉
肠系膜上静脉
回结肠动脉
阑尾
边缘动脉
肠系膜上动脉
空肠动脉
回肠动脉

空肠动脉弓　　　　回肠动脉弓

图7-26　肠系膜上动脉及其分支

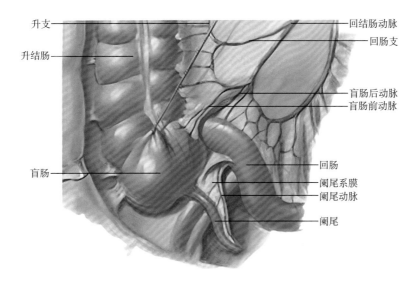

图7-27 回结肠动脉及其分支

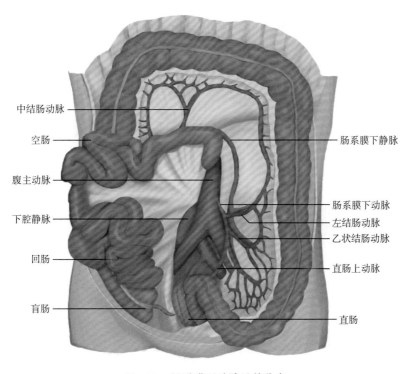

图7-28 肠系膜下动脉及其分支

左结肠动脉：横行向左，跨左侧输尿管前方至降结肠附近，分支分布于降结肠，并与来自肠系膜上动脉的中结肠动脉和乙状结肠动脉吻合。

乙状结肠动脉：有2～3支，经乙状结肠系膜分布于乙状结肠。

直肠上动脉：为肠系膜下动脉的直接延续，在乙状结肠系膜内下行，平第3骶椎分为左、右支，沿直肠两侧下行分布于直肠上部，并与来自髂内动脉的直肠下动脉的分支吻合。

6. 盆部的动脉

（1）髂总动脉common iliac artery　左、右各一，在平第4腰椎下缘自主动脉腹部发出，沿腰大肌内侧缘向下外方斜行，在骶髂关节前方分为髂内动脉和髂外动脉（图7-29、图7-30）。

（2）髂内动脉internal iliac artery　为盆部动脉的主干，自髂总动脉发出后下行入骨盆腔，分支分为壁支和脏支两类（图7-29～图7-32）。

①壁支：主要包括闭孔动脉、臀上动脉和臀下动脉，分布到盆壁、臀部和大腿内侧等部位。闭孔动脉obturator artery沿盆侧壁行向前下，穿闭膜管至大腿内侧，分支至大腿内侧肌群和髋关节。臀上动脉、臀下动脉分别经梨状肌上孔、梨状肌下孔穿出至臀部，分支营养臀肌和髋关节。

②脏支：主要包括直肠下动脉、子宫动脉和阴部内动脉，分布于盆腔内器官及外生殖器等。直肠下动脉inferior rectal artery起点多，分布于直肠下部、肛管、前列腺（阴道）等处，与直肠上动脉、肛动脉有吻合（图7-29）。子宫动脉uterine artery沿盆腔侧壁下行，进入子宫阔韧带底部两层腹膜内，在子宫颈外侧约2cm处，跨过输尿管前方，再沿子宫缘迂曲上行到子宫底，分布于子宫、阴道、输卵管和卵巢，与卵巢动脉有吻合（图7-30）。阴部内动脉internal pudendal artery经梨状肌下孔穿出盆腔，再经坐骨小孔至坐骨肛门窝，发出肛动脉、会阴动脉和阴茎（蒂）动脉等分支，分别分布于肛门、会阴和外生殖器等处（图7-29～图7-31）。

（3）髂外动脉external iliac artery　自髂总动脉发出后，向外下方斜行，到股前部移行于股动脉（图7-29、图7-30、图7-33）。髂外动脉在腹股沟韧带上方发出腹壁下动脉，经腹股沟管深环内侧行向内上方，进入腹直肌鞘内，分布到腹直肌，并与腹壁上动脉吻合。

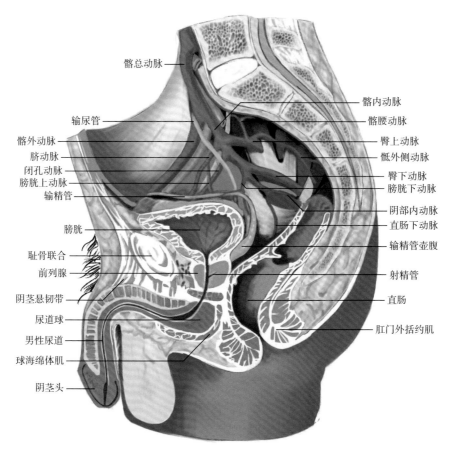

图7-29　盆腔的动脉（男性）

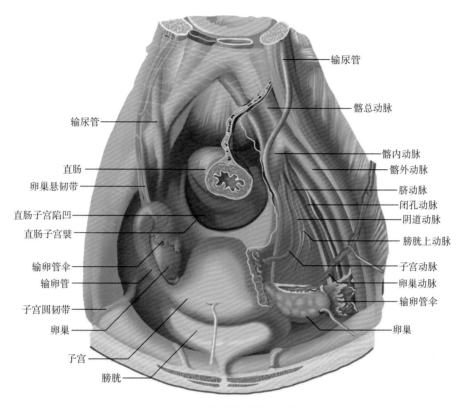

输尿管

髂总动脉

输尿管

髂内动脉

直肠

髂外动脉

卵巢悬韧带

脐动脉

直肠子宫陷凹

闭孔动脉

直肠子宫襞

阴道动脉

膀胱上动脉

输卵管伞

输卵管

子宫动脉

卵巢动脉

子宫圆韧带

输卵管伞

卵巢

卵巢

子宫

膀胱

图7-30 盆腔的动脉（女性）

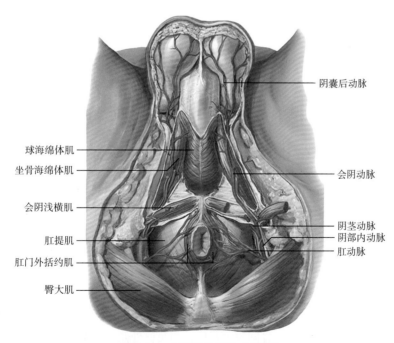

阴囊后动脉

球海绵体肌

坐骨海绵体肌

会阴动脉

会阴浅横肌

肛提肌

阴茎动脉

阴部内动脉

肛门外括约肌

肛动脉

臀大肌

图7-31 会阴部的动脉（男性）

7. 下肢的动脉

（1）股动脉 femoral artery　为髂外动脉的直接延续，在股三角内下行，其外侧有股神经、内侧有股静脉伴行，经收肌管至腘窝，移行为腘动脉（图7-33）。股动脉位置表浅，在腹股沟韧带中点的稍下方可摸到其搏动，分支营养大腿、腹前壁下部的皮肤和外阴部等。股动脉的主要分支为股深动脉，该动脉发出旋股内、外侧动脉分布于大腿内侧和前面；发出3～4支穿动脉分布至大腿后面和内侧。此外，股动脉还发出腹壁浅动脉、旋髂浅动脉和阴部外动脉等分支，分布于腹前壁下部、髂前上棘附近及外阴部的皮肤和浅筋膜。

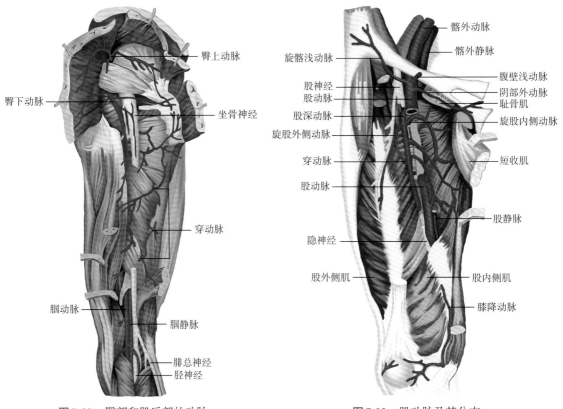

图7-32　臀部和股后部的动脉　　　　图7-33　股动脉及其分支

（2）腘动脉 popliteal artery　在腘窝深部下行，行至腘窝下角处分为胫前动脉和胫后动脉。腘动脉分支分布于膝关节及其周围的肌（图7-34）。

（3）胫前动脉 tibial artery before　自腘动脉发出，穿小腿骨间膜上部裂孔至小腿前面，于小腿前群肌之间下行，经距小腿关节前方至足背，移行为足背动脉。胫前动脉分支营养小腿前群肌，并分支参与形成膝关节网（图7-35、图7-36）。

（4）胫后动脉 posterior tibial artery　为腘动脉的直接延续。在小腿后群浅、深两层肌之间下行，经内踝后方至足底，分为足底内、外侧动脉（图7-34、图7-37）。胫后动脉上部发出腓动脉，沿腓骨内侧下行，分布于小腿外侧。胫后动脉及其分支营养小腿后群肌、外侧群肌及足底肌。

（5）足背动脉 dorsal foot artery　在距小腿关节前方续接胫前动脉，经拇长伸肌腱与趾长伸肌腱之间向前行，其足底深支穿第1跖骨间隙至足底，与足底外侧动脉末端吻合形成足底深弓，分布到足背及足底。足背动脉位置表浅，可在距小腿关节前方、拇长伸肌腱的外侧触及搏动，中医学称为"趺阳脉"。

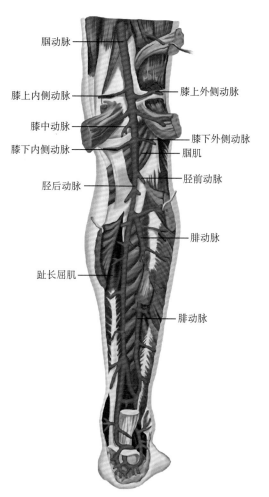

胭动脉

膝上内侧动脉　　膝上外侧动脉

膝中动脉

膝下内侧动脉　　膝下外侧动脉

胫后动脉　　胭肌

胫前动脉

腓动脉

趾长屈肌

腓动脉

图7-34　小腿的动脉（后面）

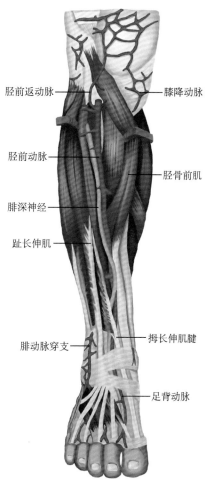

胫前返动脉　　膝降动脉

胫前动脉

胫骨前肌

腓深神经

趾长伸肌

拇长伸肌腱

腓动脉穿支

足背动脉

图7-35　小腿的动脉（前面）

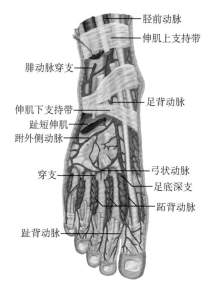

胫前动脉

伸肌上支持带

腓动脉穿支

足背动脉

伸肌下支持带

趾短伸肌

跗外侧动脉

弓状动脉

穿支

足底深支

跖背动脉

趾背动脉

图7-36　足背动脉及其分支

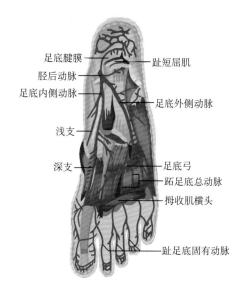

足底腱膜　　趾短屈肌

胫后动脉

足底内侧动脉　　足底外侧动脉

浅支

深支　　足底弓

跖足底总动脉

拇收肌横头

趾足底固有动脉

图7-37　足底的动脉

（林海鸣）

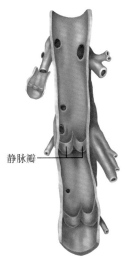

图7-38 静脉瓣

（二）体循环的静脉

静脉是运送血液回心的血管，起自毛细血管，止于心房。在结构和分布方面，静脉具有以下特点。①静脉瓣：呈半月形，成对，游离缘朝向心脏（图7-38）。具有保证血液向心流动和防止逆流的作用。四肢静脉分布较多，尤其下肢。②体循环静脉分浅、深静脉：浅静脉位于皮下筋膜内，又称皮下静脉，多不与动脉伴行，与深静脉互相交通并汇入深静脉。由于浅静脉位置表浅、易定位，临床常经浅静脉注射、输液、取血等。深静脉位于深筋膜内，与同名动脉伴行，又称伴行静脉，深静脉名称与伴行动脉相同，引流范围与伴行动脉的分布范围大体一致。③吻合丰富：在手和足等部位浅静脉形成静脉网；深静脉环绕容积经常变动的器官形成静脉丛；浅、深静脉之间存在丰富的交通支。

体循环的静脉包括心静脉系（见心的血管）、上腔静脉系和下腔静脉系（图7-39）。

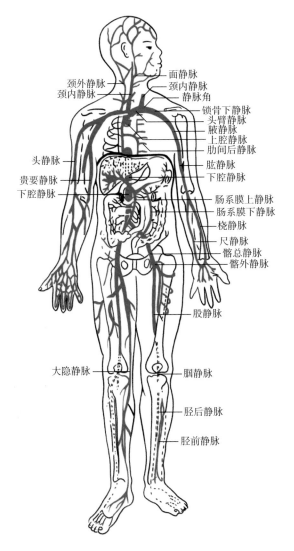

图7-39 全身静脉模式图

1. 上腔静脉系　由上腔静脉及其属支组成，收集头颈部、上肢和胸部（心除外）的静脉血。

上腔静脉 superior vena cava 由左、右头臂静脉在右侧第1肋胸关节后方汇合而成，沿升主动脉右侧下降，于第3肋胸关节后方注入右心房，注入前有奇静脉汇入（图7-40）。上腔静脉收集头、颈、上肢、胸壁和部分胸腔器官的静脉血。

头臂静脉 brachiocephalic vein 又称无名静脉，左、右各一，由同侧的颈内静脉和锁骨下静脉在胸锁关节后方汇合而成。汇合处形成的夹角称静脉角（图7-40），左、右静脉角分别有胸导管和右淋巴导管汇入。头臂静脉还收集椎静脉、胸廓内静脉、甲状腺下静脉等。

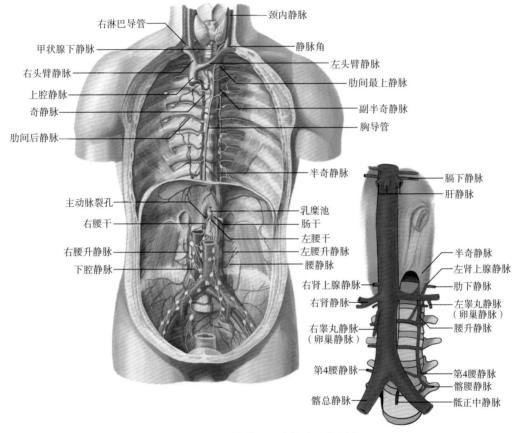

图7-40　上腔静脉和下腔静脉及其属支

（1）头颈部的静脉　浅静脉包括面静脉、下颌后静脉、颈前静脉和颈外静脉等，深静脉有两条主干，即颈内静脉和锁骨下静脉（图7-41）。

1）面静脉 facial vein：位置表浅，起自内眦静脉，在面动脉的后方下行至舌骨大角附近注入颈内静脉，收集面前部组织的静脉血（图7-42）。面静脉通过内眦静脉经眼上、下静脉与颅内的海绵窦相通。面静脉在口角平面以上的部分一般无静脉瓣，因此，面部发生化脓性感染时，尤其在鼻根至两侧口角的三角形区域（称为"危险三角"），若处理不当（如挤压等），则有导致颅内感染的可能。

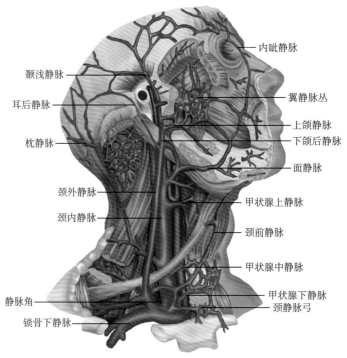

图 7-41　头颈部的静脉

2）下颌后静脉 retromandibular vein：由颞浅静脉和上颌静脉在腮腺内汇合而成，下行至腮腺下端处分为前、后两支，前支注入面静脉，后支与耳后静脉和枕静脉汇合成颈外静脉。下颌后静脉收集面侧区和颞区的静脉血（图 7-41、图 7-42）。

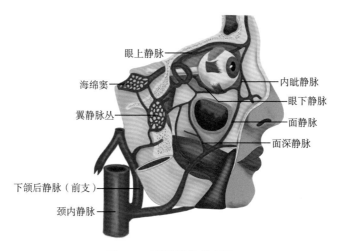

图 7-42　面静脉及其交通

3）颈外静脉 external jugular vein：由下颌后静脉的后支、耳后静脉和枕静脉在下颌角处汇合而成，在胸锁乳突肌表面下行，至锁骨上方穿深筋膜，注入锁骨下静脉。颈外静脉主要收集头皮和面部的静脉血（图 7-41）。颈外静脉位置表浅，临床常用于采血、注射等。若心脏疾病或上腔静脉阻塞导致血流不畅，此时颈外静脉显著充盈，称"颈静脉怒张"。

4）颈内静脉internal jugular vein：是颈部的深静脉，由颅内乙状窦出颈静脉孔移行而成。在颈动脉鞘内沿颈内动脉和颈总动脉的外侧下行，至胸锁关节后方与锁骨下静脉汇合成头臂静脉（图7-40）。颈内静脉的颅内属支通过硬脑膜窦收集脑和脑膜的静脉血（见神经系统）；颅外属支有面静脉、舌静脉、甲状腺上静脉、甲状腺中静脉等，收集面部、颈部、舌、咽、甲状腺的静脉血（图7-42）。

5）锁骨下静脉subclavian vein：在第1肋外侧缘续于腋静脉，向内侧行于锁骨下动脉的下方，至胸锁关节后方与颈内静脉汇合成头臂静脉。锁骨下静脉的主要属支是腋静脉和颈外静脉（图7-41），主要收集上肢、颈外浅层的静脉血。

（2）上肢的静脉 分浅静脉和深静脉两种。上肢的浅静脉主要有头静脉、肘正中静脉和贵要静脉及其属支，临床常在手背静脉网、肘正中静脉处取血、输液和注射药物。上肢的深静脉与同名动脉伴行，且多为两条。两条肱静脉在大圆肌下缘处汇合成腋静脉。腋静脉收集上肢浅、深静脉的血液。

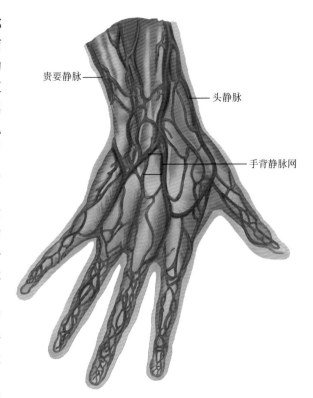

图7-43 手背静脉网

1）头静脉cephalic vein：起自手背静脉网（图7-43）的桡侧，沿前臂桡侧至臂部肱二头肌外侧沟上行，至三角肌与胸大肌之间穿深筋膜注入腋静脉或锁骨下静脉。头静脉在肘窝处通过肘正中静脉与贵要静脉交通。头静脉收集手、前臂和臂部外侧浅层结构的静脉血。

2）贵要静脉basilic vein：起自手背静脉网的尺侧，沿前臂尺侧上行至臂部肱二头肌内侧沟上行，至臂中部穿深筋膜注入肱静脉或腋静脉。贵要静脉收集手、前臂和臂部内侧浅层结构的静脉血。

3）肘正中静脉median cubital vein：在肘部，连于头静脉与贵要静脉之间，此静脉血流量较大，是常用的采血部位（图7-44）。

（3）胸部的静脉 主要有头臂静脉、上腔静脉、奇静脉及其属支（图7-40）。此外，在胸廓前壁有胸廓内静脉。

1）奇静脉azygos vein：起自腹后壁的右腰升静脉，沿食管后方和胸主动脉右侧上行，至第4胸椎体高度向前勾绕右肺根上面，注入上腔静脉（图7-45）。奇静脉收集右侧肋间后静脉、食管静脉、支气管静脉和半奇静脉的静脉血。

2）半奇静脉hemiazygos vein：起自左腰升静脉，沿胸椎体左侧上行，约到第8胸椎体高度向右跨越脊柱，注入奇静脉（图7-40）。半奇静脉收集左侧下部肋间后静脉和副半奇静脉的静脉血。

3）副半奇静脉accessory vein：沿胸椎体左侧下行，注入半奇静脉。副半奇静脉收集左侧上部肋间后的静脉血。

4）肋间后静脉posterior intercostal vein：与肋间后动脉伴行，收集胸壁、腹壁的静脉血，最后大多注入奇静脉。

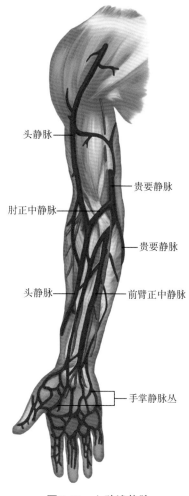

图7-44 上肢浅静脉

头静脉

贵要静脉

肘正中静脉

贵要静脉

头静脉

前臂正中静脉

手掌静脉丛

5）胸廓内静脉internal thoracic vein：由腹壁上静脉向上延续而成，在胸廓内与同名动脉伴行向上，注入头臂静脉，收纳同名动脉分布区的静脉血。

2. 下腔静脉系 由下腔静脉及其属支组成，收集下肢、盆部和腹部的静脉血。

下腔静脉inferior vena cava是人体最粗大的静脉，在第5腰椎体的右前方由左、右髂总静脉汇合而成，沿腹主动脉的右侧上行，经肝的腔静脉沟，穿膈的腔静脉孔入胸腔，注入右心房。

髂总静脉common iliac vein在骶髂关节前方由髂外静脉和髂内静脉汇合而成，左、右髂总静脉在第5腰椎体前方汇合形成下腔静脉。

（1）下肢的静脉 分浅静脉和深静脉。下肢的浅静脉起自足背静脉弓，弓的两端沿足的内、外侧缘上行，内侧延续为大隐静脉，外侧延续为小隐静脉。下肢的深静脉与同名动脉伴行，均为两条。胫前静脉和胫后静脉汇合成腘静脉，腘静脉经收肌腱裂孔向上移行为股静脉，股静脉伴股动脉上行，经腹股沟韧带深面向上续接髂外静脉。股静脉在腹股沟韧带稍下方位于股动脉内侧，临床上常在此处行静脉穿刺插管。

1）大隐静脉great saphenous vein：是全身最长的静脉。在足内侧缘起自足背静脉弓内侧部，经内踝前方，沿小腿内侧面、膝关节的内后方和大腿内侧面上行，至耻骨结节外下方3～4cm处穿阔筋膜形成的隐静脉裂孔，注入股静脉（图7-46）。大隐静脉在注入股静脉之前，接收旋髂浅静脉、腹壁浅静脉、阴部外静脉、股内侧浅静脉、股外侧浅静脉等5条属支。大隐静脉收集足、小腿和大腿内侧部及大腿前部浅层结构的静脉血。大隐静脉在内踝前方的位置表浅且恒定，是输液的常用部位。

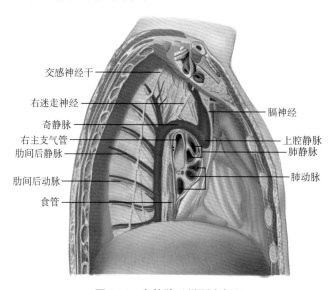

交感神经干

右迷走神经

奇静脉

右主支气管

肋间后静脉

肋间后动脉

食管

膈神经

上腔静脉

肺静脉

肺动脉

图7-45 奇静脉（纵隔右侧）

2）小隐静脉 small saphenous vein：在足外侧缘起自足背静脉弓外侧部，经外踝后方，沿小腿后面上行，到腘窝处穿深筋膜，注入腘静脉（图7-47）。小隐静脉收集足外侧部和小腿后部浅层结构的静脉血。

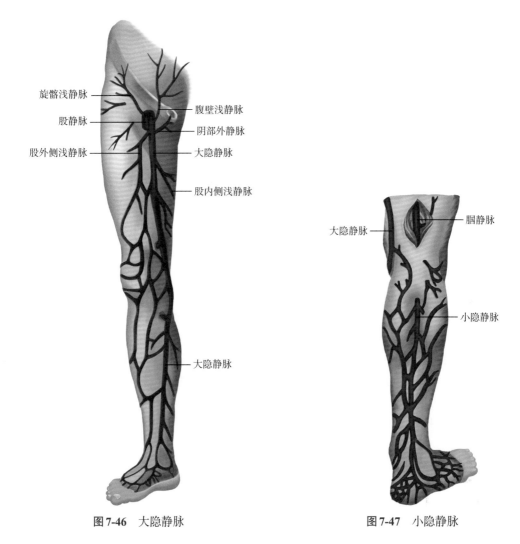

图7-46 大隐静脉　　　　　　　　图7-47 小隐静脉

（2）盆部的静脉：主要有髂内静脉和髂外静脉等。

1）髂内静脉 internal iliac vein：沿髂内动脉后内侧上行，与髂外静脉汇合成髂总静脉。其属支分为壁支和脏支。

①壁支：与同名动脉伴行，收集同名动脉分布区静脉血。

②脏支：主要有直肠下静脉、阴部内静脉和子宫静脉，它们分别起自相应部位的静脉丛。直肠静脉丛上部的血液经直肠上静脉注入肠系膜下静脉；直肠静脉丛下部的血液经直肠下静脉注入髂内静脉；肛管的血液经肛静脉、阴部内静脉注入髂内静脉（图7-48）。

2）髂外静脉 external iliac vein：由股静脉延续而成，向内上与髂内静脉汇合成髂总静脉。收集腹壁下静脉等。

（3）腹部的静脉　主干为下腔静脉。其属支分为壁支和脏支。

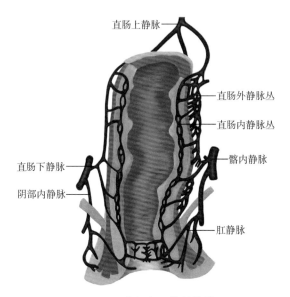

直肠上静脉

直肠外静脉丛

直肠内静脉丛

髂内静脉

直肠下静脉

阴部内静脉

肛静脉

图7-48　直肠与肛管的静脉

1）壁支：腹后壁主要有4对腰静脉。腰静脉注入下腔静脉，各腰静脉之间的纵支连成腰升静脉。左、右腰升静脉向上分别续接半奇静脉和奇静脉（图7-40）。

腹前壁的静脉包括浅静脉和深静脉。浅静脉有胸腹壁静脉和腹壁浅静脉，胸腹壁静脉由脐以上的浅静脉汇合而成，经胸壁前外侧向上，注入腋静脉；腹壁浅静脉由脐以下的浅静脉汇合而成，向外下注入大隐静脉。深静脉有腹壁上静脉和腹壁下静脉，与同名动脉伴行，且在腹直肌鞘内互相吻合。腹壁上静脉向上延续为胸廓内静脉，汇入头臂静脉；腹壁下静脉下行，注入髂外静脉。

2）脏支：分为成对脏支和不成对脏支。腹部成对脏器的静脉与同名动脉伴行，直接或间接注入下腔静脉（图7-40）；腹部不成对脏器（除肝外）的静脉汇合而成肝门静脉。

成对的脏支有：

①肾静脉renal vein：出肾门在肾动脉前面向内行，注入下腔静脉。左肾静脉比右肾静脉长，跨越腹主动脉的前面。左肾静脉接收左睾丸静脉和左肾上腺静脉的血液。

②肾上腺静脉suprarenal vein：起自肾上腺，左侧注入左肾静脉，右侧注入下腔静脉。

③睾丸静脉testicular vein（或卵巢静脉ovarian vein）：睾丸静脉起自睾丸和附睾的蔓状静脉丛，左侧以直角注入左肾静脉，右侧以锐角注入下腔静脉。这是精索静脉曲张多发生于左侧的原因之一。卵巢静脉起自卵巢静脉丛，在卵巢悬韧带内上行，合成卵巢静脉，注入方式及部位同睾丸静脉。

不成对的脏支：腹腔内不成对脏器的静脉（除肝外）不直接注入下腔静脉，而是先汇合成肝门静脉，经肝门入肝，在肝内反复分支，续为肝血窦，肝血窦再汇合成肝左、肝中、肝右静脉注入下腔静脉。

（4）肝门静脉系：由肝门静脉及其属支组成，收集腹腔内除肝以外的不成对脏器的静脉血，包括食管腹段、胃、小肠、大肠（至直肠上部）、胰、胆囊、脾的静脉血。起始端和末端皆与毛细血管相连，无瓣膜（图7-49）。

肝门静脉hepatic portal vein是一条短而粗的静脉干，由肠系膜上静脉和脾静脉在胰头与胰体交界处的后方汇合而成，入肝十二指肠韧带，在肝固有动脉和胆总管的后方上行至肝门，分成左、右两支，分别进入肝左、右叶。肝门静脉的属支主要有以下7条，多与动脉伴行。

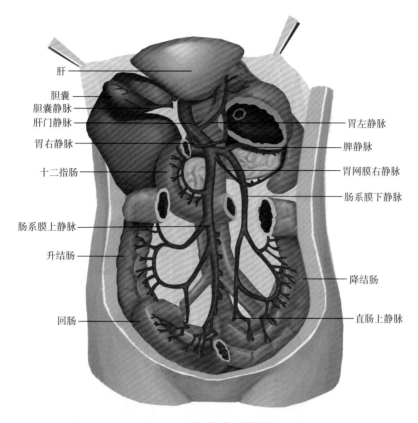

肝

胆囊

胆囊静脉

肝门静脉

胃右静脉

十二指肠

肠系膜上静脉

升结肠

回肠

胃左静脉

脾静脉

胃网膜右静脉

肠系膜下静脉

降结肠

直肠上静脉

图7-49 肝门静脉及其属支

1）脾静脉splenic vein：起自脾门，经脾动脉下方与胰后面右行，与肠系膜上静脉汇合成肝门静脉。

2）肠系膜上静脉superior mesenteric vein：在胰颈的后方与脾静脉汇合成肝门静脉。

3）肠系膜下静脉inferior mesenteric vein：注入脾静脉或肠系膜上静脉。

4）胃左静脉left gastric vein：在贲门处通过食管静脉丛与奇静脉和半奇静脉的属支吻合。

5）胃右静脉right gastric vein：在注入肝门静脉前接收幽门前静脉的注入。

6）胆囊静脉cystic vein：注入肝门静脉主干或肝门静脉右支。

7）附脐静脉paraumbilical vein：起自脐周静脉网，形成左、右两支，沿肝圆韧带走行，注入肝门静脉。

（5）肝门静脉与上、下腔静脉系之间的吻合及侧支循环　主要有以下三条途径（图7-50）。

1）通过食管静脉丛：肝门静脉→胃左静脉→食管静脉丛→食管静脉→奇静脉→上腔静脉。

2）通过直肠静脉丛：肝门静脉→脾静脉→肠系膜下静脉→直肠上静脉→直肠静脉丛→直肠下静脉、肛静脉→髂内静脉→髂总静脉→下腔静脉。

3）通过脐周静脉网：肝门静脉→附脐静脉→脐周静脉网→上、下两条途径回流：

向上：通过胸腹壁静脉→腋静脉→锁骨下静脉→头臂静脉→上腔静脉；或通过腹壁上静脉→胸廓内静脉→头臂静脉→上腔静脉。

向下：通过腹壁浅静脉→大隐静脉→股静脉→髂外静脉→髂总静脉→下腔静脉；或通过腹壁下静脉→髂外静脉→髂总静脉→下腔静脉。

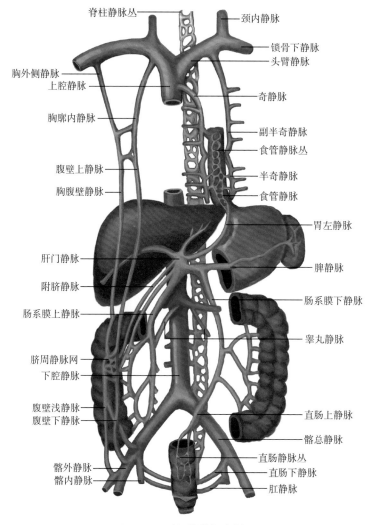

脊柱静脉丛
颈内静脉
锁骨下静脉
头臂静脉
胸外侧静脉
上腔静脉
奇静脉
胸廓内静脉
副半奇静脉
食管静脉丛
腹壁上静脉
半奇静脉
胸腹壁静脉
食管静脉
胃左静脉
肝门静脉
脾静脉
附脐静脉
肠系膜下静脉
肠系膜上静脉
睾丸静脉
脐周静脉网
下腔静脉
腹壁浅静脉
腹壁下静脉
直肠上静脉
髂总静脉
髂外静脉
直肠静脉丛
髂内静脉
直肠下静脉
肛静脉

图7-50   肝门静脉侧支循环

　　此外，肝门静脉还可以通过椎内、外静脉丛等建立与上、下腔静脉之间的交通。

　　正常情况下，肝门静脉系与上、下腔静脉之间的交通支细小，血流量少。肝硬化、肝肿瘤或胰头肿瘤等病变可导致肝门静脉回流受阻，此时肝门静脉系的血液经上述交通途径形成侧支循环。由于血流量增加，交通支变得粗大和弯曲，出现静脉曲张。例如，食管静脉丛曲张、发生破裂时，引起呕血；直肠静脉丛曲张（内痔）、发生破裂时，出现便血；脐周静脉网及腹壁浅静脉曲张，呈现蜘蛛网状，临床称"海蛇头"。当肝门静脉系的侧支循环失代偿时，可引起其收集范围的器官淤血，出现脾大或腹水等临床表现（图7-50）。

（陶水良）

第三节　淋巴系统

　　淋巴系统由淋巴管道、淋巴器官和淋巴组织组成（图7-51）。淋巴管道和淋巴结的淋巴窦内有淋巴液流动,简称淋巴。自小肠绒毛中的中央乳糜池至胸导管的淋巴管道中的淋巴因含乳糜微粒而呈白色,其他部位的淋巴无色透明。淋巴器官包括淋巴结、脾、胸腺和扁桃体等。淋巴组织为含有大量淋巴细胞的网状结缔组织,主要分布于消化道和呼吸道的黏膜内。

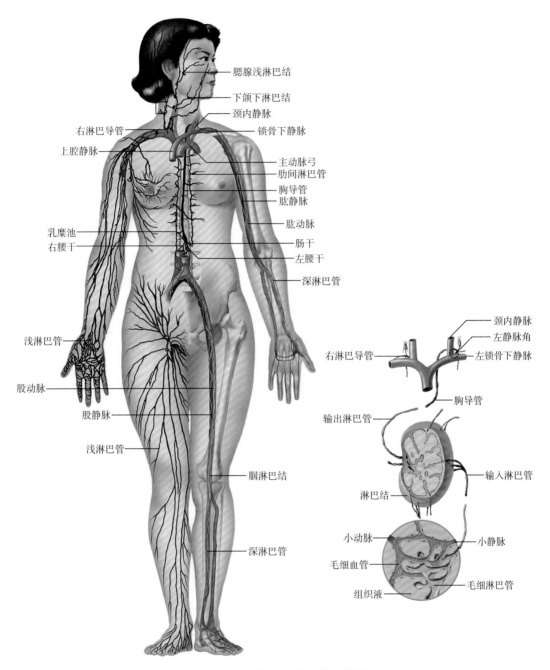

图7-51 全身淋巴管和淋巴结示意图

淋巴系统的主要功能是协助静脉回流组织液,产生淋巴细胞、过滤淋巴和参与机体的免疫反应。如果淋巴回流受阻,大量含蛋白质的组织液不能及时吸收,可导致淋巴水肿。

一、淋巴管道

淋巴管道可分为毛细淋巴管、淋巴管、淋巴干和淋巴导管4种。

（一）毛细淋巴管

毛细淋巴管 lymphatic capillary 为淋巴管道的起始部，以膨大的盲端起始于组织间隙，分布广泛。小肠绒毛中的毛细淋巴管能吸收高度乳化的脂肪颗粒，称为乳糜管。除了上皮、角膜、晶状体、牙釉质、软骨、骨髓、脑和脊髓等处外，毛细淋巴管几乎遍及全身各处。

毛细淋巴管管壁由单层内皮细胞构成，其管壁有较大的通透性，一些不易透过毛细血管的大分子物质，如蛋白质、异物、细菌和癌细胞等，均较易进入毛细淋巴管。

（二）淋巴管

淋巴管 lymphatic vessel 由毛细淋巴管汇合而成，管壁内有丰富的、单向开放的瓣膜，可防止淋巴逆流。外观呈串珠状或藕节状。根据淋巴管的位置不同可分为浅、深两种。浅淋巴管位于皮下浅筋膜内，多与浅静脉伴行；深淋巴管与深部血管伴行。浅、深淋巴管之间由吻合支相连。

（三）淋巴干

淋巴干 lymphatic trunk 由淋巴管汇合而成。全身淋巴管共汇合成9条淋巴干，即收集头颈部淋巴的左、右颈干，收集上肢淋巴的左、右锁骨下干，收集胸部淋巴的左、右支气管纵隔干，收集下肢、盆部和腹部成对脏器淋巴的左、右腰干，收集腹部不成对脏器淋巴的肠干（图7-52）。

（四）淋巴导管

淋巴导管 lymphatic duct 共两条，即胸导管和右淋巴导管，由9条淋巴干汇集而成，分别注入左、右静脉角。

1. 胸导管 thoracic duct（图7-40、图7-51、图7-52）长30~40cm，为全身最大的淋巴管道。胸导管起始部稍膨大、呈梭形，称乳糜池，位于第1腰椎体前面，有左、右腰干和肠干汇入。

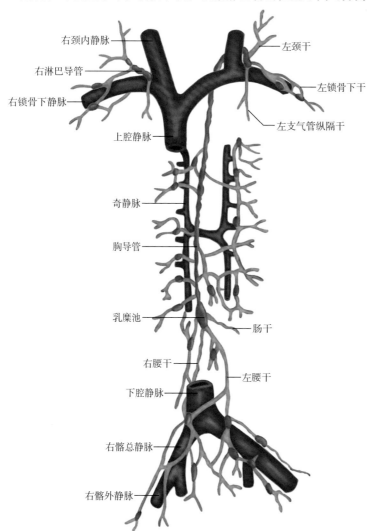

右颈内静脉
右淋巴导管
右锁骨下静脉
上腔静脉
奇静脉
胸导管
乳糜池
右腰干
下腔静脉
右髂总静脉
右髂外静脉

左颈干
左锁骨下干
左支气管纵隔干

肠干
左腰干

图7-52　淋巴干和淋巴导管

胸导管自乳糜池起始后上行，在主动脉后方伴行，穿膈的主动脉裂孔入胸腔，沿脊柱右前方、在胸主动脉与奇静脉之间上行，约平第5胸椎高度向左斜行，再沿脊柱左前方上行，出胸廓上口至左颈根部，最后注入左静脉角，注入前有左颈干、左锁骨下干和左支气管纵隔干汇入。胸导管收集人体上半身左侧半和下半身的淋巴，即全身约3/4的淋巴。

2. 右淋巴导管 right lymphatic duct　为一短干，长约1.5cm，由右颈干、右锁骨下干和右支气管纵隔干汇合而成，注入右静脉角（图7-52）。右淋巴导管收集人体上半身右侧半的淋巴，即全身约1/4的淋巴。

二、淋巴器官

（一）淋巴结

淋巴结 lymph node（图7-53）为大小不一的灰红色圆形或椭圆形小体。淋巴结一侧隆凸，连有数条输入淋巴管；另一侧凹陷，凹陷的中央称为淋巴结门，有1～2条输出淋巴管、神经和血管出入。一个淋巴结的输出淋巴管可成为另一个淋巴结的输入淋巴管。淋巴结的主要功能是过滤淋巴，产生淋巴细胞和参与免疫反应。

淋巴结多成群沿淋巴管分布，按位置分为浅、深两种。浅淋巴结位于浅筋膜内，深淋巴结位于深筋膜深面。淋巴结多位于关节屈侧、肌肉围成的沟或窝内、大血管周围和脏器门的附近。淋巴结常以其所在部位或邻近的血管而命名。引流某器官或部位淋巴的第一级淋巴结称局部淋巴结。当人体某器官或部位发生病变时，细菌、病毒、寄生虫或癌细胞等可经淋巴管进入局部淋巴结，该淋巴结可阻截或清除这些有害物质，防止病变扩散。此时，局部淋巴结细胞增生、体积增大。因此，局部淋巴结肿大常反映其引流范围内存在病变。如果受侵犯的局部淋巴结不能阻止，病变可沿淋巴管道向远处扩散。了解淋巴结的位置、淋巴引流的范围和途径，对于疾病的诊断、治疗和预后都具有重要意义。

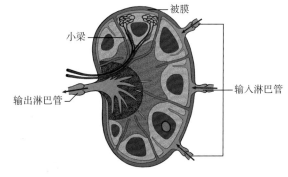

图7-53　淋巴结

被膜

小梁

输出淋巴管

输入淋巴管

（二）脾

脾是人体最大的淋巴器官，位于左季肋区，平对第9～11肋，其长轴与第10肋一致，在左肋弓下缘不能触及（图7-54）。

脾呈暗红色，质地柔软而脆。略呈扁椭圆形，可分为两面、两端和两缘。膈面隆凸光滑，贴膈；脏面凹陷，中央有脾动脉、脾静脉、神经和淋巴管等出入，称脾门。前端朝向前外下方，近腋中线；后端朝向后内上方，距后正中线4～5cm。上缘较锐利，朝向前上方，有2～3个脾切迹，可作为脾大时触诊脾的标志；下缘较钝圆，朝向后下方。在脾的附近有些存在副脾，副脾的位置、大小和数目不定。

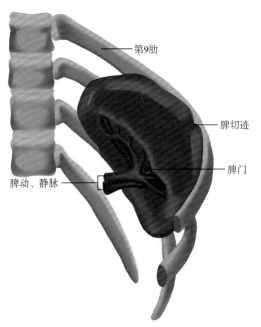

第9肋

脾切迹

脾门

脾动、静脉

图7-54　脾

脾具有储血、造血、清除衰老红细胞和参与免疫反应等功能。

三、全身各部的主要淋巴结

（一）头颈部的淋巴结

头颈部的淋巴结（图7-55）在头、颈部交界处呈环状排列，在颈部沿静脉纵向排列，少数淋巴结位于消化道和呼吸道周围。头颈部淋巴结的输出淋巴管下行，直接或间接地注入颈外侧下深淋巴结。

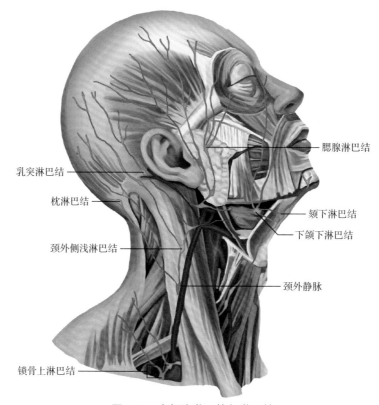

腮腺淋巴结

乳突淋巴结

枕淋巴结

颏下淋巴结

下颌下淋巴结

颈外侧浅淋巴结

颈外静脉

锁骨上淋巴结

图7-55 头部浅淋巴管与淋巴结

头部淋巴结主要有枕淋巴结、乳突淋巴结、腮腺淋巴结、下颌下淋巴结、颏下淋巴结等，引流头面部淋巴，输出淋巴管直接或间接注入颈外侧上深淋巴结。

颈部淋巴结主要包括颈前淋巴结和颈外侧淋巴结，颈前、颈外侧淋巴结又都可以分为浅、深两群。颈前浅淋巴结沿颈前静脉排列，颈前深淋巴结在喉、甲状腺、气管、食管等器官周围。颈外侧浅淋巴结沿颈外静脉排列，颈外侧深淋巴结主要沿颈内静脉排列。

1. 下颌下淋巴结 submandibular lymph node 位于下颌下腺的附近和下颌下腺实质内，引流面部和口腔器官的淋巴。面部和口腔感染时，常引起该淋巴结肿大。

2. 颈外侧浅淋巴结 superficial lateral cervical lymph node 位于胸锁乳突肌表面，沿颈外静脉排列，引流颈外侧浅层结构的淋巴，并收纳枕淋巴结、乳突淋巴结和腮腺淋巴结的输出淋巴管，其输出淋巴管注入颈外侧深淋巴结。颈外侧浅淋巴结是淋巴结结核（中医上称瘰疬）的好发部位。

3. 颈外侧深淋巴结 deep lateral cervical lymph node 主要沿颈内静脉排列，以肩胛舌骨肌为界，分为颈外侧上深淋巴结和颈外侧下深淋巴结两群。颈外侧上深淋巴结主要沿颈内静脉的上段排列，腭扁桃体感染或患鼻咽癌时，首先累及该处淋巴结。颈外侧下深淋巴结是颈外侧上深淋巴结的延续，位于颈内静脉下段的周围，引流头颈部、胸壁上部和乳房上部的淋巴，其输出淋巴管合成颈干，左侧注入胸导管，右侧注入右淋巴导管。患胸、腹部的肿瘤，尤其是食管腹段癌和胃癌时，癌细胞栓子常经胸导管转移至位于左前斜角肌前方的菲尔绍（Virchow）淋巴结。

（二）上肢的淋巴结

上肢浅、深淋巴管分别与浅静脉和深血管伴行，直接或间接注入腋淋巴结。

腋淋巴结 axillary lymph node 位于腋窝内，按位置分为5群（图7-56）。①胸肌淋巴结 pectoral lymph node 位于胸小肌下缘处，沿胸外侧血管排列，收集腹前外侧壁、胸外侧壁及乳房外侧部和中央部的淋巴；②外侧淋巴结 lateral lymph node 沿腋静脉远侧段排列，收纳除注入锁骨下淋巴结以外的上肢浅、深淋巴管；③肩胛下淋巴结 subscapular lymph node 沿肩胛下血管排列，引流颈后部和背部的淋巴；④中央淋巴结 central lymph node 位于腋窝中央，收纳上述3群淋巴结的输出淋巴管；⑤尖淋巴结 apical lymph node 沿腋静脉近侧段排列，引流乳腺上部的淋巴，并收纳上述4群淋巴结和锁骨下淋巴结的输出淋巴管，其输出淋巴管合成锁骨下干，左侧注入胸导管，右侧注入右淋巴导管，少数输出淋巴管注入锁骨上淋巴结。

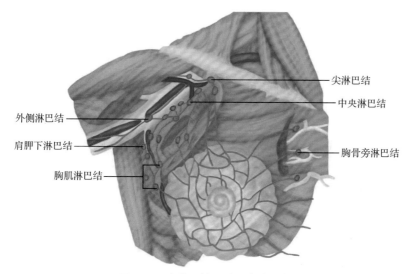

图7-56 腋淋巴结和胸骨旁淋巴管

（三）胸部的淋巴结

胸部淋巴结位于胸壁内和胸腔器官周围，包括胸壁淋巴结、胸腔器官淋巴结。

1. 胸壁淋巴结 胸前壁上部浅淋巴管注入颈外侧下深淋巴结，胸后壁和胸前壁大部分浅淋巴管注入腋淋巴结。胸壁深淋巴管注入胸壁淋巴结。

胸壁淋巴结包括胸骨旁淋巴结、肋间淋巴结和膈上淋巴结。胸骨旁淋巴结沿胸廓内静脉排列，收集脐以上腹前壁、乳房内侧部、膈和肝上面的淋巴，其输出淋巴管参与合成支气管纵隔干。

2. 胸腔器官淋巴结 主要有纵隔前淋巴结、纵隔后淋巴结及气管、支气管和肺的淋巴结。其中，肺淋巴结在肺内沿支气管和肺动脉的分支排列，收集肺的淋巴液注入位于肺门处的支气管肺门淋巴结，又称肺门淋巴结。肺门淋巴结的输出淋巴管注入气管杈周围的气管支气管淋巴结。气管支气管淋巴结的输出淋巴管注入沿气管排列的气管旁淋巴结，气管旁淋巴结、纵隔前淋巴结和胸骨旁淋巴结的输出淋巴管汇合成支气管纵隔干（图7-57）。

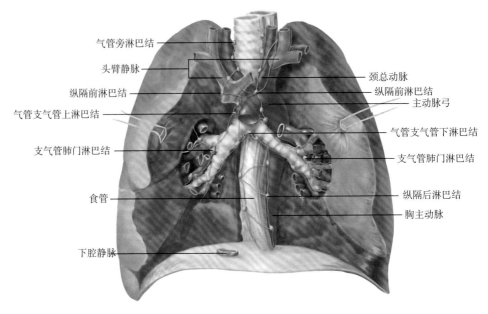

图7-57 胸腔器官淋巴结

（四）下肢的淋巴结

下肢的浅、深淋巴管分别与浅静脉和深血管伴行，直接或间接注入腹股沟淋巴结。此外，臀部的深淋巴管沿深血管注入髂内淋巴结。

腹股沟淋巴结分为浅、深两群。腹股沟浅淋巴结位于腹股沟韧带下方和大隐静脉末端周围（图7-58），收纳腹前壁下部、臀部、会阴、外生殖器和下肢的浅淋巴管，其输出淋巴管注入腹股沟深淋巴结或髂外淋巴结。腹股沟深淋巴结位于股静脉根部周围和股管内，收集腹股沟浅淋巴结的输出淋巴管和下肢的深淋巴管，其输出淋巴管注入髂外淋巴结。

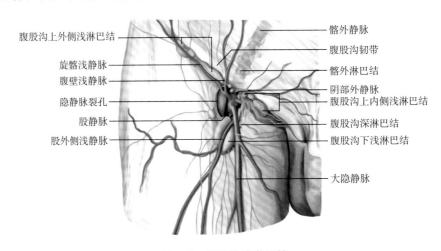

图7-58 腹股沟浅淋巴结

（五）盆部的淋巴结

盆部淋巴结沿盆腔血管排列，包括骶淋巴结、髂内淋巴结、髂外淋巴结和髂总淋巴结。髂总淋巴结收集前3群淋巴结的输出淋巴管，其输出管注入腰淋巴结。

（六）腹部的淋巴结

腹部淋巴结位于腹后壁和腹腔器官周围，沿腹腔血管排列，包括腹壁淋巴结、腹腔器官的淋巴结。腹腔成对器官的淋巴管注入腰淋巴结，腰淋巴结的输出淋巴管汇合成左、右腰干。不成对器官的淋巴管注入沿腹腔干、肠系膜上动脉和肠系膜下动脉及其分支排列的淋巴结，分别称为腹腔淋巴结、肠系膜上淋巴结、肠系膜下淋巴结，其输出淋巴管汇合成肠干。

 学习小结

1. 心的各腔

名称	入口	出口	结构
右心房	上腔静脉口 下腔静脉口 冠状窦口	右房室口	卵圆窝 右心耳
右心室	右房室口	肺动脉口	入口附有三尖瓣、腱索、乳头肌 出口附有肺动脉瓣 动脉圆锥
左心房	左肺上肺静脉口 左肺下肺静脉口 右肺上肺静脉口 右肺下肺静脉口	左房室口	左心耳
左心室	左房室口	主动脉口	入口附有二尖瓣、腱索、乳头肌 出口附有主动脉瓣

2. 心的传导系统

名称	位置	功能
窦房结	上腔静脉与右心耳交界处心外膜的深面	心的正常起搏点 产生自动节律性冲动
房室结	冠状窦口前上方的心内膜深面	传导冲动
房室束	室间隔膜部内	传导冲动
左、右束支	室间隔肌部心内膜深面	传导冲动
心内膜下支	心肌内	使心肌纤维收缩

3. 全身重要动脉的体表投影、压迫止血部位和范围

名称	体表投影	压迫止血部位	止血范围
锁骨下动脉	胸锁关节至锁骨中点画一凸向上的线，最凸处在锁骨上方1.5cm处	在锁骨中点向下压，将动脉压在第1肋骨上	整个上肢
颈总动脉和颈外动脉	胸锁关节至耳屏稍前下方作一连线，甲状软骨上缘以上为颈外动脉，以下为颈总动脉	在环状软骨弓的侧方，可摸到颈总动脉搏动，将动脉压向后内方的第6颈椎横突上	头面部
面动脉	下颌骨下缘至咬肌前缘的交点与内眦的连线	在下颌骨下缘至咬肌前缘处，将面动脉向下颌骨	面颊部

续表

名称	体表投影	压迫止血部位	止血范围
颞浅动脉	根部位于外耳门前方，向上分为两大分支	在外耳门前方可摸到动脉搏动，将其压向颞骨	头前外侧部
肱动脉	上肢外展90°，自锁骨中点至肘窝中点稍下方作一连线，腋后襞以下为肱动脉	在肱二头肌内侧沟的中份，将动脉压向肱骨。用止血带止血时，应避开中份，以免伤及桡神经	压迫点以下的整个上肢
桡动脉	肘窝中点稍下至桡骨茎突的连线	在桡骨茎突的上方，肱桡肌腱的内侧	部分手部
尺动脉	肘窝中点稍下至豌豆骨桡侧缘的连线	在腕部，于尺侧腕屈肌的桡侧向其深部压迫	部分手部
指掌侧固有动脉	手指近掌面的两侧	在指根两侧向指骨压迫	手指
股动脉	大腿外展外旋，自腹股沟韧带中点至收肌结节作一连线，此线的上2/3为股动脉	在腹股沟韧带中点处将股动脉压向耻骨上支	下肢大部分
腘动脉	大腿外展外旋，自大腿内侧中、下1/3交界处至腘窝中点的连线	腘窝加垫，屈膝包扎	小腿和足部
胫后动脉	腘窝中点至内踝和跟骨结节之间的中点连线	在内踝和跟骨结节之间向深部压迫	部分足部
胫前动脉和足背动脉	腓骨粗隆与腓骨小头连线中点至足背内、外踝前方连线的中点为胫前动脉；自足背内、外踝前方连线的中点至第1、2跖趾关节间的连线为足背动脉	在内、外踝前方连线中点向深部压迫足背动脉	部分足部

4. 体循环动脉、静脉表

体循环动脉表　　　　　体循环静脉表

思考题

1. 试述体循环、肺循环的途径和功能。
2. 试述心脏各腔的形态结构。
3. 血液从心到胃需流经哪些动脉？胃的静脉血主要经何途径回流到心脏？
4. 试述门静脉的主要属支及其收纳范围。
5. 大隐静脉血栓脱落，经血流最后栓塞于肺，试述血栓移动的途径。
6. 肝硬化晚期，门静脉高压的患者，试述会出现哪三大症状？为什么？
7. 从手背静脉网桡侧静脉输注药物，经血液循环后到达肾脏，最后从尿液代谢排出，试述其路径。

（欧阳厚淦）

第七章思考题参考答案　　　　　第七章PPT

第八章　内分泌系统

学习目标

1. 掌握　甲状腺、垂体、肾上腺的位置和形态。
2. 熟悉　内分泌系统的组成。
3. 了解　内分泌系统的功能；甲状腺、垂体、肾上腺的功能，甲状旁腺、胸腺、松果体的位置、形态和功能。

内分泌系统 endocrine system 由内分泌腺和内分泌组织组成。内分泌腺 endocrine gland 的毛细血管非常丰富，无导管，又称无管腺，其分泌物称激素 hormone，可直接进入毛细血管或毛细淋巴管，借助循环系统运送到特定的靶器官或靶组织发挥作用，包括甲状腺、甲状旁腺、垂体、松果体、肾上腺、胸腺等（图 8-1）。内分泌组织 endocrine tissue 是散在于其他组织器官中的内分泌细胞群，如胰腺内的胰岛、睾丸内的间质细胞、卵巢内的卵泡细胞和黄体细胞等。本章仅简要介绍内分泌腺。

内分泌系统是机体重要的调节系统，与神经系统相辅相成，共同维持机体内环境的平衡与稳定。内分泌腺所分泌的激素在机体的新陈代谢、生长发育、生殖功能和维持机体内环境稳定等方面有重要的调节作用。

一、甲　状　腺

甲状腺 thyroid gland 呈 "H" 形，分左、右叶和连接两叶的甲状腺峡；有时从甲状腺峡向上伸出一突起，称锥状叶。甲状腺左、右叶位于喉下部与气管上部的两

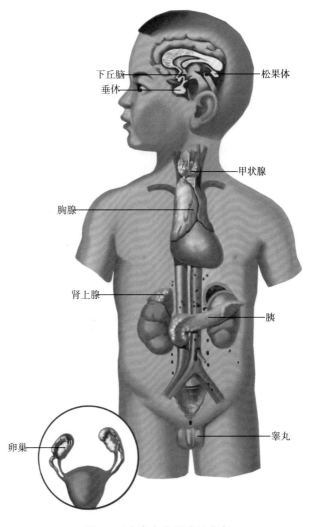

图 8-1　全身内分泌腺的分布

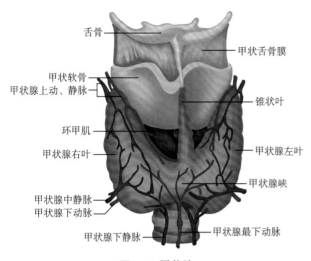

图8-2　甲状腺

侧，上端达甲状软骨的中部，下端可至第6气管软骨；甲状腺峡位于第2～4气管软骨环前方（图8-2）。临床行气管切开术时，应尽量避开甲状腺峡。甲状腺表面有纤维囊包被，囊外还有颈深筋膜包裹，借结缔组织连于喉和气管，故做吞咽动作时，甲状腺可随喉上下移动。

甲状腺主要分泌含碘的甲状腺素，其作用是调节机体的基础代谢、维持正常的生长发育，尤其对骨骼和神经系统发育极为重要。甲状腺功能亢进（简称甲亢）时，可出现心率加快、体重减轻、神经过敏、眼球突出等症状。甲状腺功能减退（简称甲减）时，成人会出现黏液性水肿，并伴有性功能减退、毛发脱落等现象；小儿则出现身材矮小，且脑发育障碍，智力低下，称呆小症。碘对甲状腺分泌功能有调节作用，缺碘可引起甲状腺增生肿大。我国为防治缺碘性甲状腺肿大，采用了在食盐中加碘的策略。

二、甲状旁腺

甲状旁腺 parathyroid gland 为绿豆大小的扁椭圆形小体，有上、下两对，贴于甲状腺左、右叶的后缘，亦可埋入甲状腺实质内或位于甲状腺鞘外。上甲状旁腺位置较稳定，一般在甲状腺左、右叶后方上、中1/3交接处的结缔组织内；下甲状旁腺多位于甲状腺左、右叶后下端甲状腺下动脉附近（图8-3）。

甲状旁腺分泌甲状旁腺素，其主要作用是调节机体钙、磷的代谢。在甲状旁腺素和降钙素的共同作用下，维持血钙平衡。若分泌不足时，血钙浓度降低，会出现手足抽搐等症状；若功能亢进，则会引起骨质疏松，容易发生骨折。

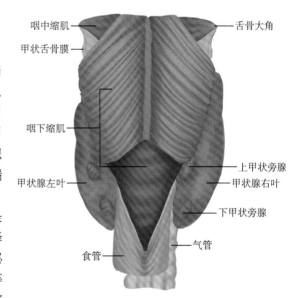

图8-3　甲状腺和甲状旁腺（后面观）

三、垂　体

垂体 hypophysis 位于颅中窝蝶骨体上面的垂体窝内，借漏斗连于下丘脑（图8-4）。呈卵圆形，是机体内最重要的内分泌腺。成人垂体重0.5～0.6g，一般女性略大于男性，妊娠时更明显。

垂体表面包裹结缔组织被膜，分为腺垂体和神经垂体两部分。腺垂体 adenohypophysis 位于前部，分为远侧部、结节部和中间部三部分。神经垂体 neurohypophysis 位于后部，分为神经部和漏斗两部分，漏斗与下丘脑相连，包括漏斗柄和正中隆起。

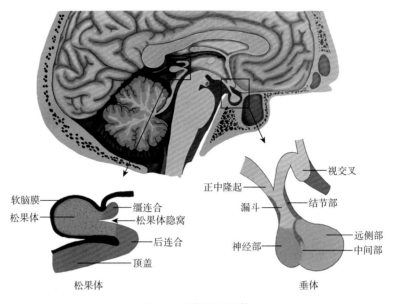

图8-4　垂体和松果体

垂体在神经系统和内分泌腺的相互作用中处于非常重要的地位。腺垂体的远侧部和结节部合称为垂体前叶，能分泌多种激素，如生长激素、催乳素、促甲状腺激素、促肾上腺皮质激素、促性腺激素及黑素细胞刺激素等，可促进身体的生长发育和影响其他内分泌腺的分泌活动等。生长激素可促进骨和软组织生长，在幼年时，如果生长激素分泌不足，可引起侏儒症；如果分泌过多，可引起巨人症；在骨骼发育成熟后，分泌过多可引起肢端肥大症。神经垂体的神经部和腺垂体的中间部又合称为垂体后叶，无内分泌功能，能储存和释放神经内分泌细胞合成的加压素（抗利尿激素）和催产素。加压素可促进肾小管对水的重吸收，使尿液浓缩，若分泌减少可导致尿崩症。催产素可促进子宫收缩和乳腺分泌。

四、松　果　体

松果体pineal body位于背侧丘脑的后上方（图8-4），为一形似松果的椭圆形灰红色腺体，重120～200mg，以细柄附着于第三脑室顶的后部。松果体表面包以软脑膜，腺实质分为许多小叶。在儿童期比较发达，至7～8岁以后逐渐萎缩退化，成年后可出现钙化。

松果体合成和分泌褪黑素，这种分泌活动有明显的昼夜节律，白天几乎不分泌，夜间分泌显著增加。褪黑素具有抑制性成熟、促进睡眠等作用。在儿童期，松果体病变引起其功能不全时，可出现性早熟或生殖器官过度发育。

五、肾　上　腺

肾上腺suprarenal gland位于肾上端的上方，质软，呈淡黄色，与肾共同被包裹于肾筋膜内。左、右各一，左肾上腺近似半月形，右肾上腺呈三角形（图5-3、图8-1）。

肾上腺实质分为浅层的皮质和深层的髓质两部分。肾上腺皮质可分泌调节体内水盐代谢的盐皮质激素、调节碳水化合物代谢的糖皮质激素及影响性行为和副性特征的性激素。肾上腺髓质可分泌肾上腺素和去甲肾上腺素，主要功能是使心跳加快、心肌收缩力加强和小动脉收缩，从而参与维持血压稳定和调节内脏平滑肌的活动。

六、胸　　腺

胸腺thymus位于胸骨柄的后方、上纵隔的前部，贴近心包上方和大血管的前面，向上到达胸廓上口，向下至前纵隔（见图4-17）。胸腺由左、右叶构成，呈不对称的扁条状，质软。新生儿和幼儿的胸腺相对较大，性成熟后胸腺发育至最高峰，重达25～40g，随后逐渐萎缩，多被结缔组织替代。

胸腺属于淋巴器官，兼有内分泌功能，可分泌胸腺素和促胸腺生成素，参与机体的免疫反应。

 学习小结

内分泌器官小结

器官名称	形态	位置	功能
甲状腺	分左、右叶和甲状腺峡	左、右叶位于喉下部与气管上部的两侧，峡位于第2～4气管软骨环前方	分泌甲状腺素
甲状旁腺	扁椭圆形，有上、下两对	贴于甲状腺左、右叶的后缘	分泌甲状旁腺素
垂体	分腺垂体和神经垂体两部分	垂体窝	①腺垂体能分泌多种激素 ②神经垂体无内分泌功能
松果体	椭圆形小体	背侧丘脑后上方	分泌褪黑素
肾上腺	左侧似半月形，右侧似三角形；肾上腺实质分为皮质和髓质	左、右各一	①皮质可分泌盐皮质激素、糖皮质激素及性激素 ②髓质可分泌肾上腺素和去甲肾上腺素

思考题
1. 试述内分泌腺的组成和特点。
2. 试述甲状腺的形态、位置和功能。
3. 试述垂体的形态、位置和分部。
4. 试述肾上腺的形态、位置和功能。

（储开博）

第八章思考题参考答案　　　　　第八章PPT

第九章 感 觉 器

学习目标

1. 掌握 感觉器的组成；眼球壁的层次及各层的分部和形态结构；前庭蜗器的组成和分部；内耳的分部及各部的组成和形态结构。

2. 熟悉 眼屈光系统的组成；房水的产生和循环；晶状体的位置、形态和功能；中耳的组成及形态结构。

3. 了解 感觉器的分类与功能；各眼副器的位置和形态结构；外耳的组成和形态结构；声波传导途径。

第一节 概 述

感觉器 sensory organs 由感受器及其附属结构组成。感受器 receptor 是机体感受内、外环境各种刺激的结构，其功能是接收机体内、外环境的各种刺激，并将其转变为神经冲动，由感觉神经和中枢神经系统的传导通路传入大脑皮质，产生相应的感觉。

感受器广泛分布于人体全身各部，其结构和功能各不相同。有的结构非常简单，仅由感觉神经的游离末梢形成，如痛觉感受器；有的结构较为复杂，由感受器和复杂的辅助装置共同构成感觉器，如视器、前庭蜗器等。

感受器的种类繁多，形态和功能各异。一般根据感受器所在的部位和接收刺激的来源将其分为3类。①外感受器 exteroceptor：分布在皮肤、黏膜、视器和听器等处，感受来自外界环境的刺激，如痛、温、触、压、光、声等刺激；②内感受器 interoceptor：分布在内脏器官和心血管等处，感受体内环境的物理和化学刺激，如渗透压、压力、温度、离子和化合物浓度的变化等刺激；③本体感受器 proprioceptor：分布在肌、肌腱、关节、韧带和内耳的位觉感受器等处，感受机体运动和平衡变化时产生的刺激。

第二节 视 器

视器 visual organ 即眼，由眼球和眼副器两部分构成。眼球位于眼眶前部，能接收光波的刺激，并将其转变为神经冲动，经视神经等传导至大脑皮质的视觉中枢，产生视觉。眼副器位于眼球的周围，对眼球起支持、保护和运动等作用。

一、眼　球

眼球（eyeball）为视器的主要部分，近似球形，其后部借视神经连于间脑。眼球由眼球壁及眼球内容物组成（图9-1）。

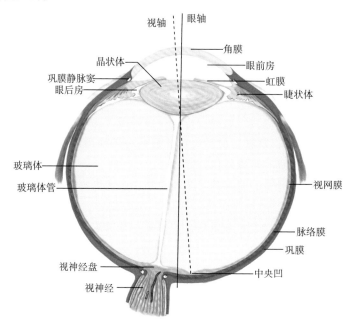

图9-1 眼球的构造（右侧眼球的水平切面）

（一）眼球壁

眼球壁从外向内依次分为眼球纤维膜、眼球血管膜和视网膜。

1. 眼球纤维膜　由坚韧的纤维结缔组织构成，具有支持和保护作用，分为角膜和巩膜。

（1）角膜cornea　占眼球纤维膜的前1/6，无色透明，曲度较大，具有屈光作用。角膜无血管，但富有感觉神经末梢，感觉敏锐，其营养来自周围的毛细血管、房水和泪液。角膜炎或溃疡导致角膜混浊，失去透明性，会影响视觉。通过改变角膜曲度，可以矫正视力。

（2）巩膜sclera　占眼球纤维膜的后5/6，呈乳白色，不透明，厚而坚韧，有保护眼球内容物的作用。巩膜与角膜相接处有一环形的巩膜静脉窦sinus venosus sclerae，是房水回流的通道。巩膜后部在视神经穿出处，移行为视神经表面被膜。巩膜前部露出于眼裂的部分，正常呈乳白色。黄色常是黄疸的重要体征，先天性薄巩膜呈蔚蓝色。

2. 眼球血管膜　由前向后分为虹膜、睫状体和脉络膜三部分。富有血管和色素细胞，呈棕黑色，具有营养眼球内组织及遮光的作用。

（1）虹膜iris　位于眼球血管膜的最前部，为圆盘形的薄膜，其中央有圆形的瞳孔pupil。虹膜内有两种平滑肌，环绕瞳孔周缘排列的称为瞳孔括约肌sphincter pupillae，受副交感神经支配，可缩小瞳孔；以瞳孔为中心呈放射状排列的称为瞳孔开大肌dilator pupillae，受交感神经支配，可开大瞳孔（图9-2）。

眼房chamber of eyeball是位于角膜和晶状体之间的间隙，被虹膜分隔为眼前房和眼后房，两者借瞳孔相互交通。在眼前房的周缘，虹膜与角膜交界处的环形间隙称为虹膜角膜角，又称为前房角，是房水回流的通道。

虹膜的颜色取决于色素的多少，有种族差异，可出现黑、棕、蓝和灰色等。黄种人的虹膜多呈棕色，白种人因缺乏色素，呈浅黄色或浅蓝色。

（2）睫状体 ciliary body 是眼球血管膜的环形增厚部分，位于角膜与巩膜移行部的内面。其后部较为平坦，为睫状环；前部有向内突出呈放射状排列的皱襞，称睫状突 ciliary process，发出睫状小带与晶状体相连（图9-2）。睫状体内有平滑肌，称为睫状肌，受副交感神经支配。视近物时，睫状肌收缩，睫状小带松弛，晶状体曲度变大；反之，视远物时，睫状肌松弛，睫状小带紧张，晶状体曲度变小。睫状体有调节晶状体曲度和产生房水的作用。

（3）脉络膜 choroid 占眼球血管膜的后2/3，贴于巩膜的内面，富含血管及色素。后部有视神经穿过，有营养眼球内组织并吸收眼内分散光线的作用。

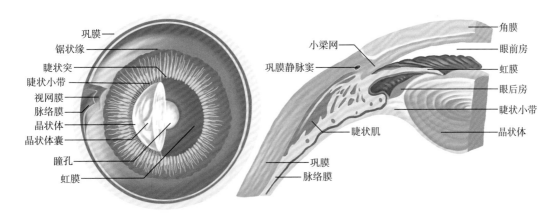

图9-2 眼球前部（后面观）

3. 视网膜 retina 位于眼球壁的最内层，由前向后分为虹膜部、睫状体部和视网膜视部三部分。虹膜部和睫状体部贴附于虹膜和睫状体的内面，无感光作用，故合称为视网膜盲部。视网膜视部贴附于脉络膜内面，内含感光细胞，有感光作用。

在视网膜视部的后方（即眼底），视神经起始处有圆形的隆起，称为视神经盘 optic disc（图9-3），其中央有视网膜中央动、静脉穿过。视神经盘处无感光细胞，故又称为生理盲点。在视神经盘的颞侧约3.5mm处，有一小块黄色区域，称为黄斑 macula lutea，其中央凹陷称为中央凹，是感光最敏锐处。

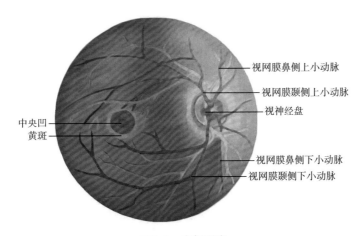

图9-3 右侧眼底

视网膜的组织结构可分为内、外两层。外层为色素上皮层，由单层色素上皮细胞构成，紧贴脉络膜；内层为神经细胞层，由外向内依次为感光细胞、双极细胞和节细胞（图9-4）。感光细胞主要有视锥细胞和视杆细胞，前者能感受强光和分辨颜色，后者能感受弱光；双极细胞将感光细胞的神经冲动传导至节细胞，节细胞的轴突向视神经盘汇集，穿过脉络膜和巩膜，形成视神经。视网膜内、外两层连接疏松，在病理情况下，如两层分离即为视网膜剥离。

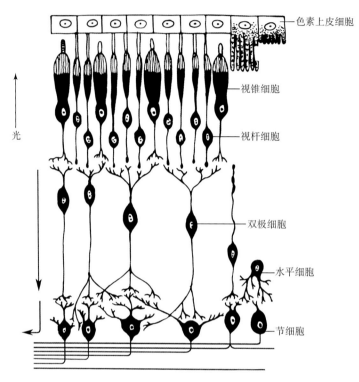

图9-4　视网膜结构示意图

（二）眼球内容物

眼球内容物包括房水、晶状体和玻璃体（图9-1）。这些结构和角膜一样都是无色透明的，具有屈光作用，共同构成眼的屈光系统。

1. 房水 aqueous humor 为无色透明的液体，充满在眼房内。房水由睫状体产生，先进入眼后房，再经瞳孔至眼前房，然后经虹膜角膜角进入巩膜静脉窦，最后汇入眼静脉。房水除有屈光作用外，还可为角膜和晶状体提供营养，维持正常的眼内压。房水不断循环更新，若房水产生过多或者回流受阻，可造成眼内压升高，压迫视网膜，影响视力，临床上称为青光眼。

2. 晶状体 lens 位于虹膜与玻璃体之间，以睫状小带连于睫状体。晶状体是富有弹性的双凸透镜状透明体，前面曲度较小，后面曲度较大，无色透明，不含血管和神经。晶状体的外面包有高度弹性的薄膜，称为晶状体囊，周围部较软称晶状体皮质，中央部较硬称晶状体核。晶状体若因疾病或创伤而变混浊，影响视力，称为白内障。

晶状体的曲度受睫状肌调节，随所视物体的远近不同而改变，是眼的屈光系统的主要结构。若眼轴过长或屈光率过强，则物像落在视网膜前，称为近视；反之则称为远视。青少年时期要注意保护视力，低头学习时间不能过长。随年龄增长，晶状体核逐渐增大变硬，弹性减退，睫状肌逐渐萎缩，晶状体的调节能力逐渐减弱，近距离视物困难，称为"老花眼"。

3. 玻璃体 vitreous body 为无色透明的胶状物质，填充于晶状体与视网膜之间。玻璃体除了有屈光作用外，还对视网膜起支撑作用。若玻璃体发生混浊，可造成不同程度的视力减退。若支撑作用减弱，可导致视网膜剥离。

二、眼 副 器

眼副器accessory organs of eye位于眼球周围或附近，包括眼睑、结膜、泪器、眼球外肌等结构，具有保护、运动和支持眼球等作用。

（一）眼睑

眼睑palpebrae（图9-5）位于眼球的前方，分上睑和下睑，是保护眼球的屏障。上、下睑之间的裂隙称为睑裂，睑裂两端成锐角，分别称为内眦和外眦，眼睑的游离缘称为睑缘。睑前缘长有睫毛，睫毛根部有睫毛腺。若睫毛毛囊或睫毛腺发生急性炎症而肿大，称为睑腺炎（麦粒肿）。

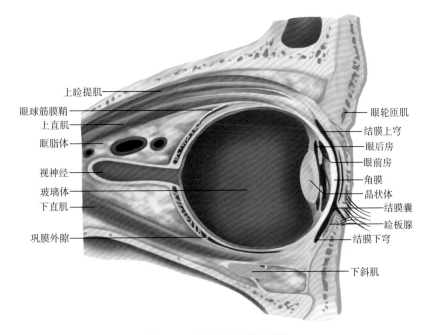

图9-5 右眼眶（矢状切面）

眼睑由浅至深可分为皮肤、皮下组织、肌层、睑板和睑结膜5层结构。睑板内有麦穗状的睑板腺，垂直开口于睑缘，分泌油状液体，可润滑眼睑，防止泪液外流。若睑板腺导管阻塞，形成睑板腺囊肿，称为霰粒肿。

（二）结膜

结膜conjunctiva（图9-5）覆盖在眼睑的内面和巩膜前部的表面，是一层薄而光滑透明的黏膜，富含血管。按其所在部位可分为三部分：睑结膜是覆盖在上、下睑板内面的部分；球结膜是覆盖在巩膜前部的部分；穹窿结膜位于睑结膜与球结膜互相移行处，其反折处分别构成结膜上穹和结膜下穹。当上、下睑闭合时，整个结膜形成囊状腔隙，称为结膜囊，此囊通过睑裂与外界相通。

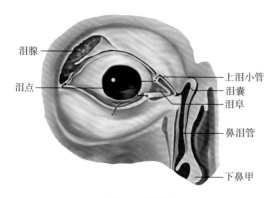

图9-6 泪器

（三）泪器

泪器 lacrimal apparatus 由泪腺和泪道两部分组成（图9-6）。

1. 泪腺 lacrimal gland 位于眶上壁前外侧部的泪腺窝内，分泌泪液，其排泄管开口于结膜上穹外侧部。

2. 泪道 lacrimal duct 包括泪点、泪小管、泪囊和鼻泪管。

（1）泪点 lacrimal punctum 上、下睑缘内侧端各有一处隆起称泪乳头，其顶部有一小孔称泪点，是泪小管的开口。沙眼等疾病可造成泪点变位而引起溢泪。

（2）泪小管 lacrimal ductile 为连接泪点与泪囊的曲尺形小管，上、下各一，在内侧汇合并开口于泪囊上部。

（3）泪囊 lacrimal sac 位于眶内侧壁前部的泪囊窝中，为一膜性的盲囊。上端为盲端，下部移行为鼻泪管。

（4）鼻泪管 nasolacrimal duct 是续接泪囊下端的膜性管道，下端开口于下鼻道。

（四）眼球外肌

眼球外肌 extraocular muscles 包括6块运动眼球的肌和1块运动眼睑的肌，均属骨骼肌（图9-7）。运动眼球的肌有4块直肌和2块斜肌，包括上直肌、下直肌、内直肌、外直肌、上斜肌和下斜肌，分别使瞳孔转向上内、下内、内侧、外侧、下外和上外方向。运动眼睑的肌是上睑提肌，其收缩可上提上睑、开大睑裂。

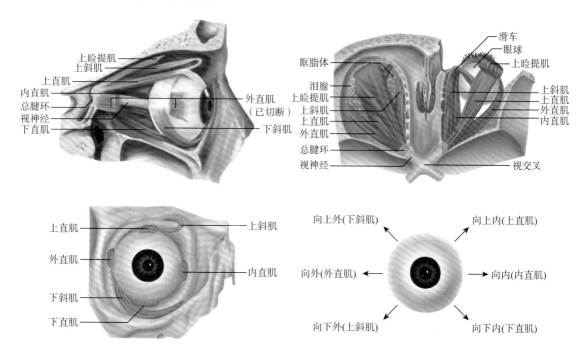

图9-7 眼球外肌

第三节 前庭蜗器

前庭蜗器vestibulocochlear organ即耳，又称为位听器，包括前庭器和蜗器，可分为外耳、中耳和内耳3部分（图9-8）。外耳及中耳是声波的收集、传导装置；内耳具有感受声波刺激的感受器（蜗器）和感受位置觉刺激的感受器（前庭器），二者在功能上虽不同，但在结构上关系密切。

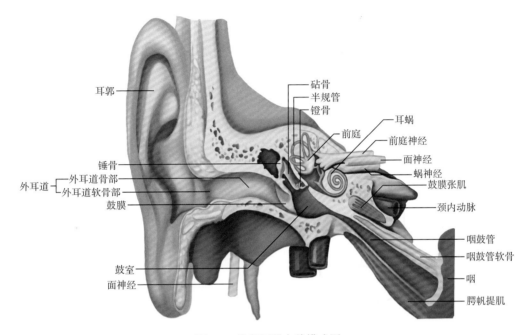

图9-8 前庭蜗器全貌模式图

一、外 耳

外耳包括耳郭、外耳道和鼓膜三部分。

（一）耳郭

耳郭auricle（图9-9）位于头部两侧，呈漏斗状，利于声波的收集。由弹性软骨、结缔组织和皮肤构成。耳郭下部为耳垂，是临床上常用的采血部位，其内无软骨，仅含结缔组织和脂肪。

卷曲的耳郭游离缘称耳轮，以耳轮脚起于外耳门上方，耳轮下端续于耳垂。耳轮的前方有一与之平行的弧形隆起，称对耳轮。对耳轮上端分叉形成对耳轮上、下脚，两脚之间与耳轮之间的三角浅窝称三角窝。耳轮与对耳轮之间的狭长浅沟称耳舟，对耳轮前方有一深窝称耳甲，被耳轮脚分为上部的耳甲艇和下部的耳甲腔。在耳甲腔前方，外耳门外侧，有一突起称耳屏。在耳屏的对侧，对耳轮下端的突起称对耳屏。耳屏与对耳屏间的凹陷称耳屏间切迹。

耳郭外形似倒置的胎儿，人体部位和器官在耳郭上有对应的穴位点，称耳穴。耳郭的外部形态是耳穴定位的重要标志，用耳针刺激这些人体部位和器官的穴位点，可以治疗相关疾病。

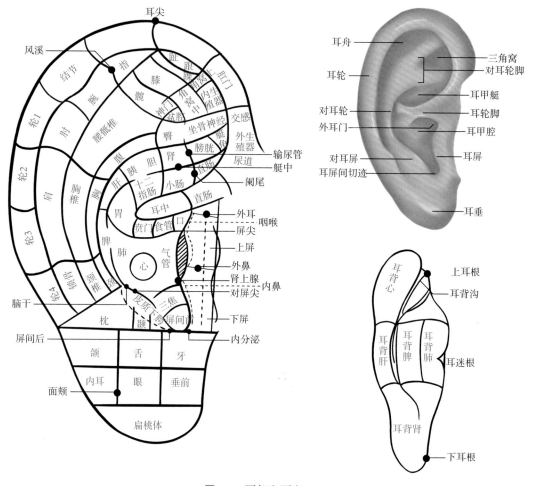

图 9-9　耳郭和耳穴

（二）外耳道

外耳道 external acoustic meatus（图 9-8）是从外耳门至鼓膜之间的弯曲管道，成人长约 2.5cm。其外侧 1/3 为软骨部，内侧 2/3 为骨性部。外耳道走行弯曲，外侧段朝向内后上方，内侧段朝向内前下方。检查位于外耳道底的鼓膜时，成人需将耳郭向后上方牵拉，使外耳道变直以便观察。

外耳道被覆一薄层皮肤，内含皮脂腺、耵聍腺和丰富的感觉神经末梢。耵聍腺分泌的黏稠液体为耵聍，如凝结成块，阻塞外耳道，则为耵聍栓塞，影响声波传导。外耳道皮肤较薄，与骨膜和软骨膜结合紧密，皮肤内感觉神经末梢丰富，故当外耳道发生疖肿时疼痛剧烈。

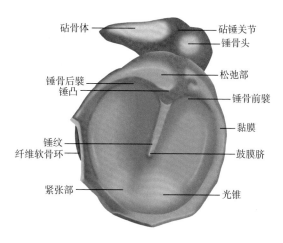

图 9-10　鼓膜

（三）鼓膜

鼓膜 tympanic membrane（图 9-10）位于外耳道底与中耳鼓室之间，呈椭圆形半透明的薄膜，直径约 1cm，与外耳道底形成 45°～50° 的倾斜角。

鼓膜上部1/4的三角区缺乏纤维层，薄而松弛，故称松弛部，活体上呈粉红色；鼓膜下部3/4，坚实而紧张，故称紧张部，活体上呈灰白色。鼓膜呈漏斗形，中心向内的凹陷称为鼓膜脐。鼓膜脐的前下方有一个反光发亮的三角形区域，称光锥。鼓膜随声波振动，是传导声波的重要结构。

二、中 耳

中耳由鼓室、咽鼓管、乳突窦和乳突小房组成（图9-8）。

（一）鼓室

鼓室tympanic cavity（图9-11、图9-12）是颞骨岩部内的不规则含气小腔，位于鼓膜与内耳外侧壁之间，向前经咽鼓管通鼻咽，向后经乳突窦与乳突小房相通。鼓室由上、下、前、后、内侧和外侧6个壁围成，内有听小骨、韧带、肌、血管和神经等结构。

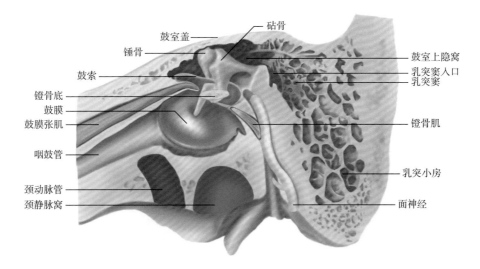

图9-11　鼓室外侧壁

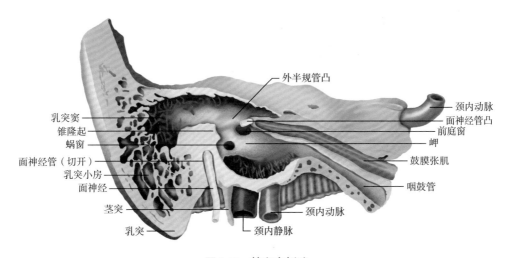

图9-12　鼓室内侧壁

1. 鼓室的壁

（1）上壁   又称盖壁，是分隔鼓室和颅中窝的一薄层骨板。中耳患病时若侵犯此壁，可引起耳源性颅内并发症。

（2）下壁   为颈静脉壁，借一薄层骨板与颈静脉窝内的颈静脉球分隔。部分人下壁未骨化，仅为黏膜和纤维结缔组织，施行中耳手术时，易伤及颈静脉球而发生严重出血。

（3）前壁   为颈动脉壁，借一薄层骨板与颈内动脉相邻。此壁上部有咽鼓管鼓室口，可通过咽鼓管向前与鼻咽部相通。

（4）后壁   为乳突壁，上部有乳突窦开口。鼓室经乳突窦向后通乳突小房，故患中耳炎时可蔓延至乳突窦和乳突小房。

（5）内侧壁   为迷路壁，分隔鼓室与内耳迷路。此壁中部隆凸称岬。位于岬后上方的椭圆形小孔称前庭窗，被镫骨底封闭；位于岬后下方的圆形小孔称蜗窗，由第二鼓膜封闭。前庭窗的后上方有一弓状隆起，称面神经管凸，内有面神经通过，此管骨质很薄，中耳炎或行中耳手术时易侵及面神经。

（6）外侧壁   为鼓膜壁，以鼓膜与外耳道相通。

2. 鼓室的内容物   鼓室内有3块听小骨（图9-13），由外至内依次为锤骨、砧骨和镫骨，借关节、韧带和肌肉连接成听骨链，听骨链借锤骨柄连于鼓膜，镫骨底封闭前庭窗，组成杠杆系统。当声波冲击鼓膜时，听骨链相继运动，使镫骨底在前庭窗做向内或向外的振动，将声波传入内耳。

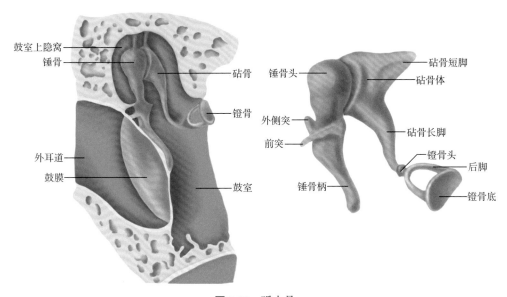

图9-13   听小骨

（二）咽鼓管

咽鼓管 pharyngotympanic tube（图9-8）是连通鼻咽部与鼓室之间的管道，长3.5～4.0cm，可分为前内侧2/3的软骨部和后外侧1/3的骨性部。咽鼓管咽口位于鼻咽部的侧壁，平时关闭，当做吞咽动作或打呵欠时引起张口，空气进入鼓室，其作用是使鼓室的气压与外界的大气压相等，以保持鼓膜内、外压力的平衡。鼻咽部的炎症可经此管蔓延至鼓室，引起中耳炎；婴幼儿咽鼓管短而平，管径也较大，故咽部感染易引发中耳炎。

（三）乳突窦和乳突小房

乳突窦 mastoid antrum 为鼓室后方的较大腔隙，向前开口于鼓室，向后与乳突小房相通。乳突小房为颞骨乳突内的许多大小、形态不一的含气小腔隙，互相连通（图9-11、图9-12）。

三、内　耳

内耳 internal ear 又称迷路，位于颞骨岩部骨质内，在鼓室内侧壁与内耳道底之间。形态不规则，构造复杂，可分为骨迷路和膜迷路两部分。骨迷路是颞骨内的骨性隧道，膜迷路是套在骨迷路内的膜性小管和囊。膜迷路内充满内淋巴，膜迷路与骨迷路之间充满外淋巴，内、外淋巴互不相通（图9-14）。

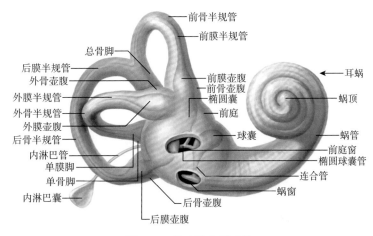

图9-14　骨迷路和膜迷路

（一）骨迷路

骨迷路 body labyrinth 可分为前庭、骨半规管和耳蜗3部分，它们形状各异，彼此相通（图9-14）。

1. 前庭 vestibule　位于骨迷路的中间，为略呈椭圆形的腔隙，前部通耳蜗，后部与3个骨半规管相通。前庭的外侧壁即鼓室内侧壁，壁上有前庭窗和蜗窗，前庭窗由镫骨底封闭，蜗窗由第二鼓膜封闭；内侧壁即内耳道底，有前庭蜗神经穿过。

2. 骨半规管 bony semicircular canals　位于前庭的后外方，为前、后、外3个呈"C"形的、互相垂直的骨半规管。前骨半规管弓向上方，与颞骨岩部的长轴垂直；后骨半规管弓向后外方，与颞骨岩部的长轴平行；外骨半规管弓向外侧，当头向前倾30°时呈水平位。每个骨半规管皆有两个骨脚连于前庭，其中一个骨脚膨大称壶腹骨脚，另一个细小称单骨脚。前、后骨半规管的单骨脚汇合形成总骨脚。

3. 耳蜗 cochlea（图9-15）　位于前庭的前内方，形如蜗牛壳，由蜗螺旋管围绕蜗轴旋转两圈半构成。蜗顶朝向前外下方，蜗底朝向后内上方的内耳道底。在蜗螺旋管内，自蜗轴伸出一螺旋形的骨板，称骨螺旋板，骨螺旋板的游离缘至蜗螺旋管的外侧壁有蜗管附着，因而将蜗螺旋管完全分隔成上、下两半，上方称为前庭阶，通向前庭窗；下方称为鼓阶，通向蜗窗。前庭阶经位于蜗顶的蜗孔与鼓阶相通。

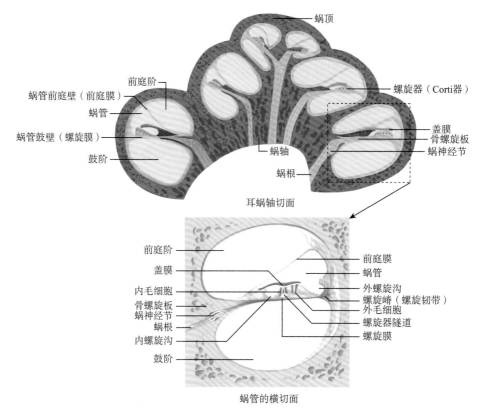

图9-15　耳蜗轴切面示意图和蜗管的横切面

（二）膜迷路

膜迷路membranous labyrinth是套在骨迷路内封闭的膜性小管和囊（图9-16），由椭圆囊和球囊、膜半规管及蜗管组成。它们之间互相连通，其内充满内淋巴。

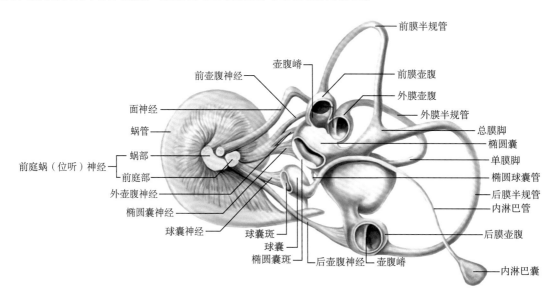

图9-16　右侧膜迷路（后内侧面）

1. 椭圆囊utricle和球囊saccule 位于前庭内。椭圆囊较大，在后上方，其后壁有5个开口，与膜半规管相通。球囊较小，位于椭圆囊的前下方，以一小管与蜗管相连，向后借小管通椭圆囊。在椭圆囊和球囊壁上均有囊斑，分别称椭圆囊斑和球囊斑，它们是位觉感受器，能感受头部静止的位置及直线变速运动时引起的刺激。其神经冲动分别沿前庭神经的椭圆囊支和球囊支传入。

2. 膜半规管semicircular duct 其形态与骨半规管相似，套于同名骨半规管内。各膜半规管亦有相应呈球形的膨大部分，称膜壶腹。膜壶腹壁上有向内隆起的壶腹嵴，也是位觉感受器，能感受头部旋转变速运动时的刺激。3个膜半规管内的壶腹嵴相互垂直，可将头部在三维空间中的运动变化转变成神经冲动，经前庭神经的壶腹支传入。

椭圆囊斑、球囊斑和壶腹嵴合称为前庭器，与前庭神经相连。

3. 蜗管cochlear duct 位于耳蜗内，蜗管盘绕蜗轴两圈半。其前庭端借连合管与球囊相连通，顶端以盲端终于蜗顶。在水平断面上呈三角形，有上壁、外侧壁和下壁。上壁为蜗管前庭膜，与前庭阶相隔；外侧壁上有丰富血管，称血管纹，与内淋巴的产生有关；下壁称蜗管鼓壁（螺旋膜，又称基底膜），与鼓阶相隔。在基底膜上有螺旋器，又称Corti器，是听觉感受器，接收声波的刺激，与蜗神经相连。

声音的传导：声波传入内耳的感受器有两条途径，一是空气传导，二是骨传导，正常情况下以空气传导为主。

空气传导途径（图9-17）：声波→外耳道→鼓膜→听骨链（锤骨→砧骨→镫骨）→前庭窗→前庭阶的外淋巴→蜗管的内淋巴→螺旋器→蜗神经→大脑皮质听觉中枢→听觉。

骨传导是指声波经颅骨传入内耳的途径。正常情况下骨传导意义不大，但在听力检查时可用以鉴别传导性耳聋和神经性耳聋。

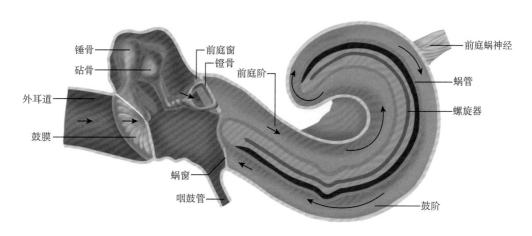

图9-17 声波的空气传导

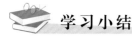 **学习小结**

1. 眼球壁小结

名称		位置	形态结构及特点	功能
眼球纤维膜	角膜	前1/6	无色透明	屈光
	巩膜	后5/6	乳白色，不透明	保护眼球

续表

名称		位置	形态结构及特点		功能
眼球血管膜	虹膜	前部	瞳孔		通过光线
			瞳孔括约肌		缩小瞳孔
			瞳孔开大肌		开大瞳孔
	睫状体	中部	睫状肌		调节晶状体曲度
			睫状突		产生房水
			睫状小带		连接晶状体
	脉络膜	后部	含有丰富的血管和色素细胞		营养眼球 吸收眼球内散射光线
视网膜	虹膜部	虹膜内面	盲部		无感光作用
	睫状体部	睫状体内面			
	视部	脉络膜内面	视神经盘		视神经起始处
			黄斑		感光
			中央凹		感光最敏锐处

2. 眼部肌肉小结

名称		作用	神经支配	种类	位置
眼球外肌	上睑提肌	提上睑，开大睑裂	动眼神经	骨骼肌	眶内
	上直肌	瞳孔转向上内			
	下直肌	瞳孔转向下内			
	内直肌	瞳孔转向内侧			
	下斜肌	瞳孔转向上外			
	上斜肌	瞳孔转向下外	滑车神经		
	外直肌	瞳孔转向外侧	展神经		
眼球内肌	瞳孔开大肌	瞳孔开大	交感神经	平滑肌	虹膜内
	瞳孔括约肌	瞳孔缩小	副交感神经		
	睫状肌	调节晶状体曲度			睫状体内

3. 前庭蜗器小结

名称	分部	主要结构	功能
外耳	耳郭	上2/3为软骨 下1/3为软组织	收集声波
	外耳道	外侧1/3为软骨部 内侧2/3为骨性部	传导声波
	鼓膜	上方小部分为松弛部 下方大部分为紧张部	通过振动，传导声波

续表

名称	分部		主要结构	功能
中耳	鼓室		6个壁：外侧壁为鼓膜壁，内侧壁为迷路壁 3块听小骨：锤骨、砧骨、镫骨	听小骨振动，传导声波
	咽鼓管		前内侧2/3为软骨部，咽鼓管咽口 后外侧1/3为骨性部，咽鼓管鼓室口	保持鼓膜内外压力平衡
	乳突窦和乳突小房			
内耳	骨迷路	骨半规管	前、后、外骨半规管	传导声波
		前庭	椭圆形的前庭窗 圆形的蜗窗	传导声波
		耳蜗	前庭阶 鼓阶	传导声波
	膜迷路	膜半规管	前、后、外膜半规管	
			壶腹嵴	位置觉感受器
		椭圆囊 球囊	椭圆囊斑 球囊斑	位置觉感受器
		蜗管	螺旋器（Corti器）	听觉感受器

思考题

1. 试述眼球壁各层的结构和眼球的内容物。
2. 眼副器有哪些？各自位于何处？泪液在何处产生？经过哪些结构流到下鼻道？
3. 试述鼓膜的位置、形态和分部。
4. 试述中耳鼓室的位置和六个壁的名称及内侧壁的结构。
5. 试述房水由何处产生？其循环过程经过哪些途径？
6. 试述骨迷路和膜迷路的分部、名称。
7. 试述中耳通过什么途径与外界相通？小儿为何易患中耳炎？
8. 为何放声大哭流泪时，鼻涕也会增多？

（杨 畅 赵 微）

第九章思考题参考答案

第九章PPT

第十章　神经系统

学习目标

1. 掌握　神经系统的区分、组成和常用术语；脊髓的位置、外形、节段和内部结构；颈丛、臂丛、腰丛、骶丛及各丛主要分支的走行、位置和分布；脑干、小脑、间脑和端脑的位置、外形和内部结构；12对脑神经的名称和性质，三叉神经、面神经、迷走神经纤维成分及分布范围；内脏神经的区分及分布，交感神经和副交感神经的低级中枢；躯干和四肢意识性本体感觉与精细触觉传导通路、全身浅感觉传导通路、视觉传导通路和锥体系的组成和主要功能；脑和脊髓的被膜结构；脑室的名称、位置及脑脊液的循环途径；大脑动脉环的位置和组成。

2. 熟悉　神经系统的功能与活动方式，反射弧的概念；肋间神经、闭孔神经、隐神经的分布，坐骨神经干的体表投影；视觉传导通路损伤后的临床表现；锥体系上、下运动神经元损伤后的临床表现；内脏运动神经和躯体运动神经的区别；交感神经节前纤维和节后纤维的去向；其他脑神经的分支与分布。

3. 了解　神经胶质的概念；脊髓节段与椎骨的关系；脊神经纤维成分；后支和颈丛皮支、胸背神经、髂腹下神经、髂腹股沟神经、阴部神经的分布；脊髓对躯干皮肤的节段性分布；瞳孔对光反射通路的组成；躯干、四肢非意识性本体感觉传导通路；锥体外系的概念；内脏感觉神经的特点和牵涉性痛。

第一节　概　　述

神经系统 nervous system 是人体结构和功能最复杂的系统，包括颅腔内的脑和椎管内的脊髓，以及与脑和脊髓相连的脑神经、脊神经。首先，神经系统借助感受器可接收体内、外环境的刺激，对外部环境产生各种反应，使机体内环境适应外环境的变化，保持生命活动的正常进行。其次，神经系统可以调节和控制其他器官系统的活动，使机体成为一个完整统一的整体，保证机体内部各系统活动的协调统一。再次，人类的神经系统是生物进化衍生的最复杂产物，是经过漫长的进化过程而获得的。人类由于生产劳动、语言交流和社会生活的不断发展，大脑皮质发生了与动物完全不同的质的变化，不仅含有与高等动物相似的感觉和运动中枢，而且有了分析语言的中枢。因此，人类大脑皮质是思维、意识活动的物质基础，远远超越了一般动物的范畴，不仅能被动地适应环境的变化，而且能主动地认识和改造世界，使自然界为人类服务。

神经系统是人类意识、感知、思想和行为等高级功能活动的形态学基础。研究神经系统及其复杂的形态、结构、环路联系和功能，是当代生物和医学领域中最具有活力的项目之一。目前对神经系统复杂结构和功能的认识还很肤浅，深入研究和全面阐明神经系统的各种变化过程及功能联系，并通过临床应用解除患者的痛苦，是人体解剖学乃至整个医学领域的重要任务。

一、神经系统的区分

根据位置和功能，神经系统分为中枢神经系统和周围神经系统（图10-1）。

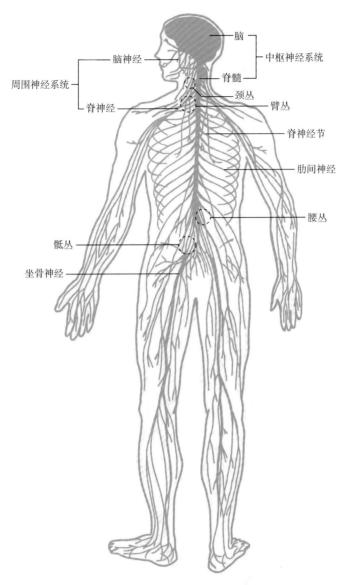

图10-1　人体的神经系统

（一）中枢神经系统

中枢神经系统 central nervous system 包括脑和脊髓，处于机体的中轴位置，具有控制和调节整个机体活动的功能，脑位于颅腔内，脊髓位于椎管内，两者在枕骨大孔处相连。

（二）周围神经系统

周围神经系统 peripheral nervous system 根据连接的部位，分为脑神经和脊神经。脑神经与脑相连，主要支配头颈肌；脊神经与脊髓相连，主要支配躯干和四肢肌。根据分布的对象，分为躯体神经和内脏神经。躯体神经主要分布皮肤、骨、关节和骨骼肌，管理它们的感觉和运动。内脏神经分布到内脏、心血管和腺体，管理它们的感觉和运动。根据功能性质，分为感觉神经和运动神经。感觉神经将神经冲动自感受器传向中枢，又称传入神经；运动神经将神经冲动自中枢传向周围效应器，又称传出神经。内脏神经的传出神经即内脏运动神经，支配平滑肌、心肌和腺体，又可分为交感神经和副交感神经。

二、神经系统的组成

神经系统的基本组织是神经组织，神经组织由神经元和神经胶质细胞组成。

（一）神经元

神经细胞nerve cell又称神经元neuron，是一种高度分化的特殊细胞，是神经系统结构和功能的基本单位，具有感受刺激和传导神经冲动的作用（图10-2）。

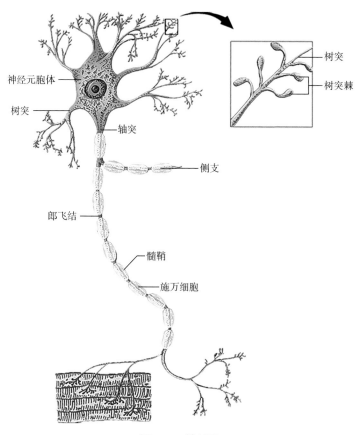

图10-2　神经元

1. 神经元的构造　神经元由胞体和突起两部分构成。

神经元胞体的大小不一，形态各异，直径为4～150μm，有圆形、梭形和锥体形等，但同其他细胞一样，也是由细胞膜、细胞质和细胞核组成。神经元的细胞质内除有线粒体、溶酶体、高尔基体、内质网、核糖体、中心体外，还有特有的尼氏体Nissl body和神经原纤维neurofibril。在光镜下，尼氏体呈嗜碱性的颗粒或小块状，分布均匀并延续至树突内。电镜下，尼氏体是由大量平行排列的粗面内质网和其间游离的核糖体组成。尼氏体为神经元合成蛋白质最活跃的部位，可合成细胞器更新所需的结构蛋白质、合成神经递质neurotransmitter所需的酶类及肽类等神经调质。神经细丝在光镜下称神经原纤维，在镀银染色标本上，神经原纤维呈棕黑色，交错排列呈细丝网状，分布至轴突与树突内；在电镜下，神经细丝由微管、微丝和神经丝组成，是构成神经元的细胞骨架，对神经元起支持作用，并与神经元的物质运输有关。胞体是神经元的代谢和营养中心，主要位于中枢的灰质和周围的神经节内。

　　神经元的突起分为树突和轴突。树突dendrite为胞体本身向外伸出的树枝状突起，结构大致与胞体相同。每个神经元有一个或多个树突，树突的数量与分布方式在不同的神经元中各异，一般靠近胞体部分较短粗，可反复分支，逐渐变细而终止。树突的主要功能是接收刺激，并将刺激传向胞体。轴突axon由胞体发出，通常每个神经元只有一条。轴突长短不一，神经元的胞体越大，其轴突越长，有的可达1m以上。轴突表面光滑，分支少，主要功能是将胞体发出的神经冲动传递给其他神经元或效应器。

　　2. 神经元的分类　　根据不同的分类方法，神经元可分成不同类型。
　　（1）根据神经元突起的数目分类　　可分为假单极、双极和多极神经元3类（图10-3）。

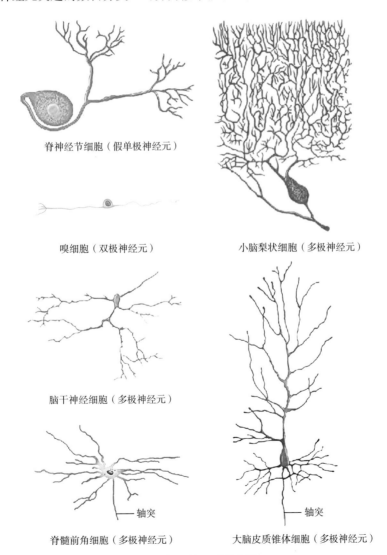

脊神经节细胞（假单极神经元）

嗅细胞（双极神经元）　　小脑梨状细胞（多极神经元）

脑干神经细胞（多极神经元）

脊髓前角细胞（多极神经元）　　大脑皮质锥体细胞（多极神经元）

图10-3　神经元的分类

1）假单极神经元：从神经元的胞体只发出一个突起，但很快呈"T"形分叉为两支，一支至周围的感受器称周围突，另一支入脑或脊髓称中枢突。脑神经节和脊神经节中的感觉神经元属于此类。

2）双极神经元：自胞体两端各发出一个突起，其中一个抵达感受器，称周围突；另一个进入中枢称中枢突。如位于视网膜内的双极细胞、内耳的前庭神经节和蜗神经节内的感觉神经元。

3）多极神经元：具有多个树突和一个轴突，中枢神经系统内的神经元绝大部分属于此类。

（2）依据神经元的功能和传导方向分类　可将神经元分为感觉、运动和联络神经元3类。

1）感觉神经元（传入神经元）：将内、外环境的各种刺激传向中枢，假单极神经元和双极神经元即属此类。

2）运动神经元（传出神经元）：将冲动自中枢传向身体各部，支配骨骼肌、心肌、平滑肌活动和腺体的分泌，多极神经元属于此类。

3）联络神经元（中间神经元）：在中枢内，位于感觉神经元和运动神经元之间，起联络作用的多极神经元。此类神经元占神经元总数的99%，参与构成中枢复杂的网络系统，以不同方式对传入的信息进行储存、整合、分析并将其传至神经系统的其他部位。

（3）依据神经元胞体大小和轴突长短分类　可分为高尔基Ⅰ型、Ⅱ型神经元2类。

1）高尔基Ⅰ型神经元：胞体较大、轴突较长的神经元。

2）高尔基Ⅱ型神经元：胞体较小、轴突较短的神经元。

（4）根据神经元释放的神经递质或神经调质的不同分类　可分为4类。

1）胆碱能神经元：位于中枢神经系统和部分内脏神经中。

2）单胺能神经元：包括儿茶酚胺能（分泌去甲肾上腺素、多巴胺等）、5-羟色胺能和组胺能神经元，广泛分布于中枢神经系统和周围神经系统。

3）氨基酸能神经元：以γ-氨基丁酸、谷氨酸和甘氨酸等为神经递质的神经元，主要位于中枢神经系统。

4）肽能神经元：以各种肽类物质（如生长抑素、P物质、脑啡肽等）为神经递质的神经元，位于中枢神经系统和周围神经系统。

3. 神经纤维 nerve fiber　神经元较长的突起常被髓鞘和神经膜所包裹，构成神经纤维。被髓鞘和神经膜共同包裹的称有髓神经纤维，传导速度较快。在中枢神经系统内，髓鞘由少突胶质细胞构成；而在周围神经系统内，髓鞘由施万细胞构成（图10-4）。髓鞘呈节段状包绕在轴突外面，直至神经末梢之前，在相邻两髓鞘节段间的区域称郎飞结，该处轴突裸露。仅为神经膜所包裹的为无髓神经纤维，传导速度较慢。

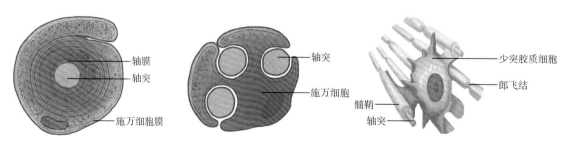

图10-4　髓鞘

4. 突触 synapse　神经元与另一个神经元发生功能联系的接触点称突触，是神经信息传递的特化结构。大多数突触是一个神经元的轴突末梢与另一个神经元的树突或胞体形成的轴-树突触和轴-体突触。根据突触传递信息的方式，可分为化学突触和电突触（图10-5）。

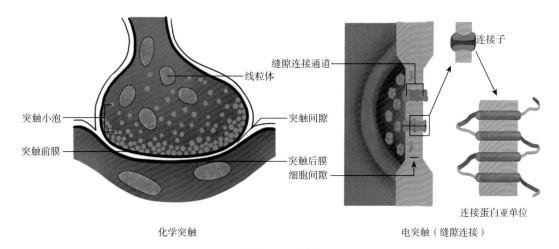

化学突触　　　　　　　　　　　　　　　　　　电突触（缝隙连接）

图10-5　突触

化学突触是以释放神经递质传递信息的突触。由突触前成分、突触间隙和突触后成分三部分组成。突触前成分为轴突终末的膨大部分，内有突触小泡、线粒体、微丝和微管等。突触小泡大小和形状不一，内含不同的神经递质。轴突终末与另一个神经元相接触处轴膜特化增厚的部分称突触前膜。突触后成分是下一个神经元或效应器细胞与突触前成分相对应的局部区域，该处细胞膜特化增厚部分称突触后膜，有特异性神经递质或神经调质的受体和离子通道。突触间隙是位于突触前膜和突触后膜之间的间隙。突触前膜释放突触小泡至突触间隙，突触小泡中的神经递质与突触后膜上的特异性受体相结合，使突触后神经元或效应器细胞产生兴奋性或抑制性突触后电位。使突触后膜发生兴奋的称兴奋性突触，使突触后膜发生抑制的称抑制性突触。

电突触是以电位扩布方式传递信息的突触，在人类中枢神经系统中含量很少。电突触的结构基础是缝隙连接，通道允许分子量小于1.2kDa的物质自由通过。电突触的电阻低，传导速度快，传导为双向性，可使相接触的神经元或细胞的功能同步，形成功能合胞体。

（二）神经胶质细胞

神经胶质细胞neuroglial cell或称神经胶质neuroglia（图10-6），是中枢神经系统的间质或支持细胞，这类细胞没有传递神经冲动的功能。神经胶质细胞一般较小，数量多，也有突起，但不分树突和轴突。胞质内无尼氏体和神经原纤维。神经胶质除了对神经元起着支持、营养、保护、绝缘和修复等作用外，由于它有许多神经递质的受体和离子通道，因而对调节神经系统活动起着十分重要的作用。根据其所在部位分为中枢神经系统神经胶质细胞和周围神经系统神经胶质细胞。中枢神经系统神经胶质细胞包括星形胶质细胞、少突胶质细胞、小胶质细胞和室管膜细胞。周围神经系统神经胶质细胞包括施万细胞和卫星细胞。

1. 星形胶质细胞astrocyte（图10-6）　为神经胶质细胞中体积最大、数量最多的细胞。细胞呈星形，胞核大，呈圆形或卵圆形，分为纤维性星形胶质细胞和原浆性星形胶质细胞。前者主要分布于白质，突起长而光滑，分支少；后者主要分布于灰质，突起短而粗，分支多。星形胶质细胞的突起末端膨大，称脚板或终足，附着于毛细血管壁上，参与血-脑屏障的构成。星形胶质细胞对神经元有支持作用，并参与物质运输，以及具有分裂增殖能力，特别是在中枢神经系统损伤后，可增生形成胶质瘢痕。此外，星形胶质细胞还能分泌神经营养因子和多种生长因子，对神经元的发育、分化、功能的维持及可塑性有重要的影响。

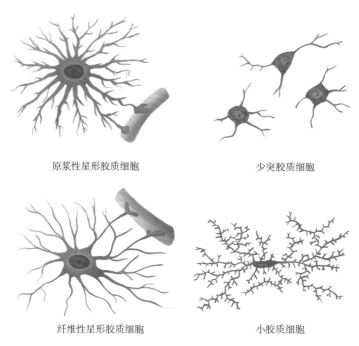

原浆性星形胶质细胞　　　　　　　　　　少突胶质细胞

纤维性星形胶质细胞　　　　　　　　　　小胶质细胞

图10-6　神经胶质细胞

2. 少突胶质细胞oligodendrocyte（图10-6）　体积小，呈梨形或卵圆形，胞核呈卵圆形，染色质致密，一般发出3～4个突起，突起短，分支少。在中枢神经系统中，少突胶质细胞的主要功能是形成髓鞘。此外，还有抑制神经元突起生长的作用。

3. 小胶质细胞microglia（图10-6）　是胶质细胞中最小的细胞，体积最小，胞体细长或呈椭圆形，核小，染色深。数量少，分布于灰质和白质中。当中枢神经系统损伤时，小胶质细胞可吞噬死亡的细胞、退化变性的髓鞘，被认为是驻留在中枢神经系统内的组织巨噬细胞。

4. 室管膜细胞ependymal cell　是衬覆在脊髓中央管和脑室内面的上皮细胞。一般为立方上皮细胞，胞核呈圆形或椭圆形。室管膜细胞能协助神经组织与脑室腔内的液体之间进行物质交换。在室管膜下区有一层原始的、具有增殖分化潜能的神经干细胞，为研究治疗神经系统疾病开辟了一条新途径。

5. 施万细胞Schwann cell（图10-4）　呈薄片状，外表面有基膜，胞质较少。多个细胞呈串状排列包卷神经元轴突，形成周围神经的髓鞘。施万细胞能分泌神经营养因子，促进受损神经元存活及轴突再生。

6. 卫星细胞satellite cell　又称被囊细胞，是神经节内包裹在神经元胞体周围的一层扁平或立方形细胞。细胞外表面有一层基膜。

三、神经系统的活动方式

神经系统对内、外环境刺激做适宜的反应，称为反射reflex。反射是神经系统最基本的活动方式。反射的结构基础是反射弧reflex arc。反射弧有5个基本组成部分：感受器→传入神经→中枢→传出神经→效应器（图10-7）。一般来说，反射弧在感觉与运动神经元之间存在不同数目的联络神经元，一个反射弧涉及的联络神经元越多，引起的反射活动越复杂。最简单的反射弧由感觉和运动两个神经元组成，如膝跳反射。反射弧中任何一个环节受损，反射都会减弱或消失。

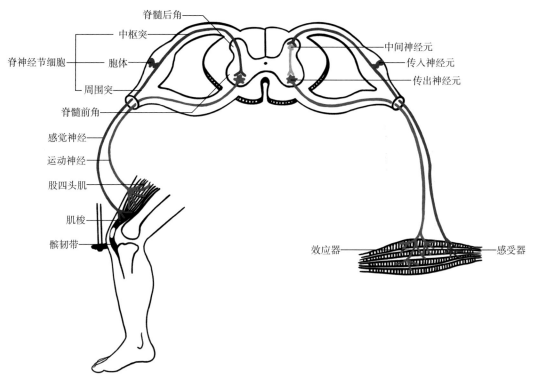

图10-7 反射弧

四、神经系统的常用术语

在神经系统中，神经元的胞体和突起在不同部位有不同的组合编排方式，故用不同的术语表示。

1. 灰质 gray matter 在中枢神经系统内，神经元胞体及其树突聚集的部位，在新鲜标本上色泽灰暗，称灰质。分布在大脑、小脑表面的灰质，又称为皮质，包括大脑皮质和小脑皮质。

2. 白质 white matter 在中枢神经系统内，神经纤维聚集的部位，因神经纤维外面包有髓鞘，色泽亮白，称白质。大脑、小脑的白质因被皮质包绕而位于深部，称为髓质。

3. 神经核 nucleus 在中枢神经系统中，除皮质外，形态和功能相似的神经元胞体在白质中聚集成灰色团块，称为神经核。

4. 神经节 ganglion 在周围神经系统内，神经元胞体聚集成团块状或结节状，称神经节。

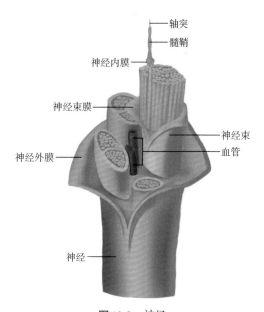

图10-8 神经

5. 纤维束 tract　在中枢神经系统内，凡起止、行程和功能基本相同的神经纤维聚集成束，称为纤维束或传导束。

6. 神经 nerve　在周围神经系统内，神经纤维聚合成粗细不等的神经束，称为神经（图10-8）。

（李新华）

第二节　脊　髓

脊髓起源于胚胎时期的神经管末端，原始神经管的管腔形成脊髓中央管。脊髓保留着明显的节段性，与分布在躯干、四肢的31对脊神经相连。来自躯干、四肢的各种内、外界刺激通过脊髓传导到脑，脑也通过脊髓来完成复杂的功能。在正常生理情况下，脊髓的许多活动都是在脑的控制下完成的，脊髓本身也能完成一些基本反射。

一、脊髓的位置和外形

（一）脊髓的位置

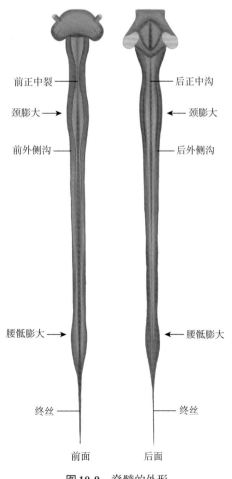

前正中裂　——
颈膨大　→
前外侧沟　——
腰骶膨大　——
终丝　——
前面

——　后正中沟
←　颈膨大
——　后外侧沟
←　腰骶膨大
——　终丝
后面

图10-9　脊髓的外形

脊髓 spinal cord 位于椎管内，外包被膜，成人长42～45cm。脊髓上端在枕骨大孔处与延髓相连，下端在腰骶膨大以下变细，呈圆锥状，称脊髓圆锥 conus medullaris（图10-9）。在成人，脊髓圆锥末端一般平对第1腰椎下缘，新生儿平对第3腰椎下缘。被覆在脊髓圆锥末端的软脊膜向下延续为一细长的终丝 filum terminale，止于尾骨后面的骨膜，有稳定脊髓的作用，终丝内无神经组织。

（二）脊髓的外形

脊髓呈前后略扁的圆柱形，全长粗细不等，有两个膨大，上方的称颈膨大 cervical enlargement，位于第4颈髓节段到第1胸髓节段之间（$C_4 \sim T_1$）；下方的称腰骶膨大 lumbosacral enlargement，位于第1腰髓节段到第3骶髓节段之间（$L_1 \sim S_3$），这两处膨大形成的原因是四肢的出现使在脊髓内部的神经元数量相对增多（图10-9）。

脊髓表面有6条平行的纵沟。在前正中线上有一条较明显的纵沟，称为前正中裂；在后正中线上有一条较浅的沟，称为后正中沟。前正中裂、后正中沟把脊髓分为对称的两半。在前正中裂和后正中沟的两侧，分别有成对的前外侧沟和后外侧沟，沟内有成排的脊神经根丝出入。附着于前外侧沟的根丝称为前根，附着于后外侧沟的根丝称为后根。在后根的外侧有膨大的脊神经节。

同一脊髓节段的前、后根在椎间孔处合成1条脊神经，由椎间孔出椎管（图10-10）。

后根丝
中央管
前根丝
脊神经节
前外侧沟
后根
前根
前正中裂

图10-10 前根与后根

脊髓在外形上没有明显的节段标志，每一对脊神经前根、后根相连的一段脊髓，称为1个脊髓节段。脊髓分为31个节段：8个颈髓节段（C）、12个胸髓节段（T）、5个腰髓节段（L）、5个骶髓节段（S）和1个尾髓节段（Co）（图10-11）。

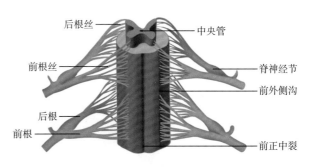

在胚胎3个月以前，脊髓和椎管的长度大致相等，脊神经根基本成直角连于脊髓和伸向相应的椎间孔。从胚胎第4个月起，脊髓的生长速度缓于脊柱，脊髓长度逐渐短于椎管，致使脊髓节段的位置由上向下逐渐高出相应的椎骨，神经根向下斜行一段才达相应的椎间孔。腰、骶、尾段的神经根在未出相应的椎间孔之前，在椎管内垂直下行，围绕终丝形成马尾cauda equina（图10-11）。成人第1腰椎以下没有脊髓，只有浸泡在脑脊液中的马尾和终丝，故临床上常在第3、4腰椎棘突之间进行腰椎穿刺，以免损伤脊髓。

颈神经
I
II
III
IV
V
VI
VII
VIII
胸神经
I
II
III
IV
V
VI
VII
VIII
IX
X
XI
XII
腰神经
I
II
III
IV
V
骶神经
I
II
III
IV
V
尾神经

图10-11 脊髓的节段

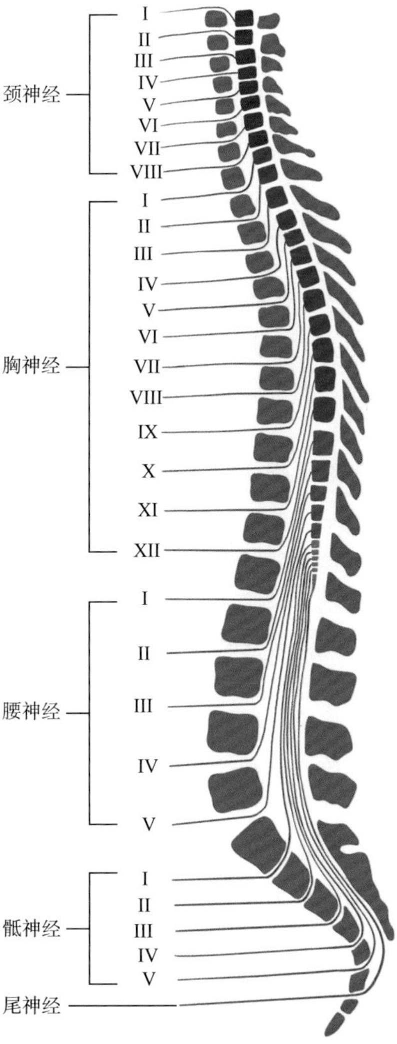

（三）脊髓节段与椎骨的对应关系

脊髓和脊柱的长度不等，脊髓的节段与各椎骨在高度上并不完全对应。了解脊髓节段与椎骨的相应位置，具有临床实用意义。在成人，一般是颈髓上段（$C_{1\sim4}$）大致与同序数椎骨相对；颈髓下段（$C_{5\sim8}$）和胸髓上段（$T_{1\sim4}$）与同序数椎骨的上1节椎体平对，如第6颈髓平对第5颈椎体。胸髓中段（$T_{5\sim8}$）与同序数椎骨的上两节椎体平对；胸髓下段（$T_{9\sim12}$）与同序数椎骨的上3节椎体平对；腰髓平对第10～12胸椎；骶髓和尾髓平对第1腰椎（图10-11）。

二、脊髓的内部结构

脊髓由灰质和白质构成，中央有一细小的中央管。围绕中央管周围的是呈“H”形的灰质，灰质的周围是白质（图10-12）。

（一）灰质 gray matter

脊髓灰质在横切面上呈“H”形，其中间横行部分为灰质连合，灰质连合中央有中央管，纵贯脊髓全长。每侧灰质前部扩大为前角，后部狭细为后角，前角、后角之间为中间带，从第1胸髓节段到第3腰髓节段，中间带向外侧突出为侧角。因前、后、侧角在脊髓内上下连续纵贯成柱，

又分别称为前柱、后柱和侧柱。

1. 前角 主要由运动神经元组成，统称为前角运动细胞。它们成群排列，其轴突经脊神经前根和脊神经支配躯干和四肢的骨骼肌。

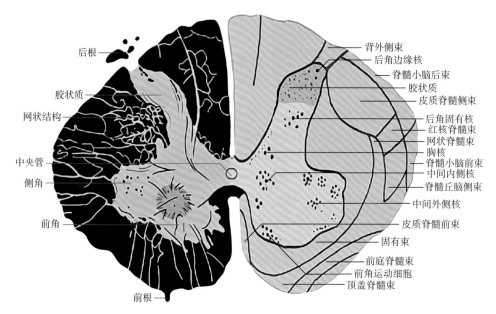

图 10-12 脊髓的内部结构（新生儿脊髓胸部的水平切面）

前角运动神经元可分为大型的 α 运动神经元和小型的 γ 运动神经元，前者支配肌梭外的肌纤维，引起骨骼肌的收缩。后者支配肌梭内的肌纤维，调节肌纤维的张力。此外，前角内还分布着一些小型的中间神经元称闰绍（Renshaw）细胞，具有抑制作用，故称抑制性中间神经元。在颈膨大、腰骶膨大处，前角运动神经元主要分为内、外侧两群。

前角运动细胞是运动神经冲动传递的最后公路。当前角运动神经元损伤时，表现为其所支配的骨骼肌瘫痪并萎缩、肌张力低下、腱反射消失，称弛缓性瘫痪。

2. 中间带 在第 1 胸髓节段到第 3 腰髓节段侧角内，含中、小型多极神经元，统称侧角细胞，是交感神经的低级中枢，它们的轴突经相应脊神经前根、白交通支进入交感干。骶髓无侧角，在第 2～4 骶髓节段中间带的外侧部有副交感神经元（骶副交感核），是至盆腔脏器的副交感节前神经元胞体所在的部位。

3. 后角 内含多极神经元，组成较复杂，统称后角细胞，主要接收后根的各种感觉纤维。一些后角细胞的轴突进入对侧或同侧的白质形成上行纤维束，将后根传入的神经冲动传导到脑；一些后角细胞的轴突在脊髓内起节段内或节段间的联络作用。

4. 板层 20 世纪 50 年代雷克塞德（Rexed）依据猫脊髓灰质的细胞构筑，将灰质共分为 10 个板层，分别用罗马数字Ⅰ～Ⅹ表示，后被公认在高级哺乳动物包括人类中也有类似的结构。板层与核团的对应关系见图 10-13。

（二）白质 white matter

脊髓白质位于灰质周围，借脊髓表面的纵沟分成前索、后索和外侧索。前正中裂与前外侧沟之间的白质称为前索 anterior funiculus，前、后外侧沟之间称为外侧索 lateral funiculus，后外侧沟

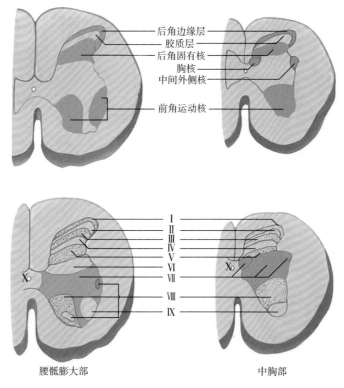

后角边缘层
胶质层
后角固有核
胸核
中间外侧核
前角运动核

I
II
III
IV
V
VI
VII
VIII
IX

腰骶膨大部　　　　　　　中胸部

图 10-13　脊髓灰质主要核团和板层模式图

Ⅰ.后角边缘核；Ⅱ.胶状质；Ⅲ、Ⅳ.后角固有核；Ⅴ.后角颈，含有网状核；Ⅵ.后角基底部；Ⅶ.中间带，含有胸核、中间内侧核、中间外侧核；Ⅷ.前角基底部，在颈膨大、腰骶膨大处，只占前角内侧部；Ⅸ.前角内侧核、前角外侧核；Ⅹ.中央灰质

与后正中沟之间称为后索 posterior funiculus。灰质连合与前正中裂之间的白质，称为白质前连合，由左、右交叉纤维构成。脊髓白质主要由长的上、下行纤维束，短的固有束和传入、传出纤维等组成。

1. 上行纤维束（感觉传导束）

（1）薄束 fasciculus gracilis 和楔束 fasciculus cuneatus　位于脊髓后索内，薄束在后正中沟两旁，纵贯脊髓全长，楔束在薄束的外侧，仅见于第4胸髓节段以上。两束都由脊神经节内的假单极神经元中枢突经后根入同侧后索上延而成。薄束起自同侧第5胸髓节段以下的脊神经节细胞，楔束起自同侧第4胸髓节段以上的脊神经节细胞，所以薄束主要传导下半身的冲动，楔束主要传导上半身的冲动。薄、楔束传导来自肢体同侧的本体感觉（包括位置觉、运动觉及震动觉）和精细触觉（两点辨别觉和实体觉）的神经冲动（图10-14）。

肌、腱、关节的本体感觉临床上又称为深感觉。当脊髓后索病变时，深感觉的信息不能上传到大脑皮质，闭目时不能确定患侧肢体的位置、姿势和运动方向。当闭眼站立时，身体摇晃倾斜，站立不稳，走路如踩棉花状。精细触觉也丧失。

（2）脊髓丘脑束 spinothalamic tract　位于脊髓外侧索前部和前索内（图10-15），传导躯干、四肢的痛觉、温度觉和粗触觉、压觉。此纤维束主要起自对侧后角细胞发出的轴突，经白质前连合交叉到对侧外侧索或前索上行，经脑干止于背侧丘脑。至对侧外侧索内上行的纤维束称为脊髓丘脑侧束，其功能是传导痛觉和温度觉。至对侧前索内上行的纤维束称为脊髓丘脑前束，其功能是传导粗触觉、压觉。

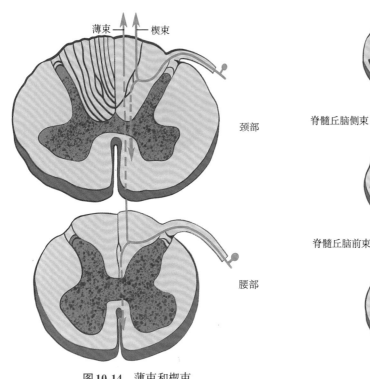

图 10-14　薄束和楔束

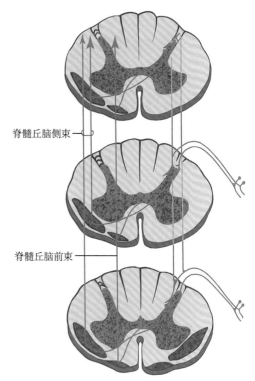

图 10-15　脊髓丘脑束

全身皮肤和面部黏膜的痛觉、温度觉和触觉，临床上称为浅感觉。一侧脊髓丘脑束受损，受损平面以下的对侧皮肤的痛觉和温度觉丧失，因后索完好，故触觉无明显障碍。

（3）脊髓小脑束 spinocerebellar tract　主要有脊髓小脑后束和脊髓小脑前束，分别位于外侧索周边的后部和前部。两束主要传导下肢和躯干下部的非意识性本体感觉和触、压觉信息到小脑。

2. 下行纤维束（运动传导束）

（1）皮质脊髓束 corticospinal tract　包括皮质脊髓侧束和皮质脊髓前束，分别位于外侧索和前索（图 10-16），管理躯干和四肢骨骼肌的随意运动。它们起自大脑皮质躯体运动区的运动神经元，纤维下行至延髓下端，其中大部分纤维交叉到对侧的脊髓外侧索，成为皮质脊髓侧束，下行可达骶髓，沿途陆续分支间接或直接止于脊髓各节段的前角运动细胞；小部分不交叉的纤维，沿脊髓前索下降，形成皮质脊髓前束，在下降过程中，也陆续分支到同侧，也到对侧，间接或直接止于颈部和上胸部的脊髓前角细胞。支配四肢的前角运动神经元只接收来自对侧大脑半球的皮质脊髓束纤维，而支配躯干肌的前角运动神经元受双侧皮质脊髓束控制，当脊髓一侧皮质脊髓束损伤时，损伤平面以下四肢肌瘫痪，躯干肌不瘫痪。

（2）红核脊髓束 rubrospinal tract　位于脊髓外侧索、皮质脊髓侧束的前方。此束起自中脑的红核，纤维发出后立即交叉下行至脊髓，经中继后至前角运动细胞。其功能主要是兴奋屈肌运动神经元，抑制伸肌运动神经元。

（3）前庭脊髓束 vestibulospinal tract　位于脊髓前索，起自脑干的前庭神经核，下行终止于前角运动细胞。主要是兴奋伸肌运动神经元，在调节身体平衡中起重要作用。

（4）网状脊髓束 reticulospinal tract　位于脊髓外侧索和前索前内侧部，起自脑干网状结构，下行终止于脊髓灰质，其功能与调节肌张力有关。

3. 固有束 fasciculus proprius　脊髓固有束位于白质最内侧紧靠灰质的边缘，由灰质各层中间神经元的轴突组成,执行脊髓节段内和节段间的联系。

三、脊髓的功能

脊髓主要具有传导和反射功能。

(一)传导功能

白质是传导功能的主要结构,它使身体周围部分与脑联系起来,来自躯干、四肢的深、浅感觉和内脏感觉冲动,都经脊髓白质的上行纤维束才能传到脑。支配躯干、四肢骨骼肌以及部分内脏活动的下行纤维束也要经过脊髓白质才能到达相应的效应器。上、下行纤维束详见前述脊髓白质的相关内容。

(二)反射功能

在正常情况下,脊髓的反射活动始终在脑的控制下进行。执行反射功能的主要结构为脊髓灰质、固有束和脊神经的前、后根等,其反射弧不经过脑。脊髓的低级中枢能完成一些简单的反射活动,包括躯体反射和内脏反射等。

1. 躯体反射 是引起骨骼肌运动的反射。由于感受器的部位不同,又可分为浅反射和深反射。

(1)浅反射 是刺激皮肤、黏膜感受器,引起骨骼肌收缩的反射,如腹壁反射、提睾反射、足底反射等。临床常用的浅反射检查见表10-1。

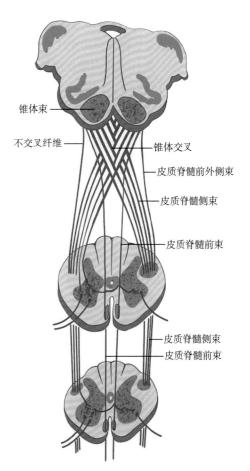

图10-16 皮质脊髓束

图中标注(由上至下、左右):锥体束、不交叉纤维、锥体交叉、皮质脊髓前外侧束、皮质脊髓侧束、皮质脊髓前束、皮质脊髓侧束、皮质脊髓前束

表10-1 常见的浅反射检查

反射名称	检查法	反应	传入神经	中枢	传出神经	效应器
腹壁反射	划腹壁皮肤	腹肌收缩	肋间神经和肋下神经	$T_{7\sim12}$	肋间神经和肋下神经	腹肌
提睾反射	划大腿内侧皮肤	睾丸上提	闭孔神经	$L_{1\sim2}$	生殖股神经	提睾肌
足底反射	划足底皮肤	足趾跖屈	胫神经和坐骨神经	$S_{1\sim2}$	胫神经和坐骨神经	趾屈肌

(2)深反射 是刺激肌、腱感受器,引起骨骼肌收缩的反射。使肌、腱受到突然的牵拉而引起牵拉肌的反射性收缩,称牵张反射。肌张力反射也属于牵张反射,是指人体在安静状态时,肌的感受器(肌梭)经常由于重力牵拉受到刺激,通过脊髓节段反射弧使受牵拉的肌紧张性收缩,保持了肌张力。临床常用的深反射检查见表10-2。

表10-2 常见的深反射检查

反射名称	检查法	反应	传入神经	中枢	传出神经	效应器
肱二头肌反射	叩击肱二头肌腱	屈肘	肌皮神经	$C_{5\sim6}$	肌皮神经	肱二头肌
肱三头肌反射	叩击肱三头肌腱	伸肘	桡神经	$C_{6\sim8}$	桡神经	肱三头肌
膝跳反射	叩击髌韧带	伸小腿	股神经	$L_{2\sim4}$	股神经	股四头肌
跟腱反射	叩击跟腱	足跖屈	胫神经和坐骨神经	$L_5\sim S_2$	坐骨神经和胫神经	小腿三头肌

2. 内脏反射 脊髓灰质中间带中有交感神经和副交感神经的低级中枢，如瞳孔开大中枢（$T_{1\sim2}$）、血管运动和发汗中枢（$T_1\sim L_3$）及排尿排便中枢（$S_{2\sim4}$）。这些中枢参与构成相应内脏反射的反射弧，执行相应内脏反射活动。如排尿反射，当排尿反射弧的任一部分被中断时，可出现尿潴留；当脊髓颈段、胸段横贯性损伤后，可引起反射性排尿亢进而出现尿失禁。

（王怡杨）

第三节 脊 神 经

一、概　述

脊神经spinal nerve是指与脊髓相连的神经，共31对，其中颈神经（C）8对、胸神经（T）12对、腰神经（L）5对、骶神经（S）5对和尾神经（Co）1对。各脊神经从相应椎间孔出椎管的部位是：第1颈神经从寰椎与枕骨之间穿出，第2～7颈神经从同序数颈椎上方的椎间孔穿出，第8颈神经从第7颈椎与第1胸椎之间的椎间孔穿出；全部胸神经和腰神经从同序数椎骨下方的椎间孔穿出；第1～4骶神经从同序数骶前、后孔穿出；第5骶神经和尾神经从骶管裂孔穿出（图10-11）。

（一）脊神经的构成与纤维成分

前根由运动纤维组成，其胞体位于脊髓前角和中间带侧角内；后根由感觉纤维组成，其胞体位于脊神经节。由前、后根合成的脊神经既含有运动纤维，也含有感觉纤维，为混合性神经，含有4种纤维成分（图10-17）。

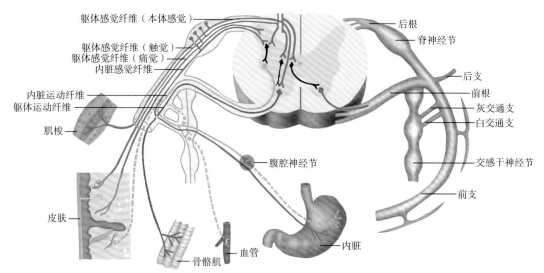

紫色：躯体感觉纤维（本体感觉）；蓝色：躯体感觉纤维（触觉、痛觉）；绿色：内脏感觉纤维
黄色：内脏运动纤维；红色：躯体运动纤维

图10-17　脊神经的组成和分布模式图

1. 躯体感觉纤维 主要分布于皮肤、骨骼肌、肌腱和关节，将皮肤浅感觉和骨骼肌、肌腱、关节的深感觉冲动传入中枢。

2. 内脏感觉纤维 分布于内脏、心血管和腺体，将来自这些器官结构的感觉冲动传入中枢。

3. 躯体运动纤维　分布于躯干、四肢的骨骼肌，支配其随意运动。

4. 内脏运动纤维　发自胸髓12个节段和腰髓1～3节段的中间外侧核及骶髓2～4节段的中间带神经元轴突，支配平滑肌、心肌的运动和腺体的分泌。

（二）脊神经的分支

脊神经出椎间孔后立即分为前支和后支，两者均为混合性神经。此外，还有与交感干神经节相连的交通支和返回椎管的脊膜支。

1. 后支 posterior branch　细小，经相邻椎骨横突之间或骶后孔向后走行，呈节段性分布。肌支分布于项、背、腰、骶部深层肌；皮支分布于枕、项、背、腰、骶、臀部的皮肤。其中第2颈神经后支的皮支粗大称枕大神经，穿斜方肌腱达皮下，分布于枕、项部皮肤。第1～3腰神经后支的外侧支较粗大，分布于臀上部皮肤，称为臀上皮神经。第1～3骶神经后支的皮支分布于臀中部皮肤，称为臀中皮神经。

2. 前支 anterior branch　粗大，分布于躯干前外侧和四肢的肌及皮肤。除胸神经前支保持原有的节段性走行和分布外，其余的前支分别交织成丛，由丛再发出分支，分布于一定区域。脊神经前支形成的神经丛有颈丛、臂丛、腰丛和骶丛（图10-12）。

二、颈　　丛

（一）组成和位置

颈丛cervical plexus由第1～4颈神经前支组成。位于胸锁乳突肌上部的深面（图10-18）。

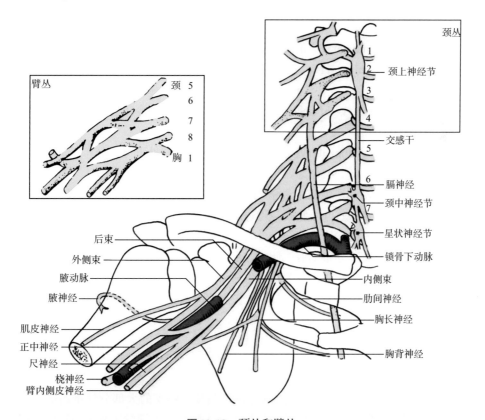

图10-18　颈丛和臂丛

（二）分支

颈丛的分支有皮支和肌支。皮支在胸锁乳突肌后缘中点附近穿出，呈扇形向上、下、前分布到相应各处（图10-19）。颈丛的主要分支如下。

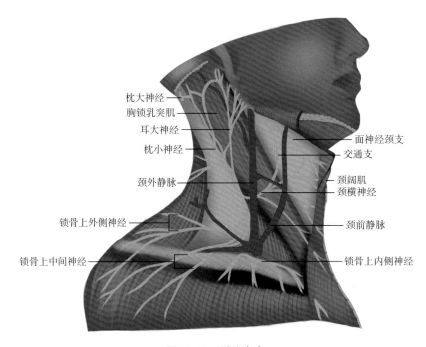

图10-19 颈丛皮支

1. 枕小神经 lesser occipital nerve 沿胸锁乳突肌后缘上升，分布于枕部和耳郭背面上部的皮肤。

2. 耳大神经 great auricular nerve 沿胸锁乳突肌表面行向前上，分布于耳郭、乳突和腮腺区的皮肤。

3. 颈横神经 transverse nerve of neck 从胸锁乳突肌后缘中点穿出后，横行越过其表面，分布于颈前部皮肤。

4. 锁骨上神经 supraclavicular nerve 有2～4支行向下方和外下方，分布于颈外侧部、胸壁上部和肩部的皮肤。

5. 膈神经 phrenic nerve 是颈丛中最重要的分支。从颈丛发出后，沿前斜角肌的表面下降，在锁骨下动、静脉之间经胸廓上口入胸腔，越过肺根前方，在心包和纵隔胸膜之间下行达膈。膈神经的运动纤维支配膈的运动；其感觉纤维分布于纵隔胸膜、膈胸膜、心包及膈下面中央部的腹膜。右膈神经的感觉纤维还可分布到肝、胆囊、胆总管等结构表面覆盖的腹膜（图10-20）。一侧膈神经损伤，引起膈的同侧半瘫痪，该侧半膈位置升高，腹式呼吸减弱。双侧膈神经损伤时，整个膈瘫痪，位置上移，患者腹式呼吸消失。膈神经受到刺激时，可出现呃逆。

三、臂 丛

（一）组成与位置

臂丛 brachial plexus 由第5～8颈神经前支和第1胸神经前支的大部分纤维组成。经斜角肌间隙穿出，走行在锁骨下动脉后方，然后经锁骨后方进入腋窝，以锁骨为界分为锁骨上部与锁骨下部（图10-18、图10-21）。在锁骨上部，组成臂丛的5个脊神经前支先合成上、中、下3个干，每个干在下行时又分为前、后两股。由上、中干前股合成外侧束，下干前股延续为内侧束，3个干的后股合成后束。3个束分别从内侧、外侧、后方三面包绕腋动脉，经锁骨中点后方下行进入腋窝。臂丛在锁骨上窝处位置表浅，在上肢手术时，斜角肌间隙和锁骨中点常作为臂丛阻滞麻醉的定位标志。

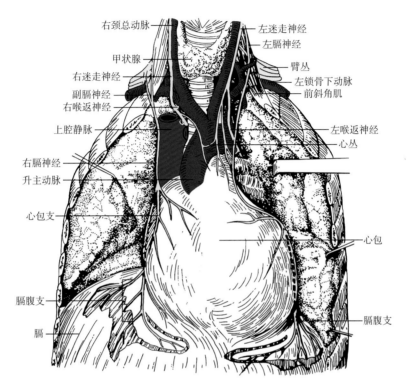

图10-20　膈神经

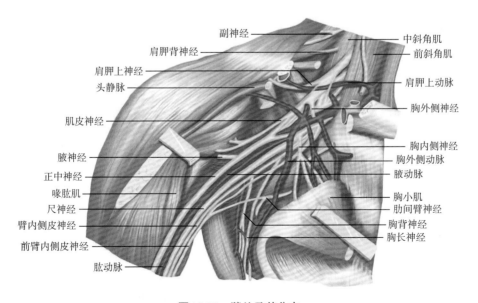

图10-21　臂丛及其分支

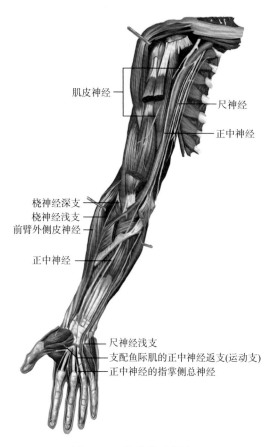

肌皮神经

尺神经

正中神经

桡神经深支
桡神经浅支
前臂外侧皮神经

正中神经

尺神经浅支
支配鱼际肌的正中神经返支(运动支)
正中神经的指掌侧总神经

图 10-22　上肢前面的神经

（二）主要分支

臂丛分支最多，分支的分布范围也十分广泛，一般分为锁骨上分支和锁骨下分支两部分。锁骨上分支在锁骨上方发自组成臂丛的干和股，行程较短，分布于颈深肌群、背部浅层、胸上肢肌和上肢带肌等处，主要分支有胸长神经、肩胛背神经、肩胛上神经等（图 10-21）。锁骨下分支则在锁骨下方发自臂丛的内、外侧束和后束，行程较长，分布范围包括肩部、胸背部、臂部、前臂部和手部的肌、关节及皮肤，主要分支有肌皮神经、正中神经、尺神经、桡神经、腋神经、胸背神经、前臂内侧皮神经等（图 10-22、图 10-23）。

1. 肌皮神经 musculocutaneous nerve　发自臂丛外侧束，斜穿喙肱肌，经肱二头肌与肱肌之间下行，分支支配臂肌前群。肌皮神经的终支在肘关节稍上方穿出深筋膜，沿前臂外侧面下行至桡骨茎突，分布于前臂外侧面的皮肤，称为前臂外侧皮神经（图 10-22）。

2. 正中神经 median nerve　以两根分别起自臂丛内、外侧束。在臂部与肱动脉伴行，沿肱二头肌内侧沟至肘窝，向下穿旋前圆肌和指浅屈肌腱弓后在前臂正中下行，于指浅、深屈肌之间达腕部，在桡侧腕屈肌腱和掌长肌腱之间下行，经腕管到达手掌。

正中神经在臂部无分支；在前臂发出肌支支配除肱桡肌、尺侧腕屈肌和指深屈肌尺侧半以外的所有前臂前群肌（图 10-22）；在手掌发出返支支配鱼际肌（拇收肌除外），形成 2～3 支指掌侧总神经下行至掌骨头附近，每支再分支成 2 支指掌侧固有神经，沿第 1～4 指的相对缘下行至指尖并绕行至指背末两节（图 10-24、图 10-25）。综上所述，肌支支配前臂前群肌（肱桡肌、尺侧腕屈肌和指深屈肌尺侧半除外）、鱼际肌（拇收肌除外）和第 1～2 蚓状肌，皮支支配手掌桡侧 2/3 的皮肤、桡侧 3 个半指的掌面及末两节背面的皮肤（图 10-26）。

正中神经在肘部穿旋前圆肌、在腕部穿腕管等处易受损伤，出现该神经分布区的功能障碍。主要表现为前臂不能旋前（旋前圆肌、旋前方肌瘫痪），屈腕能力减弱。患者握拳时，拇、示指不能屈，形似手枪，故称"手枪手"（图 10-27C）。拇指不能对掌，鱼际肌萎缩，与

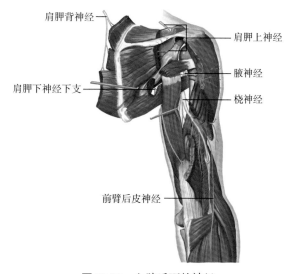

肩胛背神经
肩胛上神经
腋神经
桡神经
肩胛下神经下支
前臂后皮神经

图 10-23　上肢后面的神经

尺神经合并损伤时小鱼际肌也萎缩，手掌显得平坦，称为"猿手"（图10-27D）。手掌桡侧半和桡侧3个半指掌面的皮肤感觉迟钝，尤以第1～3指末节最为明显（图10-27C）。

3. 尺神经ulnar nerve 发自臂丛内侧束，在肱动脉内侧下行至臂中部，穿内侧肌间隔至臂后面下行至肱骨内上髁后方的尺神经沟。此处位置表浅又贴近骨面，易触及也易受损伤。从肘部向下穿尺侧腕屈肌起点，行于尺侧腕屈肌和指深屈肌之间，在尺动脉内侧下行，在桡腕关节上方发手背支，本干经豌豆骨桡侧、屈肌支持带浅面下行，经掌腱膜深面入手掌。

尺神经在臂部无分支，在前臂上部发出肌支支配尺侧腕屈肌和指深屈肌尺侧半。在前臂下份，尺神经发出手背支分布于手背尺侧半、小指和环指近节背面、中指近节背面尺侧半等处的皮肤（图10-25）。在腕部发出的深支支配小鱼际肌、全部骨间肌、第3～4蚓状肌、拇收肌；浅支分布于小鱼际的皮肤、小指和环指尺侧半掌面的皮肤及该1个半指中节、末节背面的皮肤（图10-24）。综上所述，尺神经的肌支支配尺侧腕屈肌和指深屈肌尺侧半，支配小鱼际肌、全部骨间肌、第3～4蚓状肌和拇收肌；皮支分布于手掌面小鱼际、小指和环指尺侧半掌面的皮肤，手背面尺侧半、小指背面、环指近节背面、环指末两节背面的尺侧半、中指近节背面尺侧半等处的皮肤（图10-26）。

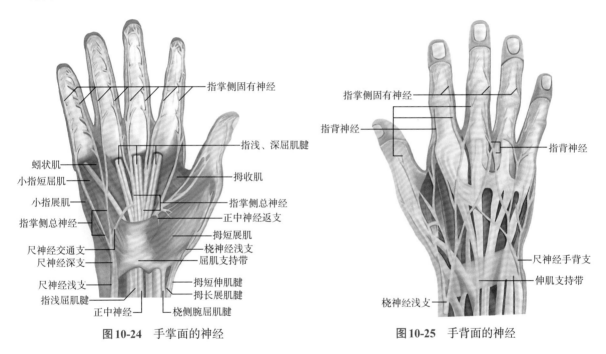

图10-24 手掌面的神经　　　图10-25 手背面的神经

尺神经损伤后，主要表现为屈腕、屈指能力减弱（尺侧腕屈肌、指深屈肌尺侧半瘫痪）；拇指不能内收（拇收肌瘫痪）；各指不能并拢，第4、5指的掌指关节过伸而指骨间关节屈曲（骨间肌及第3～4蚓状肌瘫痪），形似鹰爪，故称"爪形手"（图10-27B）；小鱼际肌萎缩平坦；感觉障碍以手的内侧缘为主；尺神经与正中神经合并损伤时，由于手肌均萎缩，手掌更显平坦，形似"猿手"（图10-27D）。

4. 桡神经radial nerve 发自臂丛后束，在腋动脉的后方与肱深动脉伴行，经肱三头肌长头和内侧头之间沿桡神经沟绕肱骨中段行向外下（图10-23），在肱骨外上髁上方穿外侧肌间隔至肱桡肌深面，分成浅支与深支（图10-22）。桡神经在臂部发出肌支支配肱三头肌、肘肌、肱桡肌和桡侧腕长伸肌，沿途在腋窝、臂和前臂后面发出皮支支配臂后面、前臂后面的皮肤。

（1）浅支　为皮支，沿桡动脉外侧下行，在前臂中、下1/3交界处转向背侧，发出分支分布于手背桡侧半，拇指、示指和中指桡侧半的近节背面皮肤（图10-25、图10-26）。

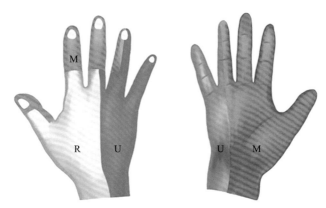

图10-26　手部皮肤的神经分布
M，正中神经；U，尺神经；R，桡神经

（2）深支　主要是肌支，穿过旋后肌至前臂背面，在前臂后肌群浅、深层之间下行至腕部，分支支配前臂后肌群。深支还发出关节支分布于腕部各关节。

肱骨中段和桡骨颈骨折易伤及桡神经，由于前臂后肌群的伸肌瘫痪，其运动障碍主要表现为抬起前臂时出现垂腕畸形（图10-27A）。感觉障碍最明显的区域是手背第1、2掌骨之间背面的皮肤。

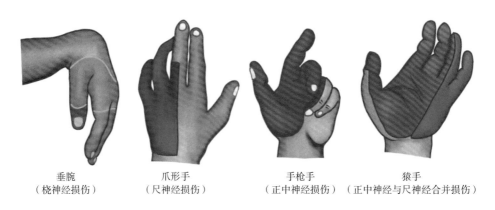

垂腕　　　　　　　爪形手　　　　　　手枪手　　　　　　　猿手
（桡神经损伤）　　（尺神经损伤）　（正中神经损伤）　（正中神经与尺神经合并损伤）

图10-27　桡、尺、正中神经损伤的手形及皮肤感觉丧失区

5. 腋神经 axillary nerve　发自臂丛后束，与旋肱后血管伴行，穿经腋窝后壁的四边孔后，绕肱骨外科颈至三角肌深面。肌支支配三角肌和小圆肌，皮支分布于肩部和臂外侧上部的皮肤（图10-23）。

肱骨外科颈骨折或不恰当地使用腋杖时，均可引起腋神经损伤。主要表现为肩关节不能外展，三角肌区和臂外侧面上部的皮肤感觉丧失。由于三角肌萎缩，肩部失去圆隆状而成"方肩"。

6. 胸背神经 thoracodorsal nerve　发自臂丛后束，沿肩胛骨外侧缘伴肩胛下血管下行，支配背阔肌（图10-21）。

7. 前臂内侧皮神经medial antebrachial cutaneous nerve 发自臂丛内侧束，经腋动、静脉之间下行达臂部中下份，与贵要静脉一同穿深筋膜，在浅筋膜内分支分布于前臂尺侧面的皮肤。

四、胸神经前支

（一）组成、位置和分支

胸神经前支共12对，第1~11对胸神经前支位于相应肋间隙中，称肋间神经intercostal nerve，第12对胸神经前支位于第12肋下方称肋下神经subcostal nerve。肋间神经伴肋间血管沿肋沟走行，第1胸神经前支还分出较大的分支加入臂丛。上6对肋间神经分支分布于肋间肌、乳房、胸壁皮肤和壁胸膜，在腋前线处发出外侧皮支，在近胸骨侧缘处发出前皮支。第7~11肋间神经除分布于相应的肋间肌和胸壁皮肤及壁胸膜外，也斜向前下与肋下神经一起行于腹内斜肌和腹横肌之间，还分布于腹前外侧群肌和腹壁皮肤及壁腹膜（图10-28、图10-29）。

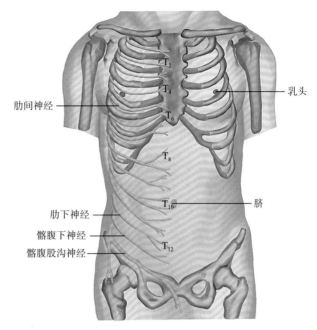

图10-28 胸神经前支的节段性分部

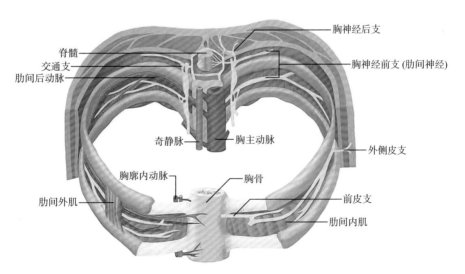

图10-29 肋间神经走行及分布

（二）脊髓对皮肤的节段性分布

脊髓对皮肤的节段性支配，以躯干部最为典型，自背侧中线至腹侧中线较有规律地形成连续横行的环形带。胸神经前支在胸、腹壁皮肤的分布具有明显的节段性特点（图10-30）。例如，第2胸髓分布于胸骨角平面皮肤，第4胸髓（T_4）分布于乳头平面皮肤，第6胸髓（T_6）分布于剑突平面皮肤，第8胸髓（T_8）分布于肋弓平面皮肤，第10胸髓（T_{10}）分布于脐平面皮肤，第12胸髓（T_{12}）分布于耻骨联合和脐连线中点的平面皮肤（图10-30）。了解皮肤的节段性支配，有助于对脊髓损伤的定位诊断。

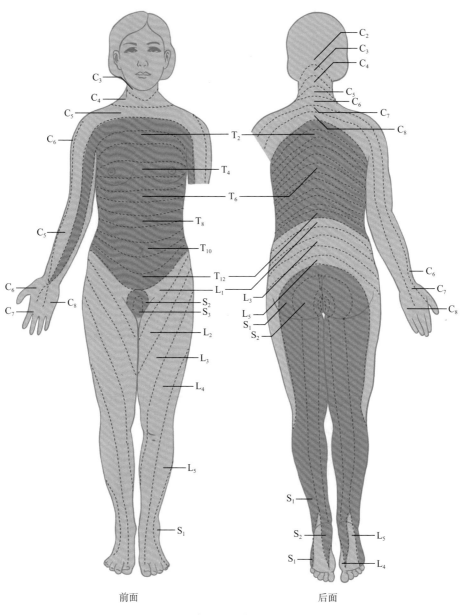

前面　　　　　　　后面

图10-30　脊髓对皮肤的节段性支配

五、腰　　丛

（一）组成和位置

腰丛lumbar plexus是由第12胸神经前支一部分、第1～3腰神经前支及第4腰神经前支的一部分组成。腰丛位于腰大肌深面，腰椎横突前方。除发出支配髂腰肌和腰方肌的肌支外，还发出许多分支分布于腹股沟区、大腿前部和内侧部（图10-31、图10-32）。

（二）主要分支

1. 股神经 femoral nerve 是腰丛最大的分支（图10-32、图10-33），自腰丛发出后从腰大肌外侧缘穿出，继而在腰大肌与髂肌之间下行，在腹股沟韧带中点稍外侧经韧带深面进入股部，随即分为数支。①肌支：分布于髂肌、耻骨肌、股四头肌和缝匠肌。②皮支：有数条较短的皮支分布于大腿及膝关节前面的皮肤。最长的皮支为隐神经 saphenous nerve，伴随大隐静脉沿小腿内侧面下行至足内侧缘，沿途分布于膝关节下部、小腿内侧面及足内侧缘皮肤。

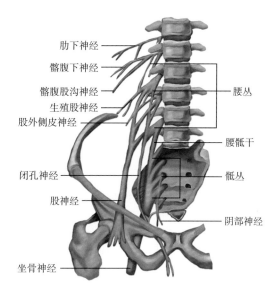

图 10-31 腰丛和骶丛

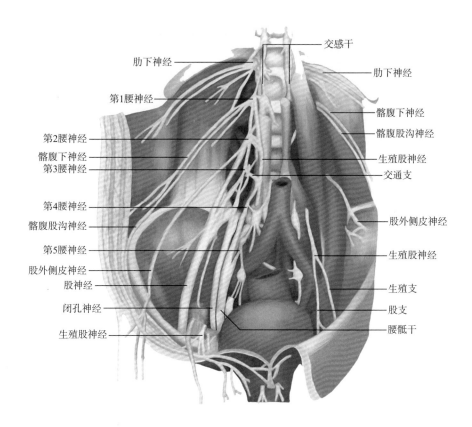

图 10-32 腰丛的分支

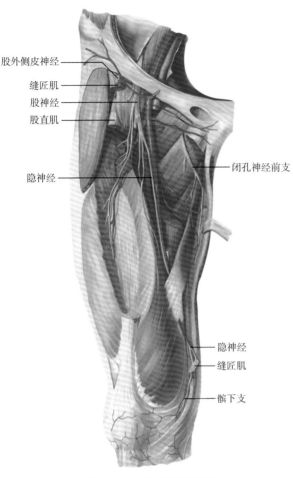

股外侧皮神经

缝匠肌

股神经

股直肌

隐神经

闭孔神经前支

隐神经

缝匠肌

髌下支

图 10-33　大腿前面的神经

股神经损伤后因股四头肌瘫痪，表现为屈髋无力，坐位时不能伸膝，行走困难，膝跳反射消失，大腿前面和小腿内侧面皮肤感觉障碍较明显。

2. 闭孔神经 obturator nerve　自腰丛发出后由腰大肌内侧缘穿出，贴小骨盆内侧壁前行，与闭孔血管伴行，穿闭膜管出小骨盆，分前、后两支，分别经短收肌前、后面进入大腿内侧区，分布于大腿内侧收肌群和大腿内侧面皮肤（图 10-32、图 10-33）。

3. 髂腹下神经 iliohypogastric nerve　自腰大肌外侧缘穿出后，在髂嵴上方穿腹横肌，行于腹横肌与腹内斜肌之间至髂前上棘内侧 2～3cm 处穿过腹内斜肌，行于腹内斜肌和腹外斜肌腱膜之间至腹股沟管浅环上方穿过腹外斜肌腱膜，分布于耻骨联合上方的皮肤，肌支支配腹前外侧肌群（图 10-32）。

4. 髂腹股沟神经 ilioinguinal nerve　自髂腹下神经下方出腰大肌外缘，斜行跨过腰方肌和髂肌上部，在髂嵴前端附近穿过腹横肌，在该肌与腹内斜肌之间前行，继而穿经腹股沟管，伴精索（子宫圆韧带）下行，自腹股沟管浅环穿出。皮支分布于腹股沟区、阴囊或大阴唇皮肤，肌支支配腹前外侧肌群（图 10-32）。

六、骶　丛

（一）组成和位置

骶丛 sacral plexus（图 10-31）由第 4 腰神经前支一部分和第 5 腰神经前支合成的腰骶干及全部骶神经和尾神经前支组成。骶丛位于盆腔内，骶骨和梨状肌的前面。

（二）主要分支

骶丛发出分支分布于盆壁、臀部、会阴、股后部、小腿和足部的肌肉及皮肤。骶丛的主要分支如下（图 10-34）：

1. 臀上神经 superior gluteal nerve　与臀上动、静脉伴行，由梨状肌上孔出盆腔，主要支配臀中肌和臀小肌。

2. 臀下神经 inferior gluteal nerve　与臀下动、静脉伴行，由梨状肌下孔出盆腔，主要支配臀大肌。

3. 股后皮神经 posterior femoral cutaneous nerve　自梨状肌下孔穿出，分布于臀部、大腿后面和腘窝的皮肤。

4. 阴部神经 pudendal nerve（图 10-35）自梨状肌下孔穿出，伴阴部内血管绕坐骨棘经坐骨小孔进入坐骨肛门窝，沿坐骨肛门窝外侧壁前行，由后向前经过肛三角和尿生殖三角，沿途发出主要分支有：①肛神经分布于肛门外括约肌和肛门部的皮肤；②会阴神经分布于会阴诸肌和阴囊或大阴唇的皮肤；③阴茎（阴蒂）背神经分布于阴茎（阴蒂）的海绵体及皮肤。

5. 坐骨神经 sciatic nerve 是全身最粗大的神经，经梨状肌下孔出盆腔，经坐骨结节与股骨大转子之间至股后部，在腘窝上角处分为胫神经和腓总神经。在股后部发出肌支支配大腿后肌群（图 10-34）。

坐骨神经干的体表投影：自坐骨结节与大转子连线的中点稍内侧至股骨内外侧髁连线的中点作一直线，此线的上 2/3 为坐骨神经干在大腿后面的投影线。坐骨神经痛时，常在此线上出现压痛。

（1）**胫神经 tibial nerve** 为坐骨神经的直接延续，沿腘窝的正中线下行，经腓肠肌内、外侧头之间进入小腿后部，与其深面的腘血管及胫后血管伴行，向下经内踝后方至足底，分为足底内侧神经和足底外侧神经。胫神经分支支配小腿后面、足底的肌肉和皮肤（图 10-36）。

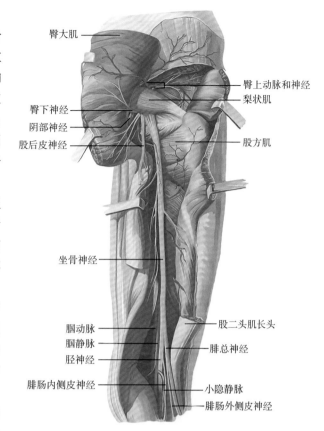

图 10-34 大腿后面的神经

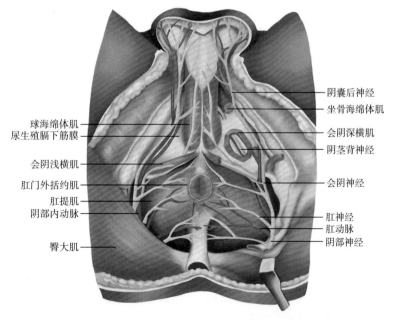

图 10-35 男性会阴部神经

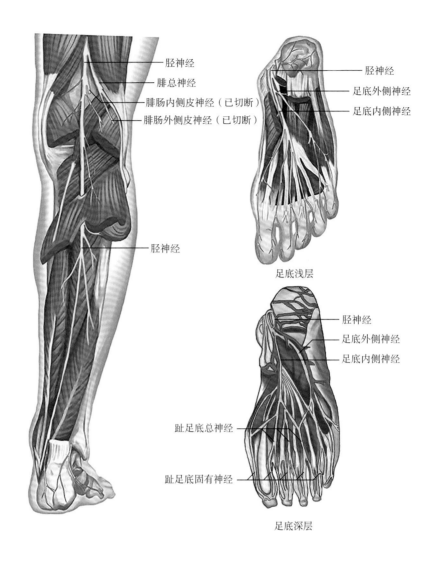

图 10-36　小腿后面和足底的神经

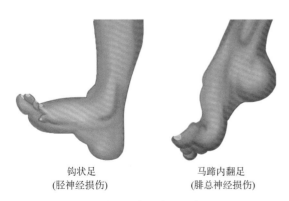

钩状足
(胫神经损伤)

马蹄内翻足
(腓总神经损伤)

图 10-37　胫神经和腓总神经损伤后足的畸形

胫神经损伤后，由于小腿后肌群瘫痪，主要表现为足不能跖屈，不能以足尖站立，内翻力弱，足底皮肤感觉障碍明显。由于小腿前、外侧群肌过度牵拉，使足呈背屈、外翻位，呈现"钩状足"畸形（图10-37）。

（2）腓总神经common peroneal nerve　在腘窝上端自坐骨神经发出后，沿股二头肌腱的内侧下行，至小腿上端绕腓骨颈向前穿过腓骨长肌，分为腓浅神经和腓深神经两个终支（图10-38）。腓浅神经superficial peroneal nerve在腓骨长、短肌与趾长伸肌之间下行，其肌支支配腓骨长、短肌，在小腿中下1/3交界处浅出成为皮支，分布于小腿外侧、足背和第2～5趾背的皮肤。腓深神经deep peroneal nerve伴随胫前血管下行于胫骨前肌与趾长伸肌之间，经踝关节前方至足背，分布于小腿前群肌、足背肌和第1、2趾相对缘的皮肤。

腓总神经在腓骨颈处位置最为表浅，易受损伤。损伤后因小腿前肌群、外侧肌群和足背肌瘫痪，表现为足不能背屈、趾不能伸而屈曲，并伴有内翻，呈"马蹄内翻足"畸形，行走时呈跨阈步态，小腿前外侧面及足背皮肤感觉障碍较为明显（图10-37）。

（蒋 葵）

第四节 脑

脑 encephalon（或 brain）位于颅腔内，与脊髓相连，由胚胎时期神经管的前部分化发育而成。成人脑的平均重量约1400g，可分延髓、脑桥、中脑、间脑、小脑和端脑6个部分（图10-39～图10-41），端脑也称为大脑，延髓、脑桥和中脑合称为脑干。

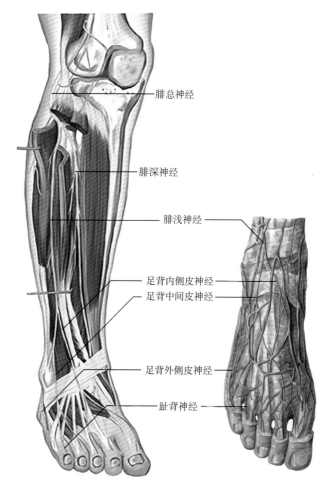

图 10-38 小腿前外侧面和足背的神经

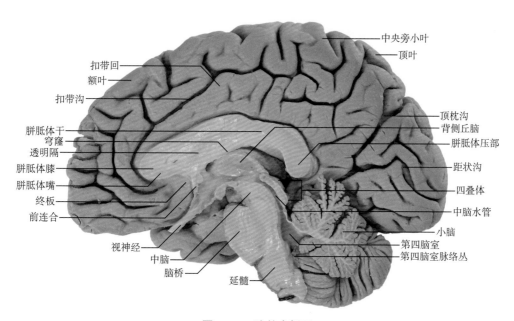

图 10-39 脑的内侧面

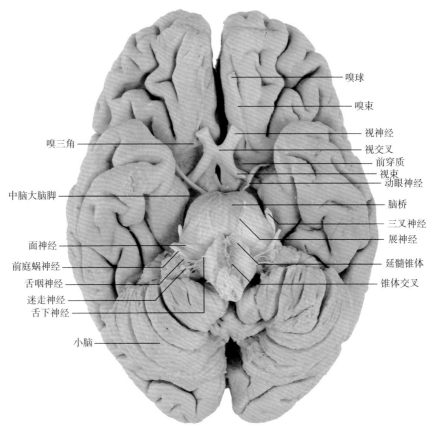

嗅球
嗅束
视神经
视交叉
前穿质
视束
动眼神经
脑桥
三叉神经
展神经
延髓锥体
锥体交叉

嗅三角
中脑大脑脚
面神经
前庭蜗神经
舌咽神经
迷走神经
舌下神经
小脑

图 10-40　脑的下面

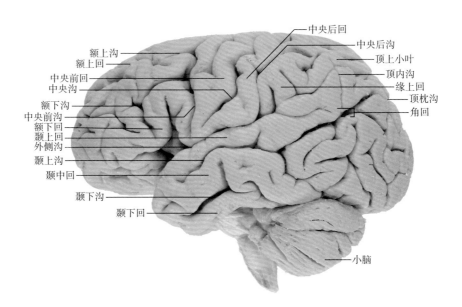

中央后回
中央后沟
顶上小叶
顶内沟
缘上回
顶枕沟
角回

额上沟
额上回
中央前回
中央沟
额下沟
中央前沟
额下回
颞上回
外侧沟
颞上沟
颞中回
颞下沟
颞下回

小脑

图 10-41　脑的上外侧面

一、脑　干

脑干 brain stem 位于颅后窝的斜坡上，自下而上由延髓、脑桥、中脑3部分组成。下端续接脊髓，上端续接间脑。延髓和脑桥的背面与小脑相连，三者之间围成的腔隙称为第四脑室。第四脑室向上连通中脑水管，向下连通脊髓的中央管。脑干表面连有第Ⅲ～Ⅻ对脑神经根。

（一）脑干的外形（图 10-42、图 10-43）

1. 延髓的外形　延髓 medulla oblongata 形似倒置的圆锥体，下端在枕骨大孔处与脊髓相连，上端在腹侧面借横行的延髓脑桥沟 bulbopontine sulcus 与脑桥为界，在背侧面借第四脑室底横行的髓纹 striae medullares 与脑桥为界。延髓的下部外形与脊髓相似，脊髓表面的各条纵行的沟裂都向上延续到延髓。

延髓的腹面可见由脊髓向上延伸的前正中裂和前外侧沟。前正中裂两侧的纵行隆起称锥体 pyramid，为大脑皮质发出的锥体束在此集中膨大而形成。锥体束向下在锥体下端，大部分的纤维左右交叉，形成发辫状的锥体交叉 decussation of pyramid。锥体上部外侧有卵圆形的隆起，称橄榄 olive，其深面是下橄榄核。锥体与橄榄之间的前外侧沟中连有舌下神经（Ⅻ）根丝。在橄榄的背外侧，从上至下依次连有舌咽神经（Ⅸ）、迷走神经（Ⅹ）和副神经（Ⅺ）的根丝。

延髓背侧面的上部形成菱形窝的下半部，下部形似脊髓。在后正中沟上部的两侧各有两个膨大，内侧的为薄束结节 gracile tubercle，其外上的为楔束结节 cuneate tubercle，此两结节深面分别有薄束核和楔束核，是薄束、楔束的终止核。楔束结节的外上方稍隆起，为小脑下脚 inferior cerebellar peduncle，又称绳状体，由进出小脑的纤维构成。

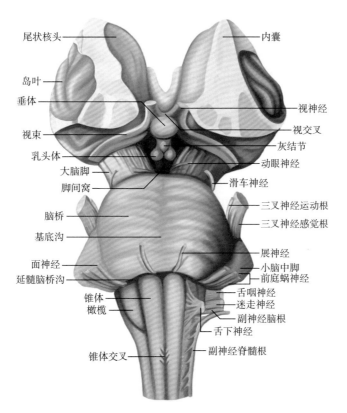

图 10-42　脑干的腹侧面

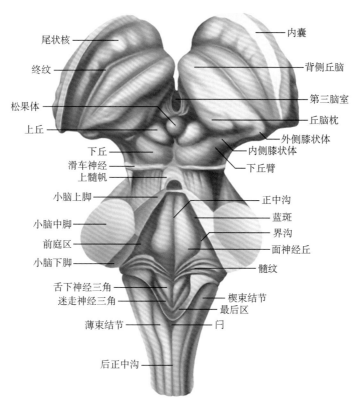

图 10-43   脑干的背侧面

2. 脑桥的外形　脑桥 pons 腹侧面是宽阔膨隆的基底部 basilar part，其正中有纵行的浅沟，称基底沟 basilar sulcus，容纳基底动脉。基底部向两侧逐渐变窄，移行为小脑中脚 middle cerebellar peduncle，又称脑桥臂，主要由脑桥进出小脑的纤维束构成。在基底部和小脑中脚交界处连有粗大的三叉神经根（Ⅴ）。在脑桥下缘的延髓脑桥沟内，自中线向外侧依次连有展神经根（Ⅵ）、面神经根（Ⅶ）和前庭蜗神经根（Ⅷ）。延髓脑桥沟的外侧部，延髓、脑桥和小脑的结合处，在临床上称为脑桥小脑三角，其内有前庭蜗神经根和面神经根，是前庭蜗神经纤维瘤的好发部位。肿瘤能影响面神经或其他脑神经和小脑，引起相应的临床症状。

脑桥背侧面形成菱形窝的上半部。此窝的外上界为左、右小脑上脚 superior cerebellar peduncle，又称结合臂，由进出小脑的纤维构成。左、右小脑上脚之间的薄层白质板称上髓帆 superior medullary velum，参与构成第四脑室的顶。

3. 中脑的外形　中脑 midbrain 腹侧面上部邻接视束，下部与脑桥相接。腹侧面的两侧各有一粗大的隆起，称大脑脚 cerebral peduncle，主要由大脑皮质发出的下行纤维构成。大脑脚之间的深凹称脚间窝 interpeduncular fossa，窝底有许多血管穿过，称后穿质。窝内连有动眼神经根（Ⅲ）。

中脑的背面有两对圆形的隆起：上方一对称上丘 superior colliculus，与视觉反射有关；下方一对称下丘 inferior colliculus，与听觉反射有关。上、下丘向外侧各伸出一条隆起，分别称为上丘臂 brachium of superior colliculus 和下丘臂 brachium of inferior colliculus。上丘和下丘合称四叠体。在下丘的下方，滑车神经根（Ⅳ）穿上髓帆出脑。滑车神经是唯一与脑干背侧面相连的脑神经。

4. 第四脑室　第四脑室 fourth ventricle 是位于延髓、脑桥背面与小脑之间的室腔，向下通脊髓的中央管，向上通中脑水管（图 10-44）。室顶朝向小脑，其前上部由小脑上脚及上髓帆组成，后下部由下髓帆和第四脑室脉络组织形成。脉络组织由室管膜上皮、软脑膜和血管组成，部分血管反复分支缠绕成丛，夹带着软膜和室管膜上皮突入室腔，形成第四脑室脉络丛，是产生脑脊液的结构。第四脑室借3个孔与蛛网膜下隙相通：①第四脑室正中孔，单个，位于第四脑室下角的上方；②第四脑室外侧孔，成对，开口于第四脑室外侧角尖端。

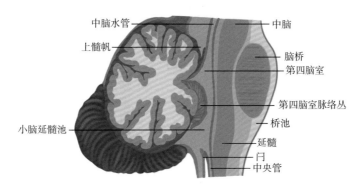

图10-44　第四脑室示意图（正中矢状切面）

菱形窝 rhomboid fossa 即第四脑室的底，由延髓上部和脑桥的背侧面构成，呈菱形（图 10-43、图 10-44）。此窝的外上界为小脑上脚，外下界自内下向外上依次为薄束结节、楔束结节和小脑下脚。外上界与外下界的汇合处为外侧角。

（二）脑干的内部结构

脑干内部结构与脊髓相似，由灰质和白质构成。但脑干的灰质不是呈连续的纵行柱状，而是不连续的、分散的、大小不等的神经核团。脑干的神经核分为两类：一类是直接与第Ⅲ～Ⅻ对脑神经相连的脑神经核；另一类是不与脑神经直接相连的非脑神经核。脑干的白质主要由上行和下行的纤维束构成。

1. 脑干的灰质

（1）脑神经核　分为运动核和感觉核。运动核又分为一般躯体运动核、一般内脏运动核，它们分别相当于脊髓的前角和侧角。感觉核也分为一般躯体感觉核、一般内脏感觉核，它们相当于脊髓的后角。脊髓的灰质是围绕中央管排列的，前角、侧角和后角的位置是前后关系。由于脊髓的中央管向上逐渐后移并敞开，最终脊髓的灰质铺开形成第四脑室的底，致使运动核团和感觉核团的前、后关系变成了内、外侧关系。故在第四脑室底，以界沟为界，其内侧为运动性核团，外侧为感觉性核团（图 10-45）。在生物进化过程中，由于头部出现了高度分化的视、听、嗅、味觉感受器以及由鳃弓衍化形成的面部和咽喉部骨骼肌，所以随着这些器官的发生也出现了相对应的特殊神经核，即特殊内脏运动核、特殊内脏感觉核和特殊躯体感觉核。因此，脑干中的脑神经核共有7类（图 10-46、表 10-3）。

1）一般躯体运动核：包括动眼神经核 oculomotor nucleus、滑车神经核 trochlear nucleus、展神经核 abducens nucleus、舌下神经核 hypoglossal nucleus 共4对，支配肌节衍化的骨骼肌，即眼球外肌和舌肌。

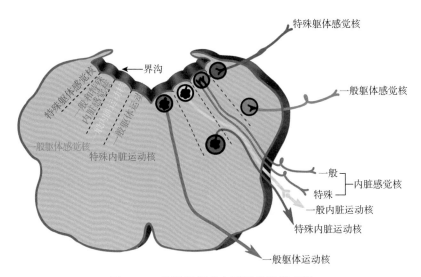

图 10-45 脑神经核基本排列规律模式图

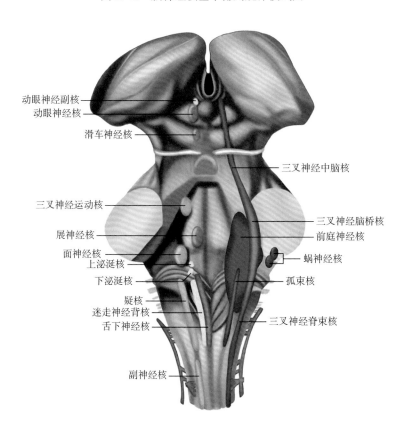

图 10-46 脑神经核在脑干背侧面的投影

表 10-3　脑神经核的名称、位置和功能

类别	名称	位置	功能
一般躯体运动核	动眼神经核	中脑	支配上直肌、下直肌、内直肌、下斜肌、上睑提肌
	滑车神经核	中脑	支配上斜肌
	展神经核	脑桥	支配外直肌
	舌下神经核	延髓	支配舌肌
特殊内脏运动核	三叉神经运动核	脑桥	支配咀嚼肌
	面神经核	脑桥	支配面肌
	疑核	延髓	支配咽喉肌
	副神经核	第1～5颈髓节段	支配胸锁乳突肌、斜方肌
一般内脏运动核	动眼神经副核	中脑	支配睫状肌和瞳孔括约肌
	上泌涎核	脑桥	支配泪腺、下颌下腺和舌下腺的分泌
	下泌涎核	延髓	支配腮腺的分泌
	迷走神经背核	延髓	支配颈、胸和腹腔大部分脏器的平滑肌、心肌和腺体的分泌
一般和特殊内脏感觉核	孤束核	延髓	上端接收味觉,其余大部分接收颈、胸、腹腔脏器的一般内脏感觉冲动
一般躯体感觉核	三叉神经中脑核	中脑	可接收咀嚼肌和表情肌的本体感觉
	三叉神经脑桥核	脑桥	主要接收面部皮肤和口、鼻腔黏膜的触、压觉
	三叉神经脊束核	脑桥和延髓	主要接收面部皮肤和口、鼻腔黏膜的痛、温度觉
特殊躯体感觉核	前庭神经核	脑桥和延髓	接收内耳的平衡觉冲动
	蜗神经核	脑桥和延髓	接收内耳的听觉冲动

　　2）特殊内脏运动核:包括三叉神经运动核motor nucleus of trigeminal nerve、面神经核facial nucleus、疑核ambiguus nucleus、副神经核accessory nucleus共4对,支配由鳃弓衍化的骨骼肌,即咀嚼肌、面肌和咽喉肌。三叉神经运动核发出的纤维加入下颌神经,支配咀嚼肌等。面神经核发出的加入面神经,支配表情肌等。疑核发出的纤维参与组成舌咽神经、迷走神经和副神经,分别支配软腭、喉、咽和食管上部的骨骼肌。副神经核发出的纤维组成副神经的脊髓根,支配胸锁乳突肌和斜方肌。

　　3）一般内脏运动核:又称副交感神经核,包括动眼神经副核accessory oculomotor nucleus、上泌涎核superior salivation nucleus、下泌涎核inferior salivatory nucleus、迷走神经背核dorsal nucleus of vagus nerve共4对,支配头、颈、胸和腹部大部分脏器的平滑肌、心肌和腺体的分泌。

　　动眼神经副核又称E-W核,发出节前纤维加入动眼神经,经睫状神经节换神经元,发出的节后纤维支配眼球瞳孔括约肌和睫状肌。上泌涎核发出的节前纤维加入面神经,经翼腭神经节和下颌下神经节换神经元,发出的节后纤维支配泪腺、下颌下腺、舌下腺的分泌。下泌涎核发出的节前纤维进入舌咽神经,经耳神经节换神经元,发出的节后纤维支配腮腺的分泌。迷走神经背核发出的节前纤维,经器官旁节或器官内节换神经元,发出的节后纤维支配颈、胸和腹腔大部分脏器的平滑肌、心肌和腺体的分泌。

　　4）一般和特殊内脏感觉核:一般内脏感觉核接收心血管、内脏器官的初级感觉纤维,特殊内脏感觉核接收味觉的初级感觉纤维。主要核团有孤束核solitary tract nucleus,孤束核的头端属特殊内脏感觉核,接收味觉传入纤维;其余部分为一般内脏感觉核,接收颈、胸和腹部脏器的一般内脏感觉纤维。

5）一般躯体感觉核：接收头、面部皮肤及口、鼻腔黏膜的初级感觉纤维。主要有三叉神经中脑核 mesencephalic nucleus of trigeminal nerve、三叉神经脑桥核 pontine nucleus of trigeminal nerve 和三叉神经脊束核 spinal nucleus of trigeminal nerve，分别接收咀嚼肌和面肌的本体感觉和头面部的浅感觉。

6）特殊躯体感觉核：接收听觉和平衡感受器的初级感觉纤维，主要有蜗神经核 cochlear nucleus 和前庭神经核 vestibular nucleus。蜗神经核接收来自蜗神经节的听觉传入纤维，发出的纤维横行至对侧形成斜方体 trapezoid body，再折转形成的上行纤维束称外侧丘系。前庭神经核接收前庭神经节的平衡觉传入纤维和小脑的传出纤维，发出的纤维除向上至间脑外，还参与构成前庭脊髓束、前庭小脑束和内侧纵束。

（2）非脑神经核　是脑干中不与脑神经直接相连的神经核团，包括中继核和网状核。中继核是指经过脑干的上、下行纤维束交换神经元的核团，网状核是位于脑干网状白质中散在的、大小不一的核团。本节仅选取脑干中以下几个重要的中继核作简要介绍。

1）薄束核 gracile nucleus 和楔束核 cuneate nucleus（图 10-43）：位于薄束结节与楔束结节的深面。接收脊髓后索内的薄束和楔束，发出的纤维形成内侧丘系。

2）下丘核 nucleus colliculi inferioris：位于中脑背侧下丘的深面，是重要的听觉中继站。主要接收外侧丘系的听觉传入纤维，发出的纤维组成下丘臂至内侧膝状体；下丘核还是重要的听觉反射中枢，参与完成头和眼转向声源的反射。

3）上丘核 nucleus colliculi superioris：位于中脑背侧上丘的深面，是重要的视觉反射中枢。接收来自视束和大脑皮质视区等处的纤维，发出的纤维绕中脑水管至中线对侧形成顶盖脊髓束，能引起头、眼和身体对视觉刺激做出相应的躯体反射活动。

4）顶盖前区 pretectal area：位于中脑和间脑的交界处。该区内的细胞接收来自视网膜节细胞的轴突，发出的纤维至两侧动眼神经副核，经动眼神经和睫状神经节的节后纤维支配瞳孔括约肌，完成瞳孔对光反射。

5）黑质 substantia nigra：位于中脑的大脑脚底与被盖之间，属锥体外系核团，在人类发育较发达。可分为背侧的致密部和腹侧的网状部，致密部主要由多巴胺能神经元组成，神经元的胞质含有黑色素颗粒。黑质中的多巴胺通过其轴突输送至新纹状体，如发生病变，会导致多巴胺水平减少，从而引起震颤麻痹，又称帕金森病。

2. 脑干的白质

（1）主要的上行纤维束

1）内侧丘系 medial lemniscus：由薄束核和楔束核发出的纤维呈弓形行至中央管的腹侧，在中线上左右交叉，称内侧丘系交叉。交叉后的纤维称为内侧丘系，转折继续上行至背侧丘脑的腹后外侧核，传递对侧躯干、四肢的意识性本体感觉和精细触觉。

2）脊髓丘系 spinothalamic lemniscus：是脊髓丘脑侧束和脊髓丘脑前束的延续，在脑干内逐渐靠近，又称脊髓丘脑束。该纤维束行于延髓、脑桥和中脑的背外侧部，终于背侧丘脑的腹后外侧核，传递对侧躯干、四肢的浅感觉。

3）三叉丘系 trigeminal lemniscus：由三叉神经脊束核和三叉神经脑桥核发出的纤维在中线左右交叉，交叉后的纤维聚集称三叉丘系，上行于内侧丘系的背外侧，终于背侧丘脑的腹后内侧核。三叉丘系传导对侧头面部的浅感觉。

4）外侧丘系 lateral lemniscus：由双侧蜗神经核发出的纤维在脑桥中线横行交叉形成斜方体，然后转折上行，称为外侧丘系。大部分纤维止于下丘核，最后投射到内侧膝状体。一侧外侧丘系可传导双侧耳的听觉冲动，但以对侧为主。

（2）主要的下行纤维束

1）锥体束 pyramidal tract：是大脑皮质躯体运动中枢发出的支配全身骨骼肌随意运动的纤维束，包括皮质脊髓束 corticospinal tract 和皮质核束（皮质脑干束）corticonuclear tract（图10-16）。锥体束在脑干内下行于中脑的大脑脚底、脑桥基底部和延髓锥体。在延髓下端大部分皮质脊髓束纤维经锥体交叉后，下行为皮质脊髓侧束，小部分纤维不交叉，下行为皮质脊髓前束，两束均止于脊髓前角。皮质核束纤维在脑干内下行时陆续分出，控制双侧脑神经运动核，但面神经核下部与舌下神经核仅受对侧皮质核束的支配。

2）红核脊髓束：主要起自红核尾端的大细胞部，发出的纤维交叉后下行至脊髓前角，主要兴奋屈肌运动神经元，抑制伸肌运动神经元。

3）顶盖脊髓束：由上、下丘发出的纤维组成，在导水管周围灰质腹侧中线上交叉后下行，止于脊髓前角运动细胞，完成与视觉和听觉有关的反射活动。

3. 脑干的网状结构　脑干内除了各种神经核和纤维束外，还有神经纤维纵横交织成的网状，其间散在大量的、大小不等的神经核团，这种结构称网状结构 reticular formation。网状结构位于脑干中线中部的两侧，在进化上比较古老。网状结构的神经元树突分支多而长，可接收运动和各种感觉信息，其传出纤维直接或间接联系着中枢神经系统的各级水平。网状结构是中枢神经系统中的一个重要的信息整合结构，其功能非常复杂，主要涉及觉醒、对躯体运动和感觉的调控等。此外，重要的生命中枢也位于网状结构内。

二、小　脑

（一）小脑的位置和外形

小脑 cerebellum 位于颅后窝，大脑半球枕叶下方，延髓和脑桥的背面，其上方借大脑横裂和小脑幕与大脑分隔。小脑上面平坦，下面两侧膨隆而中部凹陷。小脑两侧的膨大部称小脑半球 cerebellar hemisphere；中间部缩窄，略似卷曲的蚓蚓称小脑蚓 cerebellar vermis（图10-47），小脑蚓在小脑下面从前向后依次为小结、蚓垂和蚓锥体。在蚓垂和蚓锥体的两侧，两小脑半球的前内侧部各有一卵圆形隆起，称小脑扁桃体 tonsil of cerebellum（图10-48）。小脑扁桃体紧邻延髓和枕骨大孔

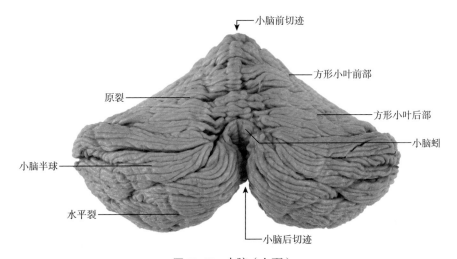

图10-47　小脑（上面）

的两侧，当颅内压增高时，小脑扁桃体可被挤压入枕骨大孔压迫延髓而危及生命，临床上称为枕骨大孔疝或小脑扁桃体疝。

在小脑的表面，可见许多大致平行的浅沟，两浅沟之间的薄片为小脑叶片 cerebellar folia。在小脑上面的前部，有一条明显的深沟为原裂 primary fissure，是小脑前叶与小脑后叶的分界（图10-47）。在小脑的下面前份（图10-48）有与脑干相连的3对小脑脚，即小脑上脚、小脑中脚和小脑下脚，小脑中脚的后外侧有绒球，绒球有纤维束连于蚓小结，称绒球脚。绒球和绒球脚后方的深沟为后外侧裂 posterolateral fissure。

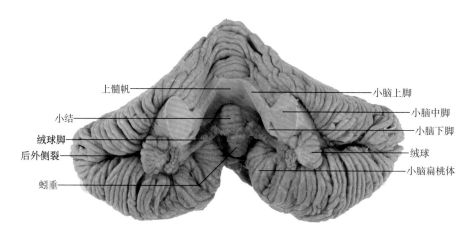

图10-48　小脑（前面）

（二）小脑的分叶

根据小脑的进化、纤维联系和功能，可分为3叶。

1. 绒球小结叶 flocculonodular lobe　由小结向两侧借绒球脚与绒球相连构成。此叶在进化上出现最早，也称原小脑，因其接收来自前庭神经核和前庭神经的纤维，故又称前庭小脑，主要与维持身体的平衡有关。

2. 前叶 anterior lobe　为原裂和后外侧裂以前的部分。前叶与小脑下面的蚓垂、蚓锥体在进化上较晚，也称旧小脑，因其接收脊髓小脑束的纤维，故又称脊髓小脑。主要与肌张力的调节与姿势的维持有关。

3. 后叶 posterior lobe　为原裂和后外侧裂以后的部分。此叶在进化上出现最晚，与大脑皮质同步发展，也称新小脑。因其接收大脑皮质发出的信息，故又称大脑小脑，主要与肌群之间的运动协调性有关。

（三）小脑的内部结构

由小脑皮质和其深面的髓质及埋藏在髓质深面的小脑核构成。

1. 小脑皮质 cerebellar cortex　是位于小脑表面的灰质，其结构由浅入深分为分子层、梨状细胞层和颗粒层。梨状细胞 piriform cell，也称浦肯野（Purkinje）细胞，是抑制性神经元，其轴突是小脑皮质唯一的传出纤维。小脑外的传入纤维和小脑内的中间神经元以梨状细胞为核心，构成小脑感觉运动整合功能的神经调节环路。

2. 小脑髓质 cerebellar medulla　位于小脑皮质深面，由三类神经纤维构成：①小脑皮质与小脑核之间的往返纤维；②小脑叶片间或小脑各叶之间的联络纤维；③小脑的传入和传出纤维，组成上、中、下三对小脑脚。小脑上脚与中脑相连，小脑中脚与脑桥相连，小脑下脚与延髓相连。

3. 小脑核 又称中央核，为深藏在小脑髓质深部的灰质团块，共4对，从外侧向内侧依次为齿状核dentate nucleus、栓状核globose nucleus、球状核globose nucleus和顶核fastigial nucleus（图10-49）。其中，齿状核最大，呈皱褶袋状，袋口朝向腹内侧。小脑的绝大部分传出纤维起自小脑核。

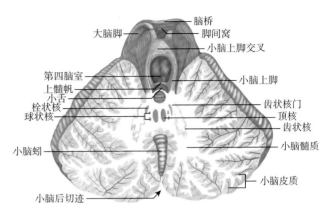

图 10-49　小脑的横切面（示小脑核）

（四）小脑损伤后的主要临床表现

小脑作为运动调节中枢之一，对维持身体平衡、调节肌张力及协调骨骼肌的精细运动起着重要的作用。小脑损伤后虽然不会引起随意运动丧失，但对运动的精细程度产生影响，出现身体平衡失调（如站立不稳、走路如醉汉）、眼球震颤、肌张力低下、做精细动作时发生震颤、不能闭眼指鼻和手不能快速轮替等表现。

三、间　脑

间脑diencephalon位于中脑和端脑之间，其背面和两侧面被大脑半球所包绕，仅腹侧的视交叉、灰结节、漏斗、垂体和乳头体露于脑底（图10-42）。其可分为背侧丘脑、后丘脑、下丘脑、上丘脑和底丘脑5部分（图10-50、图10-51）。间脑内的窄腔为第三脑室，向下通中脑水管，向上经室间孔与大脑内的侧脑室相通。

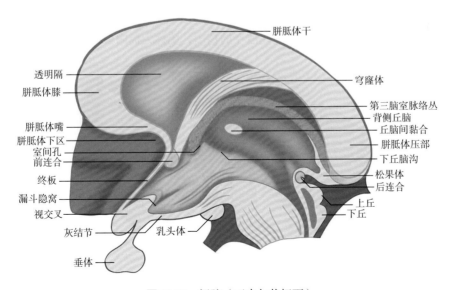

图 10-50　间脑（正中矢状切面）

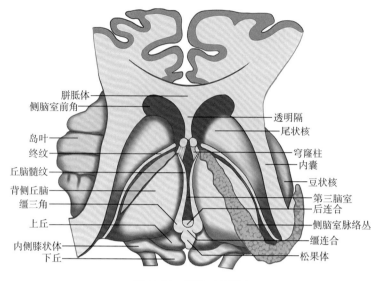

图 10-51　间脑（背面）

（一）背侧丘脑

1. 背侧丘脑的位置与外形　背侧丘脑 dorsal thalamus 又称丘脑，为两个卵圆形的灰质团块，两者之间呈矢状位的狭窄腔隙为第三脑室。两侧背侧丘脑借丘脑间黏合相连（出现率约80%）。背侧丘脑前端狭窄而隆突，称丘脑前结节；后端较宽大，称丘脑枕 pulvinar。丘脑内侧面与背面相交处有线状突出的纤维束，称丘脑髓纹。

2. 背侧丘脑的分区与主要核团　背侧丘脑的内部有一个在水平面呈"Y"形的白质板，称内髓板 internal medullary lamina。内髓板将背侧丘脑的灰质分为前核群、内侧核群和外侧核群（图 10-52）。外侧核群又分为背侧和腹侧两层，每层从前向后再各分为3组核团，即腹层分为腹前核、腹中间核（腹外侧核）和腹后核，腹后核又可分为腹后外侧核和腹后内侧核；背层分为背外侧核、后外侧核和枕。背侧丘脑的外侧面被覆有一薄层白质，称外髓板。外髓板外侧与内囊相邻，它们之间有一薄层灰质，称丘脑网状核。在背侧丘脑的内侧面，第三脑室侧壁上的薄层灰质与丘脑间黏合内的核团合称中线核。此外，在内髓板内有一些散在的核团，统称为板内核群。

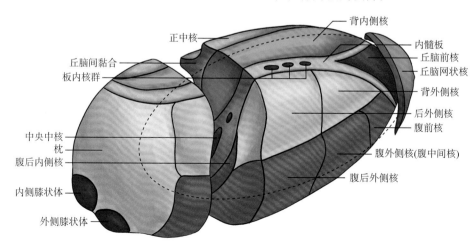

图 10-52　背侧丘脑的分部及主要核团

腹后核是最重要的特异性中继核团之一，接收三叉丘系、内侧丘系和脊髓丘系等传入纤维，其发出纤维称为丘脑中央辐射，经内囊投射至大脑皮质的躯体感觉中枢。腹后核的传入和传出纤维均有严格的定位关系，传导头面部感觉的纤维投射到腹后内侧核，传导上肢、躯干和下肢感觉的纤维由内向外依次投射到腹后外侧核，再由相应部位发出纤维投射到大脑皮质躯体感觉中枢相应的头面部、上肢、躯干和下肢感觉区。

3. 背侧丘脑的功能 背侧丘脑是全身浅、深感觉传导通路的中继站。在飞禽类，背侧丘脑是重要的高级感觉中枢；在人类，其功能虽然降为以传导功能为主，但仍被认为对感觉有一定的整合功能。

（二）后丘脑

后丘脑 metathalamus 位于丘脑枕的后下方，为两个隆起，分别称为内侧膝状体 medial geniculate body 和外侧膝状体 lateral geniculate body（图 10-43、图 10-52），分别是听觉和视觉传导通路的中继站。内侧膝状体借下丘臂连于下丘，接收外侧丘系的纤维，发出纤维组成听辐射，投射至大脑的听觉中枢。外侧膝状体借上丘臂与上丘相连，接收视束的纤维，发出纤维组成视辐射，投射至大脑的视觉中枢。

（三）上丘脑和底丘脑

上丘脑 epithalamus 位于第三脑室顶后部的周围，包括丘脑髓纹、缰三角、缰连合和松果体等。底丘脑 subthalamus 位于背侧丘脑的腹侧，是中脑被盖和丘脑之间的过渡区，最主要的核团是底丘脑核，属于锥体外系的结构。

（四）下丘脑

1. 下丘脑的位置与外形 下丘脑 hypothalamus 位于背侧丘脑的前下方，借下丘脑沟与背侧丘脑为界，构成第三脑室下壁和侧壁的下部。从脑底观察，下丘脑可见的结构从前向后分别是视交叉、灰结节、漏斗和乳头体。视交叉向后外延续为视束，其前上方与终板相连，后方为灰结节。灰结节向前下移行为漏斗，漏斗的下端与垂体相连。灰结节与漏斗移行部的上端膨大成正中隆起，灰结节后方的一对圆形隆起称为乳头体。

2. 下丘脑的分区与主要核团 下丘脑从前向后分为4个区：位于视交叉前缘的部分，称为视前区；位于视交叉上方的部分，称为视上区；位于灰结节内及其上方的部分，称为结节区；位于乳头体内及其上方的部分，称为乳头体区。

下丘脑内的大量神经元呈弥散分布，仅少数聚集成边界明确的核团（图 10-53）。位于视上区的有视交叉上核、室旁核和视上核等；位于结节区的有漏斗核（又称弓状核）、背内侧核和腹内侧核等；位于乳头体区的有乳头体核和下丘脑后核。

3. 下丘脑与垂体的关系（图 10-54）
下丘脑与垂体后叶紧密连接，从视上核和室旁核发出的纤维分别组成视上垂

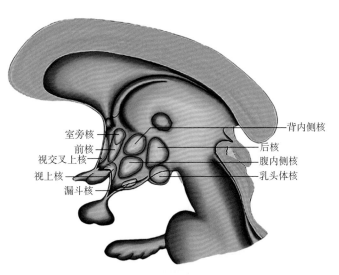

图 10-53 下丘脑的主要核团

体束supraopticohypophyseal tract和室旁垂体束paraventriculohypophyseal tract，经漏斗进入垂体后叶（神经垂体），它们合成分泌的激素在此储存并在需要时释放进入血液输送至靶器官。视上核主要分泌加压素（抗利尿激素）并作用于肾脏，增加对水的重吸收，减少水分随尿排出。室旁核主要分泌催产素，有促进子宫收缩及泌乳的作用。

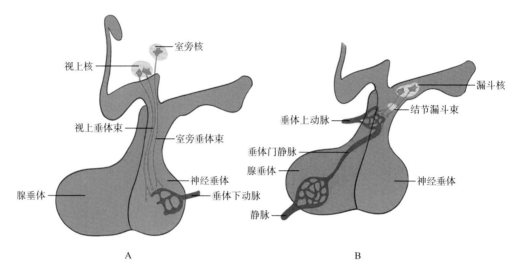

图10-54　下丘脑与神经垂体和腺垂体的联系

　　下丘脑和垂体前叶（腺垂体）之间有一个较为特殊的垂体门静脉系统，与腺垂体分泌的调节有密切关联。垂体上动脉在正中隆起处形成丰富的毛细血管丛，称为垂体门静脉前毛细血管丛，逐渐汇集形成垂体门静脉，沿垂体柄下行进入垂体前叶，再次分支形成毛细血管丛，称为垂体门静脉后毛细血管丛，这种特殊的血管构筑称为垂体门静脉系统。

　　4. 下丘脑的功能　　下丘脑是调节内分泌活动和内脏活动的重要部位，与机体的体温调节、摄食行为、昼夜节律的调节密切相关。同时下丘脑也参与情感、学习记忆等高级神经活动。

四、端　脑

　　端脑telencephalon是由胚胎时期神经管头端发育而来，是脑的最高级部位，主要由左、右两侧大脑半球构成。大脑半球之间是大脑纵裂，纵裂底部是连接两侧大脑半球的胼胝体。两侧大脑半球与小脑之间的裂隙称大脑横裂。

（一）端脑的外形和分叶

　　每侧大脑半球分为内侧面、上外侧面（图10-55、图10-56）和下面。由于大脑半球各部的皮质发育不平衡，因而在半球表面出现许多隆起的脑回和深浅不一的脑沟。其中，重要而恒定的沟有：①外侧沟lateral sulcus，起于半球下面，转至上外侧面后行向后上方；②中央沟central sulcus，位于半球上外侧面，起于半球上缘中点稍后处，行向前下几乎达外侧沟，中央沟的上端延伸到半球内侧面；③顶枕沟parietooccipital sulcus，位于半球内侧面的后部，自下而上越过半球的上缘达上外侧面（图10-39）。

　　大脑半球借上述3条沟将其分为5叶：外侧沟上方和中央沟之前的部分为额叶frontal lobe；外

侧沟以下的部分为颞叶 temporal lobe；中央沟与顶枕沟之间、外侧沟以上的部分为顶叶 parietal lobe；位于外侧沟深面，被额、顶和颞叶所掩盖的呈三角岛状的部分是岛叶 insular lobe；顶枕沟以后的部分是枕叶 occipital lobe。在半球上外侧面，枕叶与顶叶、颞叶的分界线是人为假设的，常以顶枕沟至枕前切迹（半球下缘枕极前方约4cm处的凹陷）的连线为枕叶的前界，自此线中点至外侧沟后端的连线是顶、颞二叶的分界。

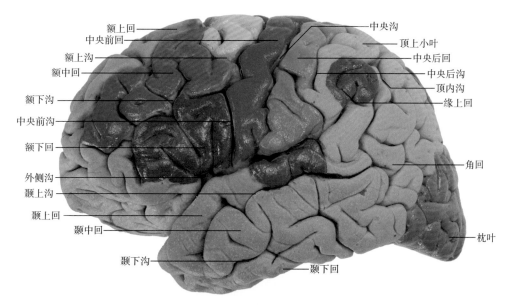

图 10-55 大脑半球的上外侧面

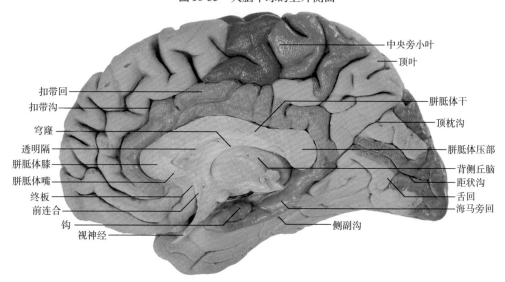

图 10-56 大脑半球的内侧面

1. 大脑半球上外侧面各叶的主要沟和回（图 10-55）

（1）额叶　在中央沟前方有一条与之平行的中央前沟，两沟之间为中央前回 precentral gyrus。从中央前沟向前，有与半球上缘平行的两条沟，即额上沟和额下沟。额上沟以上，延至内侧面扣带沟以上的部分为额上回，额上、下沟之间为额中回，额下沟以下为额下回。

（2）顶叶　中央沟的后方有一条与之平行的中央后沟，两沟之间为中央后回 postcentral gyrus。

在中央后沟后方，有一条与半球上缘平行的顶内沟。顶内沟上方为顶上小叶，下方为顶下小叶。顶下小叶又分为围绕外侧沟末端的缘上回 supramarginal gyrus 和围绕颞上沟末端的角回 angular gyrus。

（3）颞叶　在外侧沟的下方，有与之平行的颞上沟和颞下沟。外侧沟与颞上沟之间为颞上回，自颞上回中部转入外侧沟的下壁上，有两条短而横行的脑回，称颞横回 transverse temporal gyrus。颞上、下沟之间为颞中回，颞下沟下方为颞下回。

（4）枕叶　最小，在上外侧面上，其沟回不规则。

（5）岛叶　外侧沟的深面，被额、顶、颞3叶包绕掩盖，并借岛环状沟与额、顶、颞叶分界。

2. 大脑半球内侧面主要的沟和回（图10-39）　在大脑半球内侧面，上外侧面的中央前、后回延伸到内侧面共同形成中央旁小叶 paracentral lobule。在中部有一略呈弓形的胼胝体。胼胝体背面有胼胝体沟，它绕过胼胝体的后方向前下移行为海马沟。在胼胝体沟的上方，有与之平行的扣带沟，此沟的末端行至中央旁小叶下缘的后方，弯折向后上形成边缘支。扣带沟与胼胝体沟之间为扣带回 cingulate gyrus。在胼胝体后下方，有一条向后至枕叶后端的深沟，称距状沟 calcarine sulcus。距状沟与顶枕沟之间为楔叶，距状沟下方为舌回 lingual gyrus。

3. 大脑半球下面主要的沟和回　在大脑半球下面，额叶下方有前后方向的嗅束，其前端膨大为嗅球，后者与嗅神经相连。嗅束后端扩大为嗅三角 olfactory trigone。嗅三角与视束之间为前穿质，该处有许多小血管穿入脑实质。颞叶下面有与半球下缘平行的枕颞沟，在此沟内侧有与之平行的侧副沟，侧副沟内侧为海马旁回 parahippocampal gyrus（又称海马回），此回的前端弯曲为钩 uncus。海马旁回的内侧为海马沟，其上方有呈锯齿状的窄条皮质，称齿状回 dentate gyrus。从侧脑室的内面看，在齿状回的外侧，侧脑室下角底壁上有一弓形隆起为海马 hippocampus。海马和齿状回构成海马结构 hippocampal formation（图10-57）。

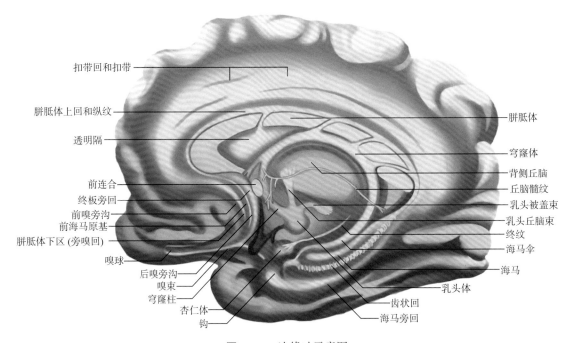

图10-57　边缘叶示意图

（二）端脑的内部结构

大脑半球表面的灰质称大脑皮质，其深面有大量的白质称髓质，埋在靠近端脑底部髓质内的灰质团块称基底核。大脑半球内部的腔隙称侧脑室，详见本章第八节。

1. 大脑皮质的分区和功能定位　大脑皮质cerebral cortex是覆盖在大脑半球表面的灰质，由数以亿计的神经元和神经胶质构成。大脑皮质各区的厚度不同，如中央前回厚达4.5mm，枕叶的视区为1.5mm，一般为2.5mm。根据进化，大脑皮质分为原皮质（海马和齿状回）、旧皮质（嗅脑）和新皮质（其余大部分）。

大脑皮质神经元是以分层方式排列的，原皮质和旧皮质为3层结构，新皮质为6层结构。新皮质由浅入深为分子层、外颗粒层、锥体细胞层、内颗粒层、节细胞层、多形细胞层等6层细胞结构。其中节细胞层主要是大、中型锥体细胞，中央前回中的巨型锥体细胞即贝兹（Betz）细胞，是全身最大的细胞，直径可达120μm。根据皮质细胞构筑和纤维分布的特点，将皮质分为若干区，通常为人们所采用的是布罗德曼（Brodmann）皮质区，可将大脑皮质划分为52区。

大量的实验和临床资料表明，大脑皮质不同的区域具有不同的功能。通常将具有一定功能的皮质区称为中枢。此外，大脑皮质的广泛区域，不是完成某种特定的功能，而是对各种信息进行加工和整合，完成更高级的神经精神活动，称联络区。大脑皮质的主要功能分区如下（图10-58、图10-59）。

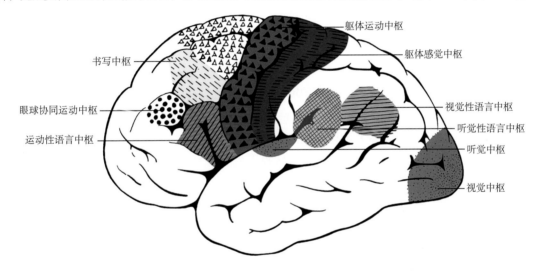

图10-58　大脑皮质的中枢（上外侧面）

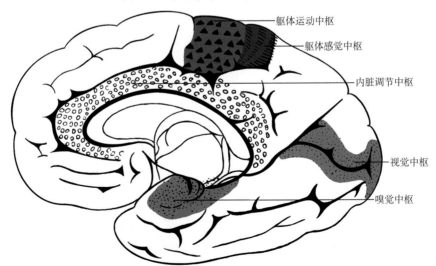

图10-59　大脑皮质的中枢（内侧面）

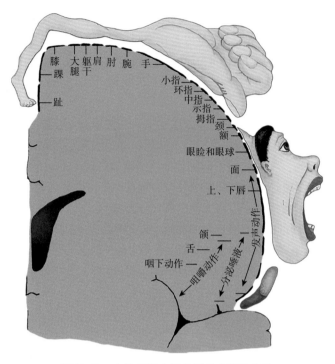

图 10-60　人体各部在躯体运动中枢的定位

（1）躯体运动中枢（图 10-60）位于中央前回和中央旁小叶前部（Brodmann 4 区、6 区），它是控制骨骼肌随意运动的最高中枢。具有以下特点：①交叉性支配，即一侧躯体运动中枢支配身体对侧骨骼肌的运动，但一些与联合运动有关的肌肉则受两侧躯体运动中枢的支配，如眼球外肌、咽喉肌、咀嚼肌等。②倒置性支配，即中央前回上部和中央旁小叶前部支配下肢肌的运动；中央前回中部支配躯干肌和上肢肌的运动，中央前回下部支配头颈肌的运动。它与人体各部的关系，犹如头在下、脚在上的倒立"人"形，但头面部的投影依然是正立位。③身体各部在皮质代表区的大小取决于功能的重要性和运动的复杂精细程度，而与各部形体大小无关。

（2）躯体感觉中枢（图 10-61）　位于中央后回和中央旁小叶后部（Brodmann 3、1、2 区），接收对侧身体痛、温度、触、压觉及本体感觉的神经冲动。身体各部在此区的投影与躯体运动中枢相似，即上下倒置、左右交叉，身体各部在此区投影范围的大小与形体的大小无关，而是取决于该部感觉的敏感程度。

（3）视觉中枢　位于枕叶内侧面距状沟上、下方的皮质（Brodmann 17 区）。一侧视觉中枢接收同侧视网膜颞侧半和对侧视网膜鼻侧半的纤维。因此，一侧视觉中枢损伤，可引起双眼视野对侧半同向性偏盲。

（4）听觉中枢　位于颞横回（Brodmann 41、42 区）。每侧听觉中枢接收来自内侧膝状体传来的两耳听觉冲动。因此，一侧听觉中枢受损，不致引起全聋。

（5）语言中枢　是人类大脑皮质所特有的区域，包括说话、听话、书写和阅读 4 个功能分区。语言中枢通常存在于左侧大脑半球，只有一小部分人在右侧大脑半球，故左侧大脑半球是语言区的优势半球。临床观察证明，90% 以上的失语症都是左侧大脑半球受损的结果。①运动性语言中枢（说话中枢），又称布

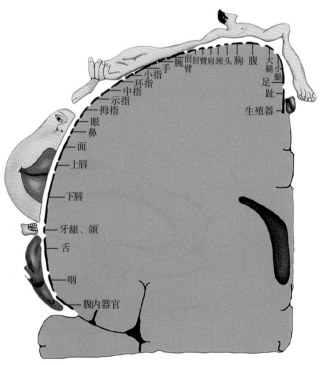

图 10-61　人体各部在躯体感觉中枢的定位

罗犬（Broca）区，位于额下回的后部（Brodmann 44、45区）；此区如受损则产生运动性失语症，即患者与发音有关的唇、舌、咽喉肌未瘫痪，患者虽能发音，但不能说出有意义的语句。②听觉性语言中枢（听话中枢），在颞上回后部（Brodmann 22区）；此区如受损，患者听觉正常，但听不懂别人说话的意思，也不能理解自己讲话的意义，称感觉性失语症。③书写中枢，在额中回后部（Brodmann 8区），邻中央前回的上肢投影区；此区如受损，患者手部运动无障碍，但不能以书写的方式表达意思，称失写症。④视觉性语言中枢（阅读中枢），在角回（Brodmann 39区）；此区如受损，患者视觉无障碍，但不能理解文字符号（包括曾经理解）的意义，称失读症。

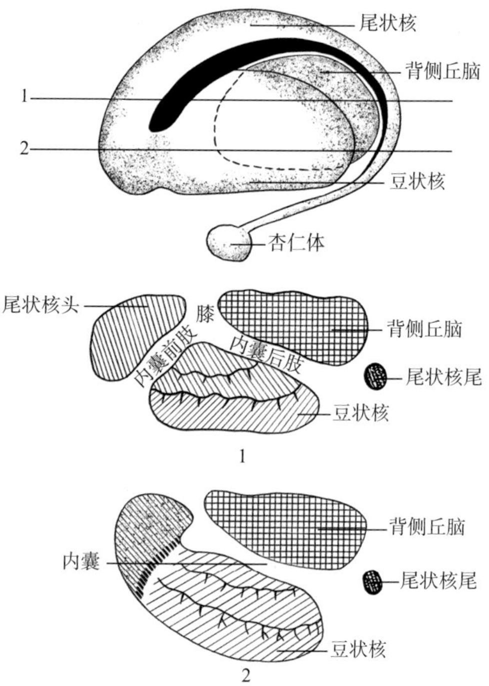

2. 基底核 basal nuclei 为埋藏在大脑半球底部髓质中的神经核团，包括尾状核、豆状核、屏状核和杏仁体（图10-62、图10-63）。尾状核和豆状核合称纹状体 corpus striatum。

图10-62 纹状体和背侧丘脑示意图
（下两图是上图1、2的水平切面）

（1）尾状核 caudate nucleus 呈"C"形，全长与侧脑室相邻，分头、体、尾3部。头部膨大与侧脑室前角的底相邻，体部呈弧形，沿背侧丘脑向后，再转向腹侧移行为尾部，末端接杏仁体。

（2）豆状核 lentiform nucleus 位于岛叶深部，核的前下部与尾状核头部相连，其余部分借内囊与尾状核和背侧丘脑相隔。豆状核在冠状切面和水平切面均呈尖向内侧的三角形，并被两个白质板分为3部：外侧部最大，称壳 putamen，其余2部称苍白球 globus pallidus。在种系发生上，尾状核和壳是较新的结构，合称新纹状体，苍白球为较古老的部分，称旧纹状体。在哺乳类以下的动物，纹状体是控制运动的最高中枢，在人类由于大脑皮质的高度发育，纹状体退居从属地位。

（3）屏状核 claustrum 是岛叶皮质与豆状核之间的薄层灰质。

（4）杏仁体 amygdaloid body 在侧脑室下角前端的深面，与尾状核尾相连，属边缘系统。其功能与情绪行为、内分泌和内脏活动有关。

3. 大脑半球的髓质 大脑半球的髓质由大量神经纤维组成，皮质各部之间及皮质与皮质下结构间的联系，按其位置、长短和方向的不同，分为联络纤维、连合纤维和投射纤维。

（1）联络纤维 是联系同侧半球内叶与叶或回与回之间的纤维。联系相邻脑回、位置表浅的短纤维，称弓状纤维。联系相邻各叶的较长纤维，称长纤维，主要有：①钩束，呈钩状绕过外侧沟，连接额、颞两叶的前部；②上纵束，位于岛叶的上方，联系额、顶、枕、颞4个叶；③下纵束，位于半球底面，联系枕叶与颞叶的纤维；④扣带，位于扣带回和海马旁回的深部，连接边缘叶的各部。

（2）连合纤维 连接左、右大脑半球皮质的纤维，包括胼胝体、前连合和穹窿连合。①胼胝体 corpus callosum：位于大脑纵裂的底部，联系两侧大脑半球广泛区域的皮质。在矢状切面上胼胝体呈弓形，其前端弯曲为膝，膝向下变细为嘴，中间的大部分为干，后端增厚称压部。②穹窿 fornix 和穹窿连合 fornical commissure：穹窿是海马到下丘脑乳头体的弓形纤维束，行于胼胝体的下方，部分纤维越边到对侧，其纤维交叉处称穹窿连合。③前连合 anterior commissure，位于穹窿的前方，呈"X"形，连接左、右嗅球和颞叶。

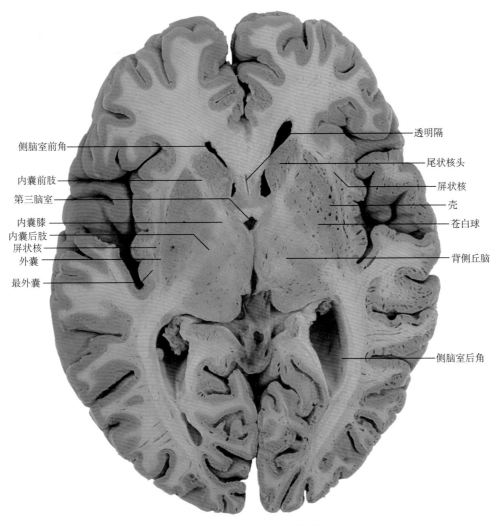

图10-63　大脑半球（水平切面）

侧脑室前角
内囊前肢
第三脑室
内囊膝
内囊后肢
屏状核
外囊
最外囊

透明隔
尾状核头
屏状核
壳
苍白球
背侧丘脑
侧脑室后角

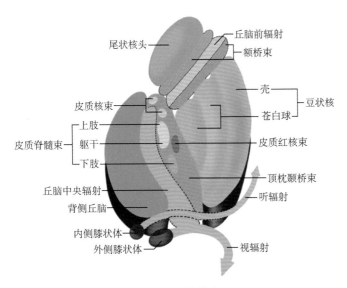

尾状核头
丘脑前辐射
额桥束

皮质核束
壳
苍白球
豆状核

上肢
皮质脊髓束　躯干
下肢
皮质红核束

顶枕颞桥束
丘脑中央辐射
听辐射
背侧丘脑

内侧膝状体
外侧膝状体
视辐射

图10-64　内囊模式图

（3）投射纤维　是联系大脑皮质与皮质下结构之间的上行和下行纤维，这些纤维绝大部分经过内囊。

内囊 internal capsule（图10-63、图10-64）是由上、下行纤维构成的宽厚的白质板，位于尾状核、背侧丘脑与豆状核之间。内囊的水平切面上，内囊呈"＞＜"形，分为3部分：①内囊前肢 anterior limb of internal capsule，位于尾状核头部与豆状核之间，有下行的额桥束和上行的丘脑前辐射通过；②内囊后肢 posterior limb of internal capsule，位于背侧丘脑与豆状核之间，经过的投射纤维主要包括下行的皮质脊髓束、皮质红核束和顶枕颞桥束和上行的丘脑皮质束（丘脑中央辐射）、视辐射及听辐射；③内囊膝genu of internal capsule，位于内囊前、后肢交界处，有下行的皮质核束通过。

当一侧内囊损伤广泛时，患者会出现对侧偏身感觉丧失（因丘脑中央辐射受损），对侧半肢体偏瘫（因皮质脊髓束损伤）及对侧舌肌和眼裂以下的面肌瘫痪（因皮质核束损伤），两眼视野对侧半偏盲（因视辐射受损），即临床上所称的"三偏"症状。

4. 边缘系统 limbic system 是由边缘叶和相关的皮质及皮质下结构组成。边缘叶是指围绕胼胝体周围的脑回，包括扣带回、海马旁回、海马结构和隔区等。相关的皮质主要涉及岛叶、额叶眶部和颞极等，相关的皮质下结构主要包括杏仁体、下丘脑和隔核等。边缘系统在种系发生上比较古老，纤维联系广泛，其主要功能与内脏活动、情绪反应、性活动和学习记忆等有关。

（郭文平）

第五节 脑 神 经

脑神经cranial nerve是与脑相连的神经，共12对（图10-65）。按脑神经与脑相连部位的先后顺序，用罗马数字作为其序号依次描述为：Ⅰ嗅神经、Ⅱ视神经、Ⅲ动眼神经、Ⅳ滑车神经、Ⅴ三叉神经、Ⅵ展神经、Ⅶ面神经、Ⅷ前庭蜗神经、Ⅸ舌咽神经、Ⅹ迷走神经、Ⅺ副神经和Ⅻ舌下神经。其中第Ⅰ对脑神经连于端脑，第Ⅱ对脑神经连于间脑，第Ⅲ、Ⅳ对脑神经连于中脑，第Ⅴ～Ⅷ对脑神经连于脑桥，第Ⅸ～Ⅻ对脑神经连于延髓，了解其连脑部位和进出颅腔的位置对脑神经损伤部位的判断具有重要的临床意义。

由于在头面部衍化出眼、耳、鼻、咽、喉、口等器官，脑干中的脑神经核分为7类，因此与之相连的脑神经也含有7种纤维成分，分别是：①一般躯体感觉纤维，分布于皮肤、肌、腱、口及鼻腔黏膜、眼眶内黏膜和脑膜；②一般内脏感觉纤维，分布于头、颈、胸、腹部的内脏器官；③一般躯体运动纤维，分布于眼外肌和舌肌等骨骼肌；④一般内脏运动纤维，支配心肌、平滑肌的运动及控制腺体的分泌；⑤特殊躯体感觉纤维，分布于视器和前庭蜗器等特殊感觉器官；⑥特殊内脏感觉纤维，分布于味蕾和嗅器；⑦特殊内脏运动纤维，支配咀嚼肌、面肌、咽喉肌等鳃弓衍化的骨骼肌。参考脊神经的纤维成分，本教材将其简化为以下4种。

（1）躯体感觉纤维 合并了特殊躯体感觉纤维，传导来自头面部皮肤、肌、腱、口与鼻腔黏膜及视器和前庭蜗器的感觉冲动。

（2）内脏感觉纤维 合并了特殊内脏感觉纤维，传导来自内脏、心血管、腺体及味蕾和嗅器的感觉冲动。

（3）躯体运动纤维 合并了特殊内脏运动纤维，发自脑干躯体运动核，支配眼外肌、舌肌、面肌、咀嚼肌和咽喉肌等头颈部骨骼肌。

（4）内脏运动纤维 发自脑干内脏运动核，属副交感纤维，支配心肌、平滑肌的运动及腺体的分泌。

每对脑神经的纤维成分不尽相同，有的脑神经只含有一种，有的脑神经则含有两种或多种纤维。因此，根据脑神经所含的纤维成分，可将其分为运动性脑神经（Ⅲ、Ⅳ、Ⅵ、Ⅺ、Ⅻ）、感觉性脑神经（Ⅰ、Ⅱ、Ⅷ）及既含感觉纤维又含运动纤维的混合性脑神经（Ⅴ、Ⅶ、Ⅸ、Ⅹ）三种类型。

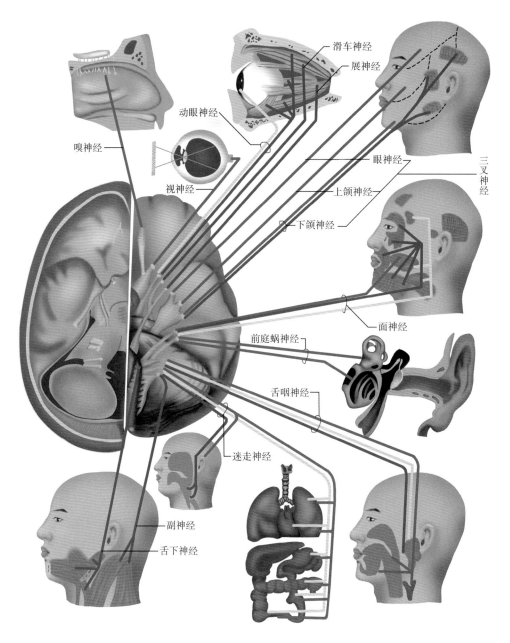

滑车神经

展神经

动眼神经

嗅神经

眼神经

视神经

上颌神经

下颌神经

三叉神经

面神经

前庭蜗神经

舌咽神经

迷走神经

副神经

舌下神经

图 10-65 脑神经概况

一、嗅神经〔Ⅰ〕

嗅神经 olfactory nerve 含内脏感觉纤维。由嗅部黏膜内的嗅细胞中枢突聚集而成。嗅细胞为双极神经元，其周围突分布于鼻黏膜嗅区，中枢突聚集成 20 多条嗅丝（嗅神经），经筛孔入颅，终于嗅球，传导嗅觉。颅前窝骨折累及筛板时，可撕脱嗅丝，造成嗅觉障碍，甚至脑脊液鼻漏。

二、视神经（Ⅱ）

视神经optic nerve含躯体感觉纤维。由视网膜节细胞轴突在视神经盘处汇聚，继而穿巩膜形成视神经。视神经行向后内，穿视神经管入颅中窝。在垂体的前上方形成视交叉，来自双眼同侧半视网膜上的纤维组合为同侧视束，绕过大脑脚外侧，向后止于间脑的外侧膝状体。

三、动眼神经（Ⅲ）

动眼神经oculomotor nerve（图10-66、图10-67）含躯体运动纤维及内脏运动（副交感）纤维。躯体运动纤维起自中脑动眼神经核，内脏运动纤维起自中脑的动眼神经副核，两种运动纤维合并组成动眼神经。动眼神经在中脑脚间窝出脑，行经海绵窦外侧壁，穿眶上裂入眶，分成上、下两支。上支细小，支配上直肌和上睑提肌；下支粗大，支配下直肌、内直肌和下斜肌。下斜肌支有小分支分出，进入睫状神经节，发出6～8条睫状短神经进入眼球，支配瞳孔括约肌及睫状肌，参与瞳孔对光反射和视力的调节反射。

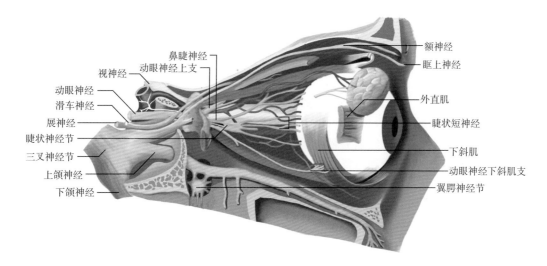

图10-66　眶内的神经（外侧面）

睫状神经节ciliary ganglion位于视神经与外直肌后份之间，约2mm大小，为副交感神经节，内有副交感神经元。来自动眼神经副核的节前纤维经下斜肌支在此交换神经元后，发出节后纤维（睫状短神经）分布到瞳孔括约肌和睫状肌。还有来自眼神经的感觉纤维、来自交感神经节的内脏运动纤维也经睫状神经节分支分布到眼球相应结构。阻滞麻醉睫状神经节及其附近的神经根，可阻断结膜、角膜、眼球中各部的感觉传入，称球后麻醉。

一侧动眼神经损伤，可致同侧眼外肌瘫痪，伴上睑下垂、瞳孔斜向外下方并扩大、瞳孔对光反射消失等症状。

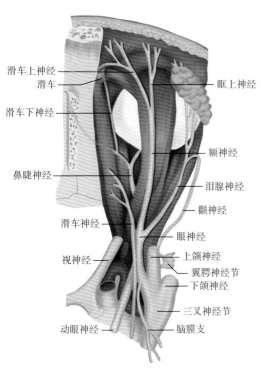

滑车上神经
滑车
滑车下神经
鼻睫神经
滑车神经
视神经
动眼神经
眶上神经
额神经
泪腺神经
颧神经
眼神经
上颌神经
翼腭神经节
下颌神经
三叉神经节
脑膜支

图 10-67　眶内的神经（上面）

四、滑车神经（Ⅳ）

滑车神经 trochlear nerve（图 10-66、图 10-67）含躯体运动纤维。起自中脑对侧的滑车神经核，自下丘下方出脑，绕大脑脚外侧向前，穿海绵窦外侧壁，经眶上裂入眶，支配上斜肌。

五、三叉神经（Ⅴ）

三叉神经 trigeminal nerve（图 10-68）为混合性脑神经，含躯体感觉和躯体运动两种纤维。躯体运动纤维起自脑桥三叉神经运动核，组成三叉神经运动根，自脑桥与小脑中脚交界处出脑，加入下颌神经，经卵圆孔出颅，支配咀嚼肌等。躯体感觉纤维的胞体位于三叉神经节内。三叉神经节由假单极神经元胞体组成，其中枢突集中成粗大的三叉神经感觉根，自脑桥与小脑中脚交界处入脑干，终止于三叉神经脊束核和三叉神经脑桥核，其周围突组成三叉神经的三大分支：眼神经、上颌神经、下颌神经，传导分布区的痛觉、温度觉、触觉等感觉。

1. 眼神经 ophthalmic nerve（图 10-68）　含躯体感觉纤维，是三支中最小的一支。自三叉神经节发出后，穿海绵窦外侧壁，经眶上裂入眶，分布于眼球、泪腺、结膜、硬脑膜、部分鼻黏膜和鼻旁窦黏膜及额顶区、上眼睑和鼻背的皮肤。眼神经分支有额神经、泪腺神经、鼻睫神经，其中较粗大的分支为额神经，在上睑提肌上方前行，有一终支眶上神经，穿眶上切迹（或眶上孔）分布于额顶、上睑部皮肤。

2. 上颌神经 maxillary nerve（图 10-68）　含躯体感觉纤维，经海绵窦外侧壁，穿圆孔出颅，向前经眶下裂入眶，改名为眶下神经。沿眶下沟、眶下管前行，穿出眶下孔达面部分成数支，主要分布于睑裂与口裂之间的面部皮肤。上颌神经在穿出眶下孔以前，沿途发出上牙槽神经、颧神经、翼腭神经等分支，分布于上颌牙和牙龈、上颌窦、鼻腔和软腭黏膜等处。

颧神经中有来自面神经的副交感神经节后纤维，可借颧神经、泪腺神经分布到泪腺，支配泪腺分泌。翼腭神经为 2～3 条细小神经，在翼腭窝向下连于翼腭神经节（副交感神经节）。

3. 下颌神经 mandibular nerve　含躯体感觉及躯体运动两种纤维，经卵圆孔出颅后立即分为数支。其中运动纤维支配咀嚼肌、鼓膜张肌等骨骼肌；感觉纤维主要分布于耳颞部、口裂以下的皮肤及舌前 2/3 黏膜、下颌牙和牙龈。下颌神经中较重要的分支如下：

（1）耳颞神经 auriculotemporal nerve　以两根起自下颌神经，两根间夹持脑膜中动脉，向后合成一干，与颞浅动脉伴行，穿经腮腺，分布于颞区、部分耳郭、外耳道的皮肤。来自舌咽神经的副交感纤维，经耳神经节（副交感神经节）交换神经元后，发出的节后纤维经耳颞神经的腮腺支进入腮腺，支配腮腺的分泌。

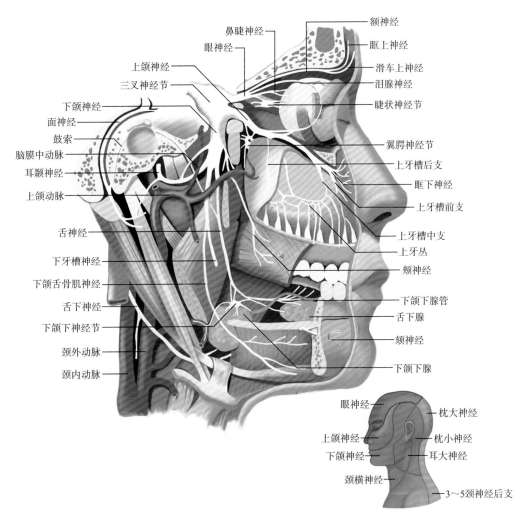

图 10-68 三叉神经在头面部的分布

（2）舌神经 lingual nerve 于下颌支内侧呈弓形越过下颌下腺上方，向前至口底，分布于口腔底部和舌前 2/3 的黏膜。此外，舌神经在行程中有面神经的分支鼓索加入，在下颌下神经节（副交感神经元）交换神经元后，节后纤维分布至下颌下腺、舌下腺。

（3）下牙槽神经 inferior alveolar nerve 在舌神经后方经下颌孔入下颌管内，在管内发出分支分布于下颌牙和牙龈。下牙槽神经的终支穿出颏孔，为颏神经，分布于口裂以下皮肤。

一侧三叉神经损伤，表现为同侧面部皮肤及口、鼻腔黏膜感觉障碍，角膜反射消失，咀嚼肌瘫痪，张口时下颌偏向患侧。

六、展神经（Ⅵ）

展神经 abducent nerve（图 10-58）含躯体运动纤维。发自脑桥的展神经核，在延髓脑桥沟中线两侧出脑前行，穿海绵窦，经眶上裂入眶，支配外直肌。展神经损伤，可引起外直肌瘫痪，产生内斜视。

七、面神经（Ⅶ）

面神经facial nerve（图10-69）为混合性脑神经，主要含躯体运动、内脏运动、内脏感觉纤维成分。①躯体运动纤维，起自面神经核，主要支配面部表情肌；②内脏运动纤维，属副交感神经，起自上泌涎核，分别经翼腭神经节和下颌下神经节交换神经元后，节后纤维分布于泪腺、舌下腺、下颌下腺及鼻腔、口腔黏膜腺；③内脏感觉纤维，其胞体位于膝神经节，周围突分布于舌前2/3的味蕾，中枢突止于孤束核。

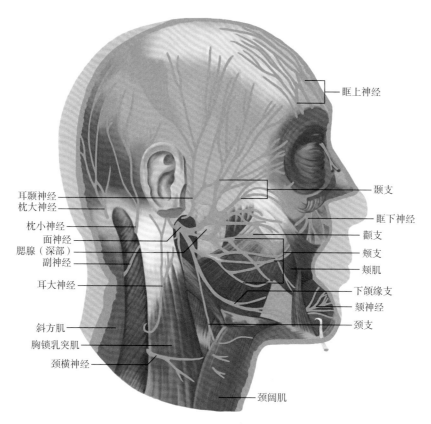

图10-69　面神经

面神经连于延髓脑桥沟外侧部，经内耳门、内耳道至内耳道底，穿内耳道底入面神经管，经茎乳孔出颅，进入腮腺，分数支经腮腺前缘穿出，呈扇形分布于面肌。

1. 面神经管内的分支

（1）鼓索chorda tympani（图10-70）　为面神经出茎乳孔前6mm发出的分支，向前上行至鼓室，穿岩鼓裂出鼓室至颞下窝，行向前下加入舌神经。鼓索含有内脏感觉（味觉）和副交感两种纤维，味觉纤维随舌神经分布于舌前2/3的味蕾；副交感纤维进入下颌下神经节，交换神经元后，节后纤维支配舌下腺和下颌下腺的分泌。

（2）岩大神经greater petrosal nerve　为副交感神经纤维，自膝神经节处发出，经破裂孔入翼腭窝内，经翼腭神经节交换神经元后，节后纤维分布至泪腺及鼻腔、腭的黏膜腺。

2. 面神经的颅外分支　面神经出茎乳孔，前行入腮腺，在腮腺内形成面神经丛，由丛再发分支自腮腺前缘呈扇形穿出，发出的分支包括颞支、颧支、颊支、下颌缘支和颈支，支配面部表情肌等。

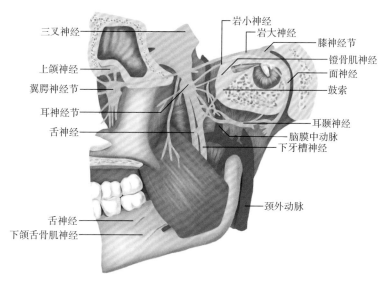

图10-70　鼓索、翼腭神经节与耳神经节

（图中标注）三叉神经、上颌神经、翼腭神经节、耳神经节、舌神经、舌神经、下颌舌骨肌神经、岩小神经、岩大神经、膝神经节、镫骨肌神经、面神经、鼓索、耳颞神经、脑膜中动脉、下牙槽神经、颈外动脉

　　面神经的行程较长，分支有管内、管外之分，因此面神经损伤部位不同，所引起的症状也有所不同。面神经管外损伤后患侧表情肌瘫痪，表现为患侧额纹消失；睑裂闭合困难；口角下垂，发笑时口角偏向健侧；不能鼓腮；鼻唇沟变浅或消失；角膜反射消失。面神经管内损伤后，除上述患侧表情肌瘫痪的表现外，还伴有舌前2/3味觉障碍、泪腺和唾液腺的分泌障碍等。

八、前庭蜗神经（Ⅷ）

　　前庭蜗神经vestibulocochlear nerve含躯体感觉纤维，由传导平衡觉的前庭神经和传导听觉的蜗神经两部分组成。

　　1. 前庭神经vestibular nerve　由双极神经元的胞体聚集成前庭神经节，其周围突穿内耳道底，分布于内耳的椭圆囊斑、球囊斑和壶腹嵴中的毛细胞，中枢突组成前庭神经，经内耳门入颅，经延髓脑桥沟入脑，终于脑干的前庭神经核群。

　　2. 蜗神经cochlear nerve　由双极神经元的胞体聚集成蜗神经节（螺旋神经节），其周围突分布于内耳螺旋器（Corti器），中枢突形成蜗神经，经内耳门入颅，伴前庭神经入脑，终止于脑干的蜗神经核。

　　前庭蜗神经损伤后，表现为患侧耳聋和平衡功能障碍。

九、舌咽神经（Ⅸ）

　　舌咽神经glossopharyngeal nerve为混合性脑神经（图10-71、图10-72）。主要含有三种纤维成分：①躯体运动纤维，起自疑核，支配茎突咽肌。②内脏运动纤维，为副交感神经，起自下泌涎核，经耳神经节交换神经元，借耳颞神经分布到腮腺，支配腮腺分泌。③内脏感觉纤维，其神经元胞体位于颈静脉孔处的下神经节，周围突分布于咽、舌后1/3的黏膜和味蕾及咽鼓管和鼓室等处黏膜、颈动脉窦和颈动脉小球，中枢突终于孤束核。

　　舌咽神经自延髓橄榄后沟处出脑，穿颈静脉孔出颅，在颈静脉孔内、外分别有膨大的舌咽神经上、下神经节。经颈静脉孔出颅后，于颈内动、静脉之间下行，弓形向前达舌根。其主要分支有：

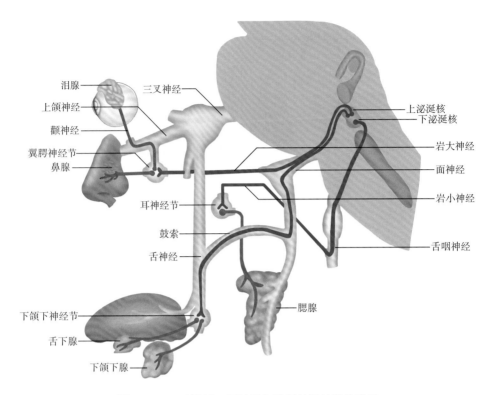

图10-71 三叉神经、面神经与舌咽神经的纤维联系

泪腺
上颌神经
颧神经
翼腭神经节
鼻腺
三叉神经
上泌涎核
下泌涎核
岩大神经
面神经
岩小神经
耳神经节
鼓索
舌神经
舌咽神经
下颌下神经节
舌下腺
下颌下腺
腮腺

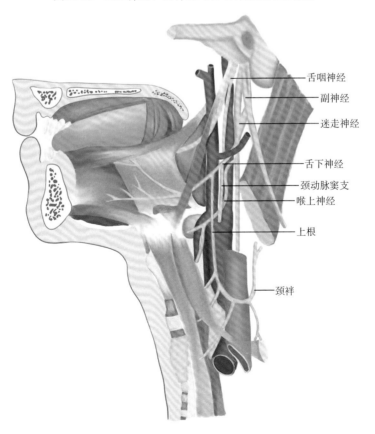

图10-72 舌咽神经、副神经及舌下神经

舌咽神经
副神经
迷走神经
舌下神经
颈动脉窦支
喉上神经
上根
颈袢

1. 舌支 lingual branch　为舌咽神经的终支，含内脏感觉纤维成分，分布于舌后1/3的黏膜和味蕾。

2. 颈动脉窦支 carotid sinus branch　含内脏感觉纤维，在颈静脉孔下方发出，分布于颈动脉窦（压力感受器）和颈动脉小球（化学感受器），可反射性地调节机体的血压和呼吸。

十、迷走神经（X）

迷走神经 vagus nerve 是行程最长，分布范围最广的混合性脑神经。含有4种纤维成分（图10-73）：①内脏运动纤维，起自迷走神经背核，支配颈部、胸腔脏器和腹腔大部分脏器的平滑肌、心

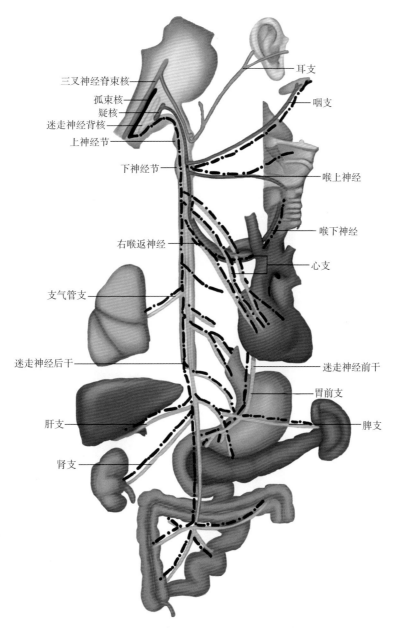

图10-73　迷走神经的纤维成分及分布示意图
蓝色：躯体感觉；红色：躯体运动；黑色：内脏感觉；黄色：内脏运动

肌和腺体的活动；②内脏感觉纤维，其神经元胞体位于迷走神经下神经节，周围突随内脏运动纤维分布，中枢突终于孤束核；③躯体运动纤维，起自疑核，支配软腭和咽喉肌；④躯体感觉纤维，其神经元胞体位于迷走神经上神经节，周围突分布于硬脑膜、耳郭和外耳道，中枢突终于三叉神经感觉核。

迷走神经自橄榄后沟出脑，与舌咽神经、副神经一起穿颈静脉孔出颅，在颈静脉孔内、外分别有膨大的迷走神经上、下神经节。在颈部，迷走神经走行在颈动脉鞘内，于颈内静脉与颈内动脉或颈总动脉之间的后方下行，从胸廓上口进入胸腔。在胸腔中，左、右迷走神经行程略有不同，左迷走神经在左颈总动脉与左锁骨下动脉之间下行，越过主动脉弓前方，经左肺根后面至食管前面下行，构成左肺丛和食管前丛，于食管下段延续为迷走神经前干anterior vagal trunk；右迷走神经经右锁骨下动、静脉之间下行，沿气管右侧经右肺根后方达食管后面，构成右肺丛和食管后丛，于食管下段延续为迷走神经后干posterior vagal trunk。迷走神经前、后干与食管一同穿膈的食管裂孔进入腹腔，分支分布于腹腔中肝、胆、胰、脾、肾及结肠左曲以上的消化管。

迷走神经的主要分支有：

1. 颈部分支

（1）喉上神经superior laryngeal nerve　是迷走神经在颈部最大的分支，在迷走神经下神经节处分出，分布于声门裂以上的喉黏膜及会厌、舌根等处及环甲肌。

（2）颈心支　沿喉与气管两侧下行，入胸腔后与交感神经一起形成心丛，调控心脏活动。其中分布至主动脉壁内，能感受血压变化和化学刺激，称主动脉神经或减压神经。

（3）咽支　在迷走神经下神经节处分出，含内脏感觉和内脏运动纤维，与舌咽神经和交感神经咽支共同构成咽丛，分布于咽肌、软腭肌及咽部黏膜。

2. 胸部分支

（1）喉返神经recurrent laryngeal nerve（图10-74）　为迷走神经入胸腔后的分支。右喉返神经由前向后勾绕右锁骨下动脉返回颈部，左喉返神经由前向后勾绕主动脉弓返回颈部，左、右喉返神经分别行于两侧气管与食管之间的沟内，其终支称喉下神经，分布于声门裂以下喉黏膜及除环甲肌外的所有喉肌，为喉肌的主要运动神经。

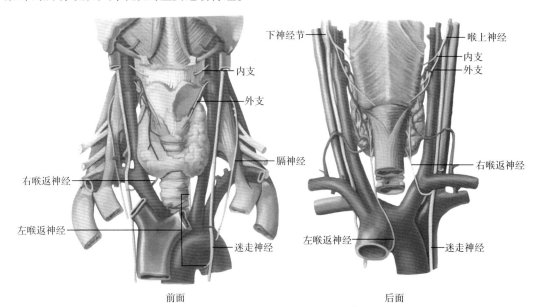

图10-74　喉返神经

（2）气管支和食管支　是若干细小分支，与交感神经分支组成肺丛和食管丛，由丛再发出分支至气管、肺、食管和胸膜，传导这些器官的内脏感觉和控制这些器官的平滑肌的运动及腺体的分泌。

3. 腹部的分支

（1）胃前支和肝支　迷走神经前干入腹腔后分为胃前支和肝支。胃前支沿胃小弯分布于胃前壁，肝支与交感神经组成肝丛，随肝固有动脉分布于肝、胆囊和胆道（图10-75）。

（2）胃后支和腹腔支　迷走神经后干入腹腔后分胃后支和腹腔支。胃后支于胃后面与胃前支同样分布，腹腔支与交感神经组成腹腔神经丛，其分支分布于肝、胆、胰、脾、肾及结肠左曲以上的消化管（图10-75）。

十一、副神经（Ⅺ）

副神经accessory nerve（图10-72）含躯体运动纤维，起自副神经核，在延髓橄榄后沟出脑，经颈静脉孔出颅，绕颈内静脉行向外下，经胸锁乳突肌深面，在胸锁乳突肌后缘浅出，向外下斜行进入斜方肌深面，分支支配胸锁乳突肌和斜方肌。

副神经损伤，患侧胸锁乳突肌和斜方肌瘫痪，患者头不能向患侧侧屈，面部不能转向对侧及患侧肩胛骨下垂。

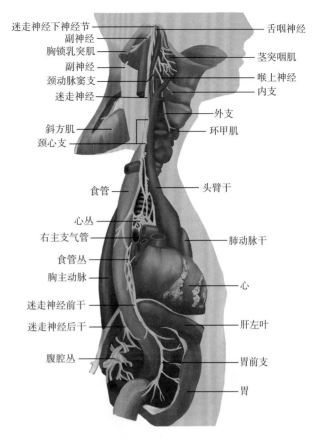

图 10-75　迷走神经

十二、舌下神经（Ⅻ）

舌下神经hypoglossal nerve（图10-72）含躯体运动纤维，起自舌下神经核，于延髓锥体与橄榄之间的沟出脑，经舌下神经管出颅，向下行于颈内动、静脉之间至舌骨上方，呈弓形行向前内，穿颏舌肌入舌，支配舌内肌和大部分舌外肌。

来自第1颈神经上根的纤维加入到舌下神经，下行构成舌下神经降支，与来自第2、3颈神经下根的颈神经降支在环状软骨水平结合，形成颈袢，分支支配舌骨下肌群。

一侧舌下神经损伤，患侧舌肌瘫痪，伸舌时舌尖偏向患侧。

（马　莉）

第六节　内脏神经系统

内脏神经系统visceral nervous system是神经系统的重要组成部分，其中枢部位于脑和脊髓，周围部称内脏神经，主要分布于内脏器官、心血管和腺体。内脏神经和躯体神经一样，均含有运动（传出）和感觉（传入）两种纤维成分。内脏运动神经调节内脏和心血管的运动，控制腺体的分泌，通常不受人的意志控制，故又称自主神经系统。内脏感觉神经将来自内脏、心血管等处的感觉冲动传入各级中枢，经中枢整合后，通过内脏运动神经调节这些器官的活动，在维持机体内、外环境的动态平衡和机体正常生命活动方面发挥着重要作用。

一、内脏运动神经

内脏运动神经 visceral motor nerve（图 10-76）和躯体运动神经在结构和功能上有较大差别，其主要差异包括：

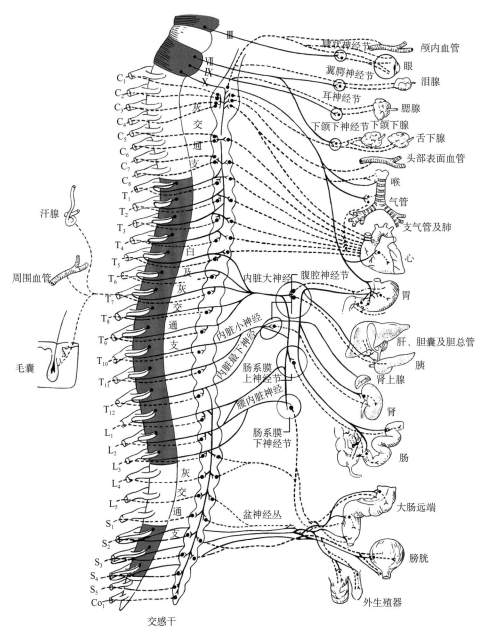

图 10-76　内脏运动神经模式图

实线：节前纤维；虚线：节后纤维

1. 支配的器官不同 躯体运动神经支配骨骼肌，内脏运动神经支配心肌、平滑肌和腺体。

2. 神经元数目不同 躯体运动神经自低级中枢至骨骼肌，只有一级神经元。而内脏运动神经自低级中枢发出后，都要在周围部的内脏神经节交换神经元，再由节内神经元发出纤维到达效应器。因此，内脏运动神经从低级中枢到达所支配的器官需经过两级神经元。第1级神经元称节前神经元，胞体位于脑干和脊髓内，其轴突称节前纤维；第2级神经元为节后神经元，胞体位于周围部的内脏神经节内，其轴突称节后纤维。

3. 分布形式不同 躯体运动神经以神经干的形式分布，而内脏运动神经则常攀附于脏器或血管的表面形成神经丛，再由神经丛发出分支至所支配的效应器。

4. 纤维类型不同 躯体运动神经纤维一般是比较粗的有髓纤维，而内脏运动神经纤维则是薄髓（节前纤维）和无髓（节后纤维）的细纤维。

5. 纤维成分不同 躯体运动神经只有一种纤维成分，即躯体运动纤维；而内脏运动神经分为交感和副交感两种纤维成分。大多数内脏器官接受交感神经和副交感神经的双重支配。

（一）交感神经

交感神经sympathetic nerve 的低级中枢位于脊髓第1胸髓节段至第3腰髓节段（$T_1 \sim L_3$）的侧角内。交感神经的周围部包括部分节前纤维、交感神经节及节后纤维等。

1. 交感神经节 为交感神经节后神经元胞体所在。依其所在位置不同，可分为椎旁神经节和椎前神经节。

（1）椎旁神经节 paravertebral ganglion 位于脊柱两旁，同侧相邻椎旁神经节之间借节间支相连，形成链索状的交感干 sympathetic trunk，故椎旁神经节又称交感干神经节 ganglia of sympathetic trunk。左、右交感干均上起自颅底，下至尾骨，两干下端在尾骨前合为单个奇神经节。

椎旁神经节有19～23对和尾部1个单节。颈部交感干神经节一般有3对，分别称为颈上神经节、颈中神经节和颈下神经节。胸部有10～12对，腰部有4～5对，骶部有2～3对，尾部为1个单节（奇神经节）。

（2）椎前神经节 prevertebral ganglion 位于脊柱前方，腹主动脉脏支根部，呈不规则的节状团块。主要有腹腔神经节 celiac ganglion、主动脉肾神经节 aorticorenal ganglion、肠系膜上神经节 superior mesenteric ganglion及肠系膜下神经节 inferior mesenteric ganglion等（图10-77），分别位于同名动脉的根部。

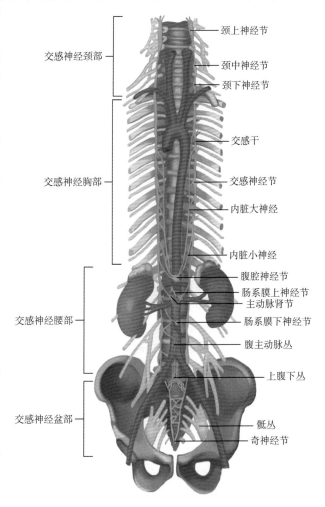

图 10-77 交感干全貌

（图中标注：
交感神经颈部
交感神经胸部
交感神经腰部
交感神经盆部

颈上神经节
颈中神经节
颈下神经节
交感干
交感神经节
内脏大神经
内脏小神经
腹腔神经节
肠系膜上神经节
主动脉肾节
肠系膜下神经节
腹主动脉丛
上腹下丛
骶丛
奇神经节）

2. 交通支 communicating branches　交感干神经节借交通支与相应的脊神经相连。交通支分为白交通支和灰交通支（图10-17）。白交通支是脊髓侧角细胞发出的节前纤维，离开脊神经进入交感干神经节，仅见于全部胸神经和上3对腰神经与交感干神经节之间，因纤维有髓鞘，呈白色，故称白交通支。灰交通支是交感干神经节发出的节后纤维返回进入脊神经，存在于交感干神经节与全部脊神经之间，因纤维无髓鞘，呈灰色，故称灰交通支。

3. 交感神经节前纤维和节后纤维的去向　交感神经节前纤维自脊髓侧角发出，经脊神经前根、脊神经、白交通支进入交感干后有三种去向：①终止于相应的交感干神经节，并交换神经元。②在交感干内上升或下降，然后终止于上方或下方交感干神经节，并交换神经元。③穿过交感干神经节后，至椎前神经节交换神经元。穿过交感干神经节至椎前神经节的节前纤维组成内脏大神经、内脏小神经等分支，穿过膈腹腔神经节、肠黏膜上神经节、肠系膜下神经节等交换神经元。

由交感干神经节发出的节后纤维也有三种去向：①经灰交通支返回脊神经，随脊神经分布至头颈部、躯干部和四肢的血管、汗腺和立毛肌（竖毛肌）等。31对脊神经与交感干神经节之间都由灰交通支联系，故脊神经分支内一般都含有交感神经的节后纤维。②攀附于动脉形成神经丛，并随动脉及其分支到达所支配的器官。自椎前神经节发出的节后纤维主要是形成神经丛攀附动脉走行，分布到腹腔和盆腔脏器。③由交感干神经节发出分支直接分布到所支配的器官。

4. 交感神经的分布（图10-77）　交感神经的分布大致如下：自第1～5胸髓节段（$T_{1\sim5}$）侧角细胞发出的节前纤维交换神经元后，其节后纤维支配头、颈、胸腔脏器和上肢的血管、汗腺及立毛肌；自第5～12胸髓节段（$T_{5\sim12}$）侧角细胞发出的节前纤维交换神经元后，其节后纤维支配肝、脾、肾等实质性器官和腹腔内结肠左曲以上的消化管；自上腰髓节段（$L_{1\sim3}$）侧角细胞发出的节前纤维交换神经元后，其节后纤维支配结肠左曲以下的消化管、盆腔脏器和下肢的血管、汗腺及立毛肌。

（二）副交感神经

副交感神经 parasympathetic nerve 低级中枢位于脑干内的副交感核和第2～4骶髓节段（$S_{2\sim4}$）的骶副交感核。由副交感神经核发出节前纤维至周围部的副交感神经节交换神经元，发出节后纤维到达所支配的器官。

副交感神经的周围部包括副交感神经节及进出节的节前纤维和节后纤维。根据副交感神经节的位置不同，可分为器官旁节和器官内节，前者位于所支配的器官附近，后者位于所支配的器官壁内。位于颅部的副交感神经节中的器官旁节体积较大，肉眼可见，有睫状神经节、下颌下神经节、翼腭神经节和耳神经节等。在颅部以外的身体其他部位，副交感神经节体积很小，有位于心丛、肺丛、膀胱丛和子宫阴道丛内的器官旁节，以及位于支气管和消化管壁内的器官内节等，肉眼难以辨别，需借助显微镜才能观察到。

1. 颅部副交感神经　其节前纤维走行于动眼神经、面神经、舌咽神经和迷走神经内。

（1）随动眼神经走行的副交感神经节前纤维，由中脑内的动眼神经副核发出，进入眶后，在视神经外侧的睫状神经节内交换神经元，其节后纤维穿入眼球壁，分布于瞳孔括约肌和睫状肌。

（2）随面神经走行的副交感神经节前纤维，由脑桥内的上泌涎核发出，一部分节前纤维经岩大神经至翼腭神经节交换神经元，其节后纤维至泪腺和鼻腔黏膜的腺体；另一部分节前纤维通过鼓索加入舌神经，再到下颌下神经节交换神经元，其节后纤维分布于下颌下腺和舌下腺。

（3）随舌咽神经走行的副交感神经节前纤维，由延髓内的下泌涎核发出，至耳神经节交换神经元，其节后纤维分布到腮腺。

（4）随迷走神经走行的副交感神经节前纤维，由延髓内的迷走神经背核发出，随迷走神经分支到胸、腹腔脏器的器官旁节或器官内节交换神经元，其节后纤维随即分布于胸、腹腔脏器（结肠左曲以下的消化管除外）。

2. 骶部副交感神经 其节前纤维由第2～4骶髓节段（$S_{2\sim4}$）副交感神经核发出，随骶神经前根、前支出骶前孔至盆腔，组成盆内脏神经 pelvic splanchnic nerves，参加盆丛，随盆丛分支到降结肠、乙状结肠和盆腔脏器，在器官旁节或器官内节交换神经元，节后纤维支配这些器官的平滑肌和腺体。

（三）交感神经和副交感神经的主要区别

1. 低级中枢的部位不同 交感神经低级中枢位于第1胸髓节段至第3腰髓节段（$T_1\sim L_3$）的侧角内；副交感神经低级中枢位于脑干内的副交感神经核和第2～4骶髓节段（$S_{2\sim4}$）的副交感神经核。

2. 周围神经节的位置不同 交感神经节位于脊柱的两旁（椎旁神经节）和脊柱的前方（椎前神经节）；副交感神经节位于所支配的器官近旁（器官旁节）和器官壁内（器官内节）。因此，副交感神经节前纤维比交感神经节前纤维长，而节后纤维则较短。

3. 分布范围不同 交感神经在周围的分布范围较广，如分布于头颈部、胸腹腔脏器及全身的血管、腺体及立毛肌等。副交感神经的分布不如交感神经广泛，一般认为大部分血管、汗腺、立毛肌和肾上腺髓质均无副交感神经支配。

4. 节前神经元与节后神经元的比例不同 多数交感神经的节前神经元的轴突与节后神经元形成突触联系的数量，多于副交感神经。

5. 对同一器官所起的作用不同 交感神经与副交感神经对同一器官的作用是互相拮抗、又互相统一的。例如，当机体运动加强时，为适应机体代谢的需要，交感神经兴奋增强，而副交感神经兴奋减弱，于是出现心跳加快、血压升高、支气管扩张、瞳孔开大、消化活动受抑制等现象。而当机体处于安静或睡眠状态时，副交感神经兴奋加强，交感神经相对抑制，因而可出现心跳减慢、血压下降、支气管收缩、消化活动增强等，以利于体力的恢复和能量的储备。

二、内脏感觉神经

内脏感觉神经通过感受器接收来自内脏的刺激，将其转变为神经冲动传至中枢。如同躯体感觉神经一样，内脏感觉神经元的胞体位于脊神经节和脑神经节内，亦为假单极神经元。周围突随交感神经和副交感神经分布；中枢突进入脊髓和脑干，分别止于脊髓后角和脑干内的孤束核。内脏感觉神经一方面借中间神经元与内脏运动神经元联系，形成内脏-内脏反射，或与躯体运动神经元联系，形成内脏-躯体反射；另一方面经过较复杂的传导途径将冲动传至大脑皮质，产生内脏感觉。

内脏感觉神经具有与躯体感觉神经不同的特点。①痛阈较高。内脏感觉纤维数目较少，且多为细纤维，故一般强度的刺激不引起主观感觉。②定位不准确，呈弥散性内脏痛。内脏感觉的传入途径比较分散，即一个脏器的感觉纤维经过多个节段的脊神经进入中枢，而一条脊神经又包含来自几个脏器的感觉纤维。因此，内脏痛往往是弥散的，定位也不准确。内脏感觉传导通路复杂，但其确切通路迄今知之甚少。

某些内脏器官发生病变时，常在体表的一定区域产生感觉过敏或痛觉，这种现象称牵涉痛 referred pain。例如，心绞痛时，常在胸前区及左臂内侧皮肤感到疼痛；肝胆疾病时，常在右肩部感到疼痛等。牵涉痛的发生机制还不清楚，有研究提出的"分支投射假说"推测，一个脊神经节神经元的周围突分叉至躯体部和内脏器官，这可能是产生牵涉痛的形态学基础，也可能是经络学说中体表与内脏相关的形态学基础。

（谢璐霜）

第七节　神经传导通路

机体内、外感受器接收的刺激转变为神经冲动，经周围神经传入中枢神经系统，最后至大脑皮质产生感觉。大脑皮质将这些信息整合后发出指令，传递到脑干或脊髓的运动神经元，支配躯体或内脏效应器，引起效应。高级中枢与感受器或效应器之间，通过神经元组成传导神经冲动的通路，称神经传导通路。

由感受器经过传入神经、皮质下各级中枢至大脑皮质的神经通路，称感觉传导通路或上行传导通路；由大脑皮质经皮质下各级中枢、传出神经至效应器的神经通路称运动传导通路或下行传导通路。

一、感觉传导通路

（一）本体感觉传导通路

本体感觉是指肌、腱、关节等运动器官的位置觉、运动觉和震动觉，又称深感觉。躯干和四肢本体感觉传导通路分为意识性和非意识性两种。

1. 躯干和四肢意识性本体感觉和精细触觉传导通路　意识性本体感觉传导通路是指将本体感觉冲动传至大脑皮质，产生意识性感觉。此传导通路中还传导躯干和四肢的皮肤精细触觉，故可称为躯干和四肢意识性本体感觉与精细触觉传导通路，由三级神经元组成（图10-78）。

第1级神经元胞体位于脊神经节内，为假单极神经元，其周围突随脊神经分布到躯干和四肢的肌、腱、关节等处的本体感觉感受器和皮肤精细触觉感受器，中枢突经脊神经后根，进入脊髓同侧的

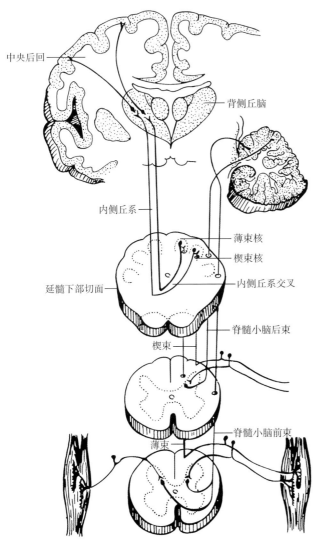

中央后回

背侧丘脑

内侧丘系

薄束核

楔束核

延髓下部切面

内侧丘系交叉

脊髓小脑后束

楔束

脊髓小脑前束

薄束

图 10-78　本体感觉和精细触觉传导通路

后索。来自脊髓第5胸节以下的纤维走行在后索内侧，形成薄束，传导躯干下部、下肢的本体感觉和皮肤的精细触觉；来自第4胸节以上的纤维位于薄束的外侧，形成楔束，传导躯干上部、上肢的本体感觉和皮肤的精细触觉。薄束和楔束在脊髓后索内上升，分别止于延髓的薄束核和楔束核。

第2级神经元胞体位于延髓的薄束核和楔束核，由两核发出的纤维呈弓形前行至中央管腹侧，在中线与对侧纤维交叉，形成内侧丘系交叉，交叉后的纤维在中线两侧上行，称内侧丘系，经过脑桥和中脑止于背侧丘脑腹后外侧核。

第3级神经元胞体位于背侧丘脑腹后外侧核，此核发出纤维参与组成丘脑皮质束（又称丘脑中央辐射），经内囊后肢投射到中央后回的上、中部和中央旁小叶的后部。

该传导通路损伤，患者闭目不能确定相应部位的位置姿势和运动方向，震动觉消失，同时精细触觉也丧失。

2. 躯干和四肢非意识性本体感觉传导通路　非意识性本体感觉传导通路是指将躯干和四肢本体感觉感受器产生的信息传至小脑的通路，产生非意识性感觉，反射性调节躯干和四肢的肌张力和协调运动，维持身体的平衡和姿势。

（二）浅感觉传导通路

浅感觉传导通路传导痛觉、温度觉、粗触觉和压觉的冲动，由三级神经元组成（图10-79）。

1. 躯干和四肢浅感觉传导通路
第1级神经元胞体位于脊神经节内，为假单极神经元，周围突随脊神经分布到躯干、四肢皮肤的感受器，中枢突经脊神经后根进入脊髓，止于后角细胞。

第2级神经元胞体位于脊髓后角的细胞，它发出纤维上升1～2个脊髓节段，再经中央管前方的白质前连合交叉到对侧。其中一部分纤维进入外侧索组成脊髓丘脑侧束，传导痛觉和温度觉；另一部分纤维进入前索组成脊髓丘脑前束，传导粗触觉和压觉。两束分别在脊髓外侧索和前索上行，经脑干止于背侧丘脑腹后外侧核。

第3级神经元胞体位于背侧丘脑腹后外侧核，它们发出的纤维参与组成丘脑皮质束，经内囊后肢投射到中

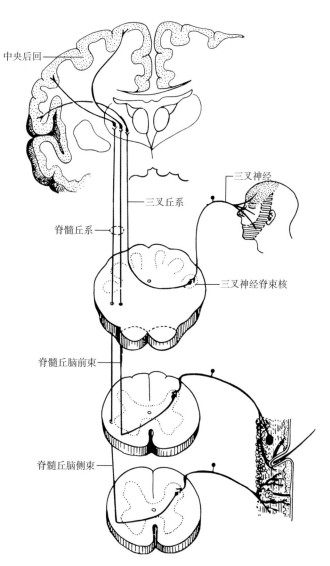

中央后回
三叉神经
三叉丘系
脊髓丘系
三叉神经脊束核
脊髓丘脑前束
脊髓丘脑侧束

图10-79　痛觉、温度觉和粗触觉传导通路

央后回上、中部和中央旁小叶的后部。

一侧脊髓丘脑侧束和脊髓丘脑前束受损，受损平面1～2个脊髓节段以下对侧皮肤痛觉、温度觉减弱或丧失，触觉缺失不显著，因为后索也传导精细触觉。

2. 头面部浅感觉传导通路　第1级神经元胞体位于三叉神经节内，为假单极神经元，其周围突经三叉神经分布于头面部皮肤和口、鼻腔黏膜等感受器，中枢突组成三叉神经根入脑桥，其中传递痛觉和温度觉的纤维下降，形成三叉神经脊束，止于三叉神经脊束核；传递触觉和压觉的纤维终止于三叉神经脑桥核。

第2级神经元胞体位于三叉神经脊束核和脑桥核，它们发出纤维交叉到对侧，组成三叉丘系，止于背侧丘脑腹后内侧核。

第3级神经元胞体位于背侧丘脑腹后内侧核，它们发出纤维参与组成丘脑皮质束，经内囊后肢投射到中央后回下部。

此通路在交叉部位以上损伤则对侧头面部出现浅感觉障碍，若在交叉部位以下损伤则同侧头面部浅感觉障碍。

（三）视觉传导通路

视觉传导通路（图10-80）传导两眼视觉。当两眼向前平视时所能看到的空间范围称视野。视野分为鼻侧半视野和颞侧半视野。由于眼球屈光系统对光线的折射作用，位于鼻侧半视野的物像投射到颞侧半视网膜，颞侧半视野的物像投射到鼻侧半视网膜。

视网膜的视杆细胞和视锥细胞为感光细胞，感受光刺激后，将冲动传至双极细胞。双极细胞为第1级神经元，将神经冲动传至视神经节细胞。视神经节细胞为第2级神经元，其轴突在视神经盘处集合成视神经，分别经两侧视神经管入颅腔，汇合为视交叉，再经视束向后，主要终止于外侧膝状体。

视神经纤维在视交叉处作不完全交叉，即来自两眼视网膜鼻侧半的纤维在视交叉处交叉后加入对侧视束；而来自视网膜颞侧半的纤维不交叉，直接进入同侧视束。因此，每侧视束包含同侧眼球视网膜颞侧半的纤维和对侧眼球视网膜鼻侧半的纤维。视束绕过大脑脚，终止于外侧膝状体。第3级神经元胞体位于外侧膝状体，发出的轴突组成视辐射，经内囊后肢投射到枕叶距状沟上、下皮质的视觉中枢。

视觉传导通路不同部位损伤时，可引起不同的视野缺损（图10-80）。①一侧视神经损伤可导致患侧视野全盲；②视交叉中间部（交叉纤维）损伤可导致双眼视野颞侧半偏盲（双颞侧偏盲）；③一侧视束、外侧膝状体、视辐射或视觉中枢皮质损伤，可导致双眼视野对侧半偏盲（同侧偏盲）。例如，左侧视束损伤，则引起双眼视野右侧半偏盲（即左眼鼻侧视野和右眼颞侧视野偏盲）。

附　瞳孔对光反射

光照一侧瞳孔，引起两眼瞳孔同时缩小的现象称为瞳孔对光反射。光照侧瞳孔缩小的反应称直接对光反射，未照射侧瞳孔缩小的反应称间接对光反射。瞳孔对光反射是由视神经和动眼神经中的副交感纤维共同完成的。其传导通路为：视网膜→视神经→视交叉→两侧视束→顶盖前区→两侧动眼神经副核→动眼神经→睫状神经节→节后纤维→瞳孔括约肌收缩→两侧瞳孔缩小。

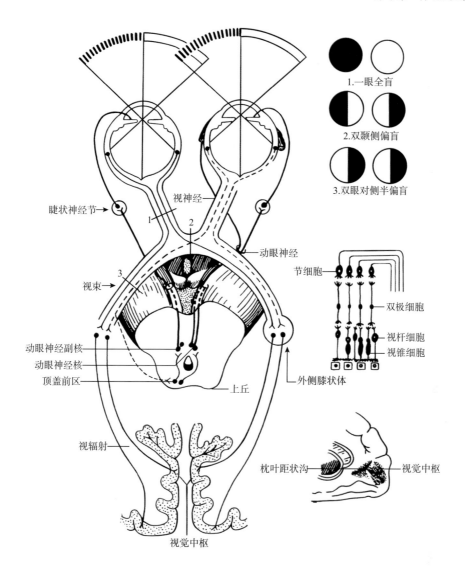

图10-80　视觉传导通路和不同视野损伤

　　一侧视神经损伤，光照患侧瞳孔，两侧瞳孔均无反应；光照健侧瞳孔，则两侧瞳孔都缩小，此即患侧直接对光反射消失，间接对光反射存在。

　　一侧动眼神经损伤，分别光照两侧瞳孔，患侧瞳孔均无反应，此即患侧直接对光反射和间接对光反射均消失。

二、运动传导通路

　　运动传导通路包括内脏运动传导通路（详见本章第六节）和躯体运动传导通路，躯体运动（下行）传导通路是大脑皮质对骨骼肌运动进行调节和控制的传导通路，包括锥体系和锥体外系。锥体系直接或间接作用于下运动神经元执行随意运动。锥体外系是指锥体系以外调节随意运动的传导通路。

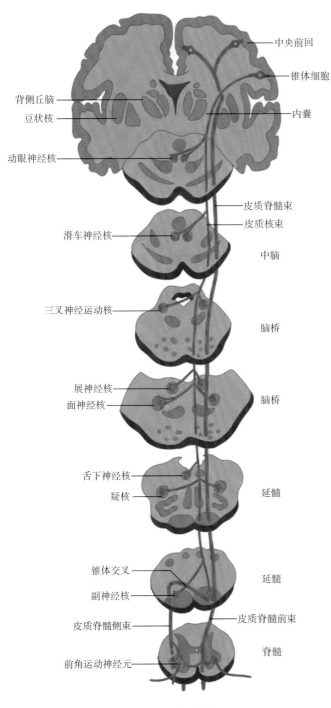

背侧丘脑
豆状核
动眼神经核
滑车神经核
三叉神经运动核
展神经核
面神经核
舌下神经核
疑核
锥体交叉
副神经核
皮质脊髓侧束
前角运动神经元

中央前回
锥体细胞
内囊
皮质脊髓束
皮质核束
中脑
脑桥
脑桥
延髓
延髓
皮质脊髓前束
脊髓

图10-81　锥体系

（一）锥体系

　　锥体系主要由上运动神经元和下运动神经元组成。上运动神经元的胞体位于大脑皮质中央前回和中央旁小叶前部，为锥体细胞，其轴突聚集形成锥体束，其中下行至脊髓的纤维束称皮质脊髓束；止于脑神经躯体运动核的纤维束称皮质核束（图10-81）。下运动神经元是脑神经躯体运动核和脊髓前角的运动神经元，构成运动冲动传导的最后公路，其轴突构成脑神经和脊神经内的躯体运动纤维。正常时上运动神经元控制下运动神经元的活动。

　　1. 皮质脊髓束　管理躯干、四肢骨骼肌的随意运动。主要起于大脑皮质中央前回上、中部和中央旁小叶前部的锥体细胞，经内囊后肢、中脑大脑脚、脑桥基底部至延髓形成锥体。在锥体下部，大部分纤维交叉至对侧，形成锥体交叉。交叉后的纤维在脊髓外侧索下行，形成皮质脊髓侧束，陆续逐节直接或间接止于各节段的前角运动神经元，主要支配四肢肌，皮质脊髓侧束存在于脊髓全长。小部分未交叉的纤维在同侧脊髓前索内下行，形成皮质脊髓前束，再陆续逐节交叉至对侧，直接或间接止于颈髓和上胸髓的前角运动神经元，支配躯干肌和上肢近端肌的运动，皮质脊髓前束只存在于脊髓中胸段以上（图10-16、图10-81）。皮质脊髓前束中有一部分纤维始终不交叉，而止于同侧脊髓前角运动神经元，主要支配躯干肌。因此，躯干肌受两侧大脑皮质支配，而上、下肢肌只受对侧大脑支配。一侧皮质脊髓束如果在锥体交叉前受损，主要引起对侧肢体瘫痪，躯干肌运动不受明显影响；如果在锥体交叉后受损，主要引起同侧肢体瘫痪。

　　2. 皮质核束（皮质脑干束）　管理头面部骨骼肌的随意运动。主要起于大脑中央前回下部的锥体细胞，经内囊膝下降至脑干。皮质核束的大部分纤维终止于双侧的躯体运动核，只有一小部分纤维完全交叉到对侧，终止于面神经核的下部和舌下神经核，支配对侧的下部面肌和舌肌（图10-

81）。因此，除面神经核下部和舌下神经核受单侧（对侧）皮质核束支配外，其他躯体运动核均接受双侧皮质核束的支配。一侧皮质核束损伤时，只有对侧下部面肌和对侧舌肌瘫痪，而眼外肌、咀嚼肌、咽喉肌和面上部表情肌均不受影响。

3. 锥体系损伤 锥体系任何部分受损都可引起骨骼肌随意运动障碍，出现瘫痪，但上运动神经元和下运动神经元损伤所表现的症状不同。

（1）上运动神经元损伤 指脊髓前角运动神经元和脑干躯体运动核以上的大脑皮质躯体运动中枢或锥体束损伤。表现为随意运动障碍，肌张力增高，病理反射阳性，腱反射亢进，瘫痪的肌肉呈痉挛状态，故称中枢性瘫痪（硬瘫）。主要是下运动神经元失去了上运动神经元对其的抑制作用，下运动神经元的兴奋性增强所致。当一侧皮质核束受损时，可产生对侧睑裂以下的面肌和对侧舌肌瘫痪，表现为病灶对侧鼻唇沟消失，口角低垂并向病灶侧偏斜、流涎，不能做鼓腮、露齿等动作，伸舌时舌尖偏向病灶对侧，临床上又称核上瘫（图10-82、图10-83）。

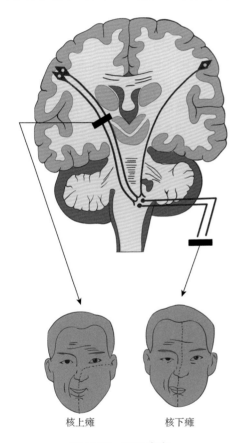

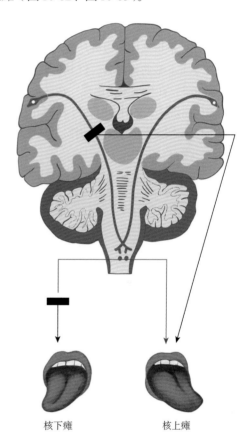

核上瘫　核下瘫　　　　核下瘫　核上瘫

图10-82　面肌瘫痪　　　图10-83　舌肌瘫痪

（2）下运动神经元损伤 指脊髓前角运动神经元或脑干躯体运动核或脊神经、脑神经受损。因反射弧破坏，骨骼肌失去神经的直接支配，表现为瘫痪的肢体肌张力降低，浅、深反射消失，肌萎缩，病理反射阴性，临床上称此为周围性瘫痪（软瘫）。一侧面神经核或面神经损伤时，可致病灶侧所有面肌瘫痪，表现为额纹消失、眼睑不能闭合、口角下垂、鼻唇沟消失等；一侧舌下神经核或舌下神经损伤时，可致病灶侧舌肌瘫痪，表现为伸舌时舌尖偏向病灶侧，舌肌萎缩，临床上又称核下瘫（图10-82、图10-83）。

上、下运动神经元损伤后的临床表现比较见表10-4。

表 10-4　上、下运动神经元损伤后的临床表现比较

症状与体征	上运动神经元损伤	下运动神经元损伤
肌张力	增高	降低
腱反射	亢进	消失或减弱
病理反射	出现（阳性）	不出现（阴性）
肌萎缩	不明显	明显
瘫痪	痉挛性（硬瘫）	弛缓性（软瘫）

（二）锥体外系

锥体外系是指锥体系以外所有影响和控制躯体运动的神经传导通路。其结构十分复杂，包括大脑皮质及皮质下基底神经核、红核、黑质、小脑、网状结构等及其纤维联系。在种系发生上，锥体外系出现较早，在鱼类中已出现，在鸟类和低等哺乳动物中已成为控制运动的最高中枢。在人类，由于锥体系的出现，锥体外系则处于从属和辅助地位。锥体外系的主要功能是调节肌张力，协调肌群的运动，维持体态姿势和习惯性动作。锥体系和锥体外系互相配合、相互协调，共同控制骨骼肌的随意运动。

（李美丽）

第八节　脑和脊髓的被膜、血管及脑脊液循环

一、脑和脊髓的被膜

脑和脊髓表面有三层被膜，由外向内分别为硬膜、蛛网膜和软膜。三层被膜在枕骨大孔处相续，有支持、保护脑和脊髓的作用。

（一）硬膜

由致密结缔组织构成，厚而坚韧，其中包被脊髓的部分称硬脊膜，包被脑的部分称硬脑膜。

1. 硬脊膜 spinal dura mater　呈囊状包裹脊髓（图10-84）。硬脊膜与椎管内面的骨膜之间有一个窄隙，称硬膜外隙 epidural space，内含疏松结缔组织、脂肪、淋巴管和椎内静脉丛。此隙略呈负压，有脊神经根通过，硬脊膜向上与硬脑膜相连，由于在枕骨大孔边缘与骨膜紧密相贴，故硬膜外隙不与颅腔相通。临床上进行硬膜外麻醉术时，将药物注入此隙，可达到阻滞相应节段脊神经的传导作用。

2. 硬脑膜 cerebral dura mater　是包被脑的纤维膜，坚韧而有光泽，由内、外两层结合而成。在颅盖，硬脑膜与颅骨结合疏松，容易分离，当颅盖部外伤时，常因硬脑膜血管损伤而在硬脑膜与颅骨之间形成硬膜外血肿。硬脑膜在颅底则与颅骨结合紧密而牢固，故颅底骨折时，容易将硬脑膜与蛛网膜同时撕裂，导致脑脊液外漏。

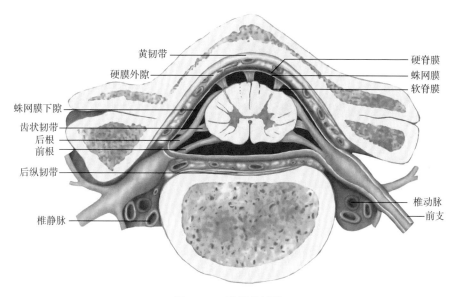

图 10-84　脊髓的被膜

　　硬脑膜内层在一定部位折叠形成隔幕，并突入脑的裂隙中（图 10-85）。其中主要有：①大脑镰 cerebra falx，伸入大脑纵裂内，下缘游离，直到胼胝体上方，前端附于鸡冠，后端连于小脑幕上面的正中线上；②小脑幕 tentorium of cerebellum，呈半月形，位于大脑半球与小脑之间，前缘游离称幕切迹，围绕中脑，后缘和两侧附于枕骨和颞骨上。小脑幕将颅腔分隔成不完全的上、下两

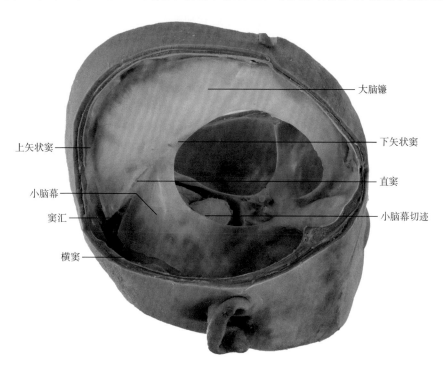

图 10-85　硬脑膜和硬脑膜窦

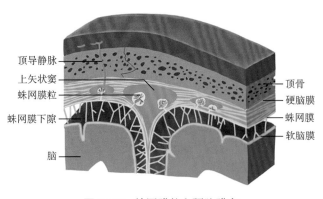

顶导静脉
上矢状窦
蛛网膜粒
蛛网膜下隙
脑

顶骨
硬脑膜
蛛网膜
软脑膜

图 10-86　蛛网膜粒和硬脑膜窦

部。当小脑幕上颅脑发生病变引起颅内压增高时，可能将幕切迹上方的海马旁回和钩挤入小脑幕切迹和中脑之间，形成小脑幕切迹疝。

硬脑膜在有些部位内、外两层分开，内衬内皮细胞，形成含静脉血的腔隙，称硬脑膜窦 sinuses of dura mater（图 10-86）。主要的硬脑膜窦有：①上矢状窦，在大脑镰上缘，向后汇入窦汇；②下矢状窦，位于大脑镰下缘，向后汇入直窦；③直窦，位于大脑镰与小脑幕连接处，向后通窦汇；④横窦，在小脑幕的后缘，位于横窦沟内，连于窦汇和乙状窦之间；⑤乙状窦，位于乙状窦沟内，是横窦的延续，到达颈静脉孔处，移行为颈内静脉；⑥窦汇，位于左、右横窦与上矢状窦和直窦的汇合处；⑦海绵窦 cavernous sinus，位于蝶鞍的两侧（见图 7-42），内侧壁有颈内动脉和展神经通过。在窦的外侧壁，自上而下有动眼神经、滑车神经、眼神经和上颌神经通过。由于海绵窦向前经眼静脉或向下经颅底卵圆孔的小静脉、翼静脉丛与面静脉相交通，故面部感染时有可能经上述途径蔓延至海绵窦，造成海绵窦炎和血栓形成，从而累及上述神经，出现相应的症状。海绵窦可以经颞骨岩部上缘处的岩上窦注入横窦，也可以经岩下窦注入颈内静脉。硬脑膜窦还借若干导静脉与颅外静脉相交通，故头皮感染时有可能蔓延至颅内。

（二）蛛网膜

蛛网膜位于硬膜的深面，为透明薄膜，缺乏血管和神经。脑蛛网膜与脊髓蛛网膜相延续，除大脑纵裂和大脑横裂处外，其他处均跨越脑和脊髓表面的沟、裂。蛛网膜与软膜之间的空隙称蛛网膜下隙 subarachnoid space，两膜之间有结缔组织小梁相连，隙内充满脑脊液。此隙在某些部位扩大，其内纤维组织小梁消失，称为蛛网膜下池 subarachnoid cistern，其中最大的为小脑延髓池，位于小脑和延髓背侧面之间，临床上可在此处做小脑延髓池穿刺，抽取脑脊液进行检验。在脊髓末端与第 2 骶椎水平之间扩大的蛛网膜下隙，称终池，其内有马尾而无脊髓，在此处做腰椎穿刺，不致损伤脊髓。脑蛛网膜在上矢状窦附近形成许多颗粒状突起并突入上矢状窦内，称蛛网膜粒 arachnoid granulations（图 10-86、图 10-87），脑脊液通过蛛网膜粒渗入硬脑膜窦，汇入静脉。

（三）软膜

软膜富含血管和神经，紧贴在脑和脊髓表面，并伸入脑和脊髓的沟、裂之中，按位置分别称为软脑膜 cerebral pia mater 和软脊膜 spinal pia mater。在脑室的一定部位，软脑膜及其表面的血管与室管膜共同构成脉络组织。在某些部位，脉络组织中的血管反复分支成丛，夹带其表面的软脑膜和室管膜上皮突入脑室，形成脉络丛，脑脊液主要由此结构产生。

二、脑室和脑脊液

（一）脑室

脑室是脑中的腔隙，主要包括左右侧脑室、第三脑室和第四脑室（图 10-88、图 10-89）。脑室壁内衬有室管膜上皮，脑室腔内充满脑脊液。

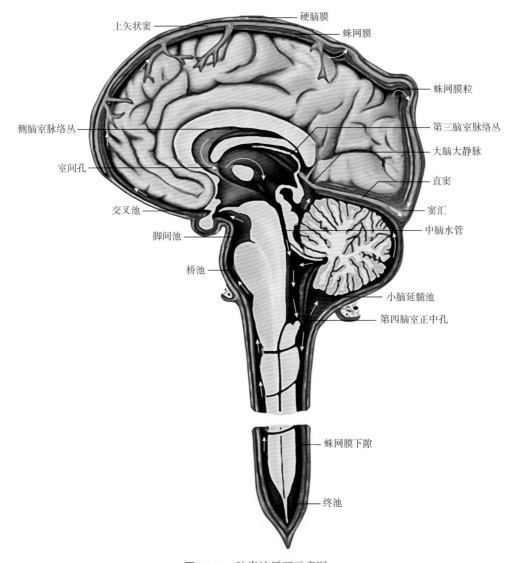

图 10-87　脑脊液循环示意图

1. 侧脑室　位于大脑半球内，左、右各一，延伸至半球的各个叶中，可分为4部：中央部位于顶叶内，是一狭窄的水平裂隙；前角是中央部向前伸入额叶内的部分；后角是中央部向后伸入枕叶内的部分；下角是中央部折向前下方伸入颞叶内的部分。两个侧脑室各自经左、右室间孔与第三脑室相通。

2. 第三脑室　是间脑中间的矢状裂隙，位于两侧背侧丘脑和下丘脑之间，向上外经室间孔与侧脑室相通，向后下借中脑水管与第四脑室相通。

3. 第四脑室　是位于延髓、脑桥和小脑之间的腔隙。第四脑室的顶朝向小脑，底即菱形窝。第四脑室向上经中脑水管通第三脑室，向下通延髓和脊髓的中央管。第四脑室分别通过第四脑室顶下部单个的第四脑室正中孔和两个外侧角处的第四脑室外侧孔与蛛网膜下隙相通。

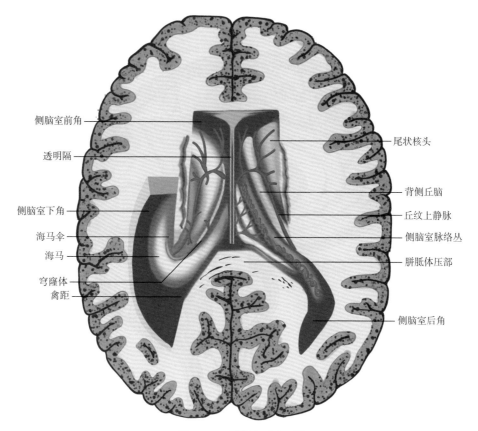

侧脑室前角

透明隔

侧脑室下角

海马伞

海马

穹窿体

禽距

尾状核头

背侧丘脑

丘纹上静脉

侧脑室脉络丛

胼胝体压部

侧脑室后角

图 10-88　侧脑室（上面）

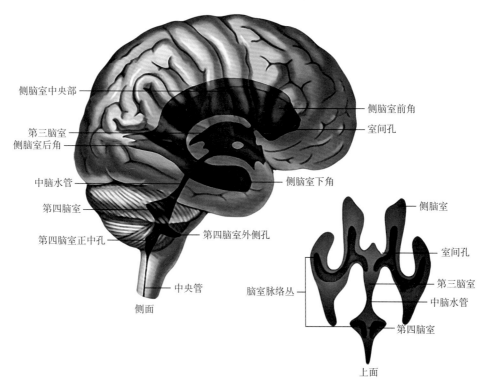

侧脑室中央部

第三脑室

侧脑室后角

中脑水管

第四脑室

第四脑室正中孔

中央管

侧面

侧脑室前角

室间孔

侧脑室下角

第四脑室外侧孔

侧脑室

室间孔

第三脑室

中脑水管

第四脑室

脑室脉络丛

上面

图 10-89　侧脑室投影图

（二）脑脊液

脑脊液 cerebrospinal fluid 是充满脑室、蛛网膜下隙和脊髓中央管内的无色透明液体，对中枢神经系统起缓冲、保护、营养、运输代谢产物和维持颅内压的作用。在成人，脑脊液总量约150ml，它处于不断产生、循环和回流的平衡状态。

脑脊液主要由脑室脉络丛产生。侧脑室内的脑脊液经室间孔流入第三脑室，伴随第三脑室脉络丛产生的脑脊液一起向下经中脑水管至第四脑室，再汇合第四脑室脉络丛产生的脑脊液一起经第四脑室正中孔和两个外侧孔流入蛛网膜下隙，最后经蛛网膜粒渗透到硬脑膜窦内，回流入血液中（图10-87）。如果脑脊液循环的通路发生阻塞，可引起脑积水或颅内压增高。

三、脑和脊髓的血管

（一）脑的血管

1. 脑的动脉 脑的血液供应来源于椎动脉和颈内动脉。以顶枕沟为界，椎动脉供应大脑半球后1/3及部分间脑、脑干和小脑；颈内动脉供应大脑半球的前2/3和部分间脑。这些动脉在大脑的分支可分为皮质支和中央支，皮质支主要分布于大脑皮质和其深面的髓质；中央支供应大脑的基底核和内囊及间脑等处。

（1）椎动脉 发自锁骨下动脉，向上穿经第6至第1颈椎横突孔后，经枕骨大孔入颅。入颅后，左、右椎动脉在脑桥下缘汇合成一条基底动脉 basilar artery（图10-90）。此动脉沿脑桥腹侧面的基底沟上行，至脑桥上缘处，分为左、右大脑后动脉 posterior cerebral artery 两大终支（图10-91）。大脑后动脉绕大脑脚行向外后方，皮质支主要分布于大脑半球的枕叶和颞叶大部分。椎动脉的主要分支还有脊髓前、后动脉和小脑下后动脉等。

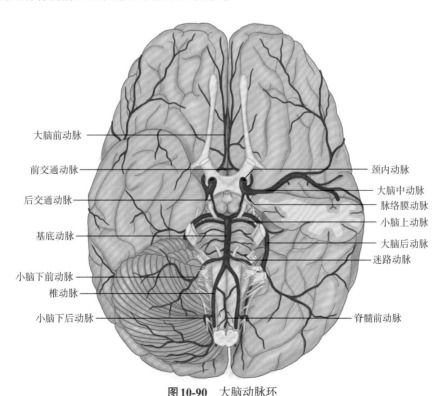

图10-90 大脑动脉环

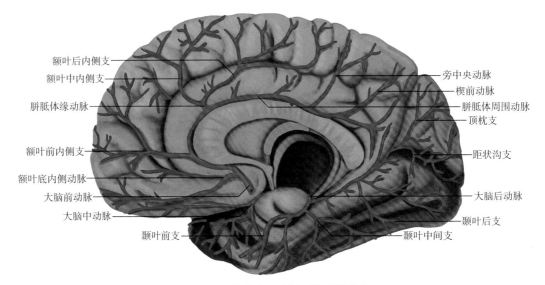

图 10-91 大脑半球内侧面的动脉分布

（2）颈内动脉 起自颈总动脉，向上行经颈动脉管入颅，主要分支有：

1）大脑前动脉 anterior cerebral artery：发出后行向前内，进入大脑纵裂，沿胼胝体沟后行，皮质支主要分布于顶枕沟以前的大脑半球内侧面和额、顶叶上外侧面的上部。两侧大脑前动脉进入大脑纵裂处，由前交通动脉相连（图 10-90）。

2）大脑中动脉 middle cerebral artery：是颈内动脉的直接延续，向外走行进入大脑外侧沟并沿此沟向外后走行，皮质支主要分布于大脑半球上外侧的大部分和岛叶（图 10-92）。大脑中动脉的皮质支分布区域内有躯体运动中枢、躯体感觉中枢和语言中枢，若该动脉发生阻塞，对机体功能将有严重影响；大脑中动脉途经前穿质时，发出一些细小的中央支，称为外侧豆纹动脉（图 10-93），垂直向上进入脑实质，营养内囊、纹状体和背侧丘脑等。该动脉行程呈"S"形，口径小，管壁薄，发出处距颈内动脉很近，压力较高，所以在一些因素影响下，易破裂出血，常累及内囊，从而引起对侧半身的运动和感觉障碍及两眼对侧视野同向性偏盲等，即"三偏"症状。

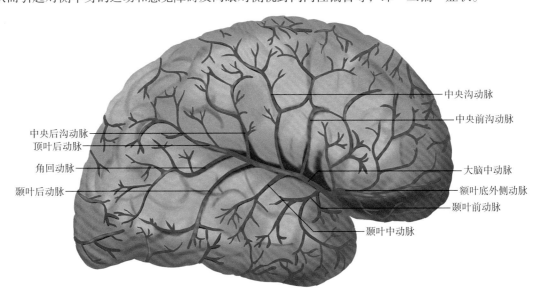

图 10-92 大脑半球外侧面的动脉分布

3）后交通动脉：向后与大脑后动脉吻合。

（3）大脑动脉环cerebral arterial circle或称威利斯环（Willis环）（图10-90）由大脑后动脉、后交通动脉、颈内动脉、大脑前动脉和前交通动脉在脑底环绕视交叉、灰结节及乳头体吻合而成。此环使两侧颈内动脉和基底动脉互相交通，具有调节血流的作用。

2. 脑的静脉　不与动脉伴行，可分为浅、深两组，两组静脉最终经硬脑膜窦回流至颈内静脉。

（1）浅静脉　包括大脑上静脉、大脑中浅静脉和大脑下静脉（图10-94），位于大脑表面，收集大脑皮质和皮质深面髓质的静脉血，分别注入附近的硬脑膜窦。

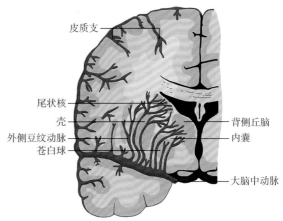

图10-93　大脑中动脉的皮质支和中央支

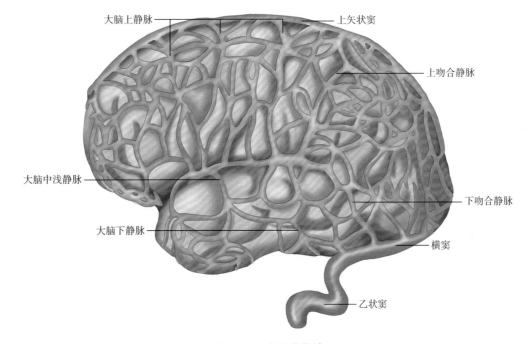

图10-94　大脑浅静脉

（2）深静脉　收集大脑深部的静脉血，最后汇成一条大脑大静脉，在胼胝体压部的后下方注入直窦。

（二）脊髓的血管

脊髓的血液供应主要来自椎动脉发出的脊髓前动脉、脊髓后动脉、肋间后动脉及腰动脉发出的脊髓支（图10-95）。脊髓前动脉在延髓腹侧合成一干，沿前正中裂下行至脊髓末端；脊髓后动脉沿脊髓后外侧沟下行。脊髓各动脉互相吻合，营养脊髓各部。脊髓的静脉分布情况与动脉相类似。

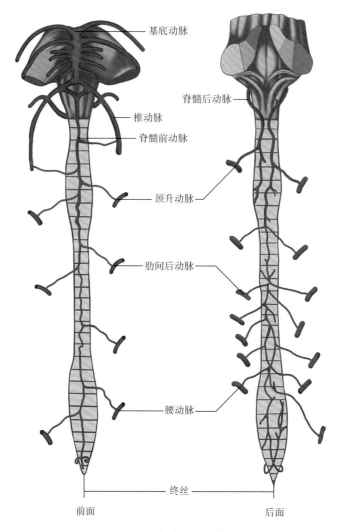

图 10-95　脊髓的血液供应

附　脑　屏　障

　　中枢神经系统内神经元的正常活动，需要稳定的微环境，而维持这种微环境稳定性的结构为脑屏障，它能选择性地允许或阻止某些物质通过。脑屏障包括三部分，即血-脑屏障、血-脑脊液屏障和脑脊液-脑屏障（图 10-96）。

　　1. 血-脑屏障的形态学基础　血-脑屏障包括血液与神经元之间的一系列结构，即毛细血管内皮细胞之间的紧密连接、基膜及毛细血管外周的胶质细胞突起。脑和脊髓内毛细血管内皮细胞无窗孔，内皮细胞之间又有紧密连接（闭锁小带），是血-脑屏障的主要形态学基础，大分子物质不易透过。在脑中，有些部位，如脉络丛、神经垂体等的毛细血管有窗孔，内皮细胞间亦无紧密连接，留有间隙，可使大分子物质自由通过。

　　2. 血-脑脊液屏障的形态学基础　在脉络丛毛细血管与脑脊液之间隔有毛细血管内皮细胞、基膜及脉络丛上皮细胞。脉络丛的毛细血管内皮细胞与脑毛细血管内皮细胞大不相同，它是有窗孔的，所以活性染料容易扩散通过内皮，但是在脉络丛上皮细胞间隙的顶部有紧密连接，能挡住染料，不让它扩散入脑脊液，即起屏障作用的主要是脉络丛上皮和上皮细胞之间的闭锁小带。

　　3. 脑脊液-脑屏障的形态学基础　脑室的室管膜上皮和覆盖脑表面的软脑膜及软脑膜下的胶质细胞突起组成了脑脊液-脑屏障。室管膜上皮之间无紧密连接，不能有效地限制大分子物质通过。软脑膜上皮和它下面的胶质膜的屏障效能也很低。故把活性染料、荧光染料或同位素等注入脑脊液内，很容易通过软膜胶质膜而进入脑组织，因此，脑脊液成分的改变很容易影响神经元的周围环境。

由于脑屏障的存在，尤其是血-脑屏障和血-脑脊液屏障，可防止有害物质进入脑组织，起到保护脑和脊髓的作用。

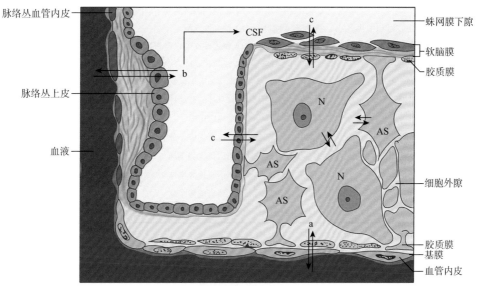

a. 血-脑屏障；b. 血-脑脊液屏障；c. 脑脊液-脑屏障
AS. 星形胶质细胞；N. 神经元；CSF. 脑脊液

图10-96 脑屏障的结构和位置关系示意图

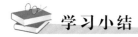 **学习小结**

1. 脊髓白质内的感觉（上行）传导束

名称	位置	来源（胞体）	终止部位	功能
薄束	后索（所有节段）靠近正中沟	同侧T₅以下脊神经节	薄束核	传递同侧乳头平面下深感觉和精细触觉
楔束	后索T₄以上节段薄束外侧	同侧T₄以上脊神经节	楔束核	传递同侧乳头平面上深感觉和精细触觉
脊髓小脑后束	外侧索周边的后部			传导下肢和躯干下部的非意识性本体感觉和触、压觉信息到小脑
脊髓小脑前束	外侧索周边的前部			
脊髓丘脑侧束	外侧索前部	对侧第Ⅰ和第Ⅳ～Ⅶ层的细胞	背侧丘脑	传递对侧躯干和四肢的痛、温觉
脊髓丘脑前束	前索			传递对侧躯干和四肢的粗触觉、压觉

2. 脊髓白质内的运动（下行）传导束

名称	位置	来源（胞体）	终止部位	功能
皮质脊髓侧束	外侧索	对侧躯体运动中枢的锥体细胞	前角运动细胞	支配躯干和四肢骨骼肌运动
皮质脊髓前束	前索	同侧躯体运动中枢的锥体细胞	前角运动细胞	支配上肢肌和颈肌的运动
红核脊髓束	外侧索，皮质脊髓侧束的前方	对侧红核	前角运动细胞	兴奋屈肌运动神经元，抑制伸肌运动神经元
前庭脊髓束	前索	同侧前庭神经核	前角运动细胞	兴奋伸肌运动神经元，调节身体平衡
网状脊髓束	前索和外侧索	脑干网状结构	前角运动细胞	与调节肌张力有关

3. 大脑皮质主要的功能分区

名称	位置	功能	特点
躯体运动中枢	中央前回和中央旁小叶前部	控制骨骼肌随意运动	1）交叉性支配 2）倒置性支配，但头面部正立 3）皮质代表区的大小取决于功能的重要性和运动的复杂精细程度
躯体感觉中枢	中央后回和中央旁小叶后部	管理对侧躯体浅、深感觉	1）交叉性支配 2）倒置性支配，但头面部正立 3）皮质代表区大小取决于该部感觉皮质代表区的敏感程度
视觉中枢	距状沟上、下方的皮质	视觉	一侧视觉中枢接收双眼同侧半视网膜传来的冲动
听觉中枢	颞横回	听觉	接收双耳的神经冲动，但以对侧为主
嗅觉中枢	海马旁回和钩	嗅觉	嗅觉高级中枢
运动性语言中枢	额下回后部	说话	位于语言优势半球
书写中枢	额中回后部	书写语言表达	位于语言优势半球
听觉性语言中枢	颞上回后部	听取和理解语言	位于语言优势半球
视觉性语言中枢	角回	理解文字符号	位于语言优势半球
内脏活动中枢	边缘叶	调节内脏活动	内脏神经系统功能调节高级中枢

4. 脊神经小结

脊神经

5. 脑神经小结

脑神经简表

顺序其名称	成分	起核	终核	分布	损伤症状
Ⅰ嗅神经	特殊内脏感觉		嗅球	鼻腔嗅黏膜	嗅觉障碍
Ⅱ视神经	特殊躯体感觉		外侧膝状体	眼球视网膜	视觉障碍
Ⅲ动眼神经	一般躯体运动	动眼神经核		上、下、内直肌，下斜肌、上睑提肌	眼外斜视、上睑下垂 对光及调节反射消失
	一般内脏运动（副交感）	动眼神经副核（E-W核）		瞳孔括约肌，睫状肌	
Ⅳ滑车神经	一般躯体运动	滑车神经核		上斜肌	眼不能外下斜视
Ⅴ三叉神经	一般躯体感觉		三叉神经脊束核、三叉神经脑桥核、三叉神经中脑核	头面部皮肤、口腔、鼻腔黏膜、牙及牙龈、眼球、硬脑膜	头面部感觉障碍
	特殊内脏运动	三叉神经运动核		咀嚼肌、二腹肌前腹、下颌舌骨肌、鼓膜张肌和腭帆张肌	咀嚼肌瘫痪
Ⅵ展神经	一般躯体运动	展神经核		外直肌	眼内斜视
Ⅶ面神经	一般躯体感觉		三叉神经脊束核	耳部皮肤	感觉障碍
	特殊内脏运动	面神经核		面肌、颈阔肌、茎突舌骨肌、二腹肌后腹、镫骨肌	额纹消失、眼不能闭合、口角歪向健侧、鼻唇沟变浅
	一般内脏运动	上泌涎核		泪腺、下颌下腺、舌下腺及鼻腔和腭部腺体	分泌障碍
	特殊内脏感觉		孤束核上部	舌前2/3味蕾	舌前2/3味觉障碍

顺序其名称	成分	起核	终核	分布	损伤症状
Ⅷ前庭蜗神经	特殊躯体感觉		前庭神经核群	半规管壶腹嵴、球囊斑和椭圆囊斑	眩晕、眼球震颤等
	特殊躯体感觉		蜗神经核	耳蜗螺旋器	听力障碍
Ⅸ舌咽神经	特殊内脏运动	疑核		茎突咽肌	
	一般内脏运动（副交感）	下泌涎核		腮腺	分泌障碍
	一般内脏感觉		孤束核	咽、鼓室、咽鼓室、软腭、舌后1/3黏膜、颈动脉窦、颈动脉小球	咽与舌后1/3感觉障碍、咽反射消失
	特殊内脏感觉		孤束核上部	舌后1/3味蕾	舌后1/3味觉丧失
	一般躯体感觉		三叉神经脊束核	耳后皮肤	分布区感觉障碍
Ⅹ迷走神经	一般内脏运动（副交感）	迷走神经背核		颈、胸、腹内脏平滑肌、心肌、腺体	心动过速、内脏活动障碍
	特殊内脏运动	疑核		咽喉肌	发声困难、声音嘶哑、吞咽障碍
	一般内脏感觉		孤束核	颈、胸、腹腔脏器，咽喉黏膜	分布区感觉障碍
	一般躯体感觉		三叉神经脊束核	硬脑膜、耳廓及外耳道皮肤	分布区感觉障碍
Ⅺ副神经	特殊内脏运动	疑核（脑部）		咽喉肌	咽喉肌功能障碍
		副神经核（脊髓部）		胸锁乳突肌、斜方肌	一侧胸锁乳突肌瘫痪，面无力转向对侧；斜方肌瘫痪，肩下垂，提肩无力
Ⅻ舌下神经	一般躯体运动	舌下神经核		舌内肌和部分舌外肌	舌肌瘫痪、萎缩、伸舌时舌尖偏向患侧

脑神经的名称、性质、连脑部位及进出颅腔的部位

名称	性质	连脑部位	进出颅腔的部位
Ⅰ嗅神经	感觉性	端脑	筛孔
Ⅱ视神经	感觉性	间脑	视神经管
Ⅲ动眼神经	运动性	中脑	眶上裂
Ⅳ滑车神经	运动性	中脑	眶上裂
Ⅴ三叉神经	混合性	脑桥	第1支眼神经经眶上裂 第2支上颌神经经圆孔 第3支下颌神经经卵圆孔
Ⅵ展神经	运动性	脑桥	眶上裂
Ⅶ面神经	混合性	脑桥	内耳门→茎乳孔
Ⅷ前庭蜗神经	感觉性	脑桥	内耳门
Ⅸ舌咽神经	混合性	延髓	颈静脉孔
Ⅹ迷走神经	混合性	延髓	颈静脉孔
Ⅺ副神经	运动性	延髓	颈静脉孔
Ⅻ舌下神经	运动性	延髓	舌下神经管

6. 神经传导通路

7. 硬脑膜窦内的血液流向

神经传导通路与硬脑膜窦内的血液流向

1. 试述臂丛的组成，主要分支名称、来源及分布范围。

2. 肱骨中段骨折最容易损伤什么神经？将会出现什么症状？

3. 腓骨颈骨折常会损伤什么神经？有何临床表现？

4. 试述坐骨神经的走行位置、分支和分布。

5. 试述脑干内主要神经核的名称和位置、功能性质。

6. 试述躯体运动中枢的部位和特点。

7. 试述内囊的位置和分部。如果左侧内囊全部损害可出现什么症状？为什么？

8. 试述脑神经中哪几对含有副交感纤维，它们的神经节是什么？节后纤维分布到何处？

9. 试述支配舌的脑神经及功能。

10. 试述眼球外肌的神经支配。

11. 试述三叉神经三个分支的名称及各自的分布范围。

12. 试述迷走神经的各种纤维成分及分布概况。

13. 视觉传导通路和瞳孔对光反射的全部途径如何？视神经、视交叉中间部和视束损伤时，视力和瞳孔对光反射的症状如何？

14. 试述针刺合谷穴（手背第1、2掌骨间，略近第2掌骨中点处），痛感如何传至大脑皮质？

15. 针刺涌泉穴（足底中部），患者感觉疼痛，试详细分析其传导通路。患者由于疼痛引起足趾跖屈，请列举此反射的通路。

16. 试述脑脊液的循环途径。

17. 根据所学的解剖学知识，穿刺抽取脑脊液宜在什么部位进行，请说明理由，并指出穿刺层次。

（马春媚）

第十章思考题参考答案 　　　　第十章PPT